Elogios a **OS VERDADEIROS SUPERALIMENTOS**

"Boa notícia! Os superalimentos mais saudáveis também podem ser os mais deliciosos e acessíveis. E o que é bom para você também é bom para o nosso planeta. Neste livro extraordinário, Ocean e Nichole nos mostram como e por que os superalimentos são essenciais para a nossa saúde e bem-estar. Altamente recomendado!"

– **Dean Ornish**, doutor em medicina, autor de *best-seller* na lista do *New York Times* e fundador do Instituto de Pesquisa em Medicina Preventiva

"Um livro de pura genialidade culinária – criativo, inovador e repleto de sacadas precisas e maravilhosas."

– **Brenda Davis**, nutricionista, autora de *Becoming Vegan* e pioneira na alimentação à base de plantas

"Ocean Robbins e Nichole Dandrea-Russert desmistificam de maneira brilhante a alimentação nutritiva em *Os Verdadeiros Superalimentos.* Leitura obrigatória para quem está procurando melhorar a saúde através de ingredientes do dia a dia à base de plantas."

– **Dr. Will Bulsiewicz**, autor de *The Fiber Fueled Cookbook*, *best-seller* do *New York Times*

"Um roteiro oportuno e prático para ter mais saúde, vitalidade e conforto na cozinha. É uma leitura muito agradável – e as receitas são saudáveis, acessíveis e deliciosas."

– **Susan Peirce Thompson**, Ph.D., professora e autora de *Bright Line Eating, best-seller* do *New York Times*

"Um extraordinário e poderoso guia sobre como cuidar e nutrir o corpo humano. Um livro que faz recomendações oportunas e sensatas que podem ajudar qualquer pessoa a ter mais saúde e bem-estar."

– **Drs. Dean e Ayesha Sherzai**, neurocientistas e autores do *best-seller The Alzheimer's Solution.*

"A sabedoria deste belo livro é simples, mas de extrema profundidade. A pesquisa é bem embasada e as receitas são incríveis. Faça um grande favor a si mesmo – e a seu microbioma: leia hoje *Os Verdadeiros Superalimentos* e mude sua vida!"

– **Robynne Chutkan**, doutora em medicina, autora de *Gutbliss, The Microbiome Solution* e *The Anti-Viral Gut*

"Em *Os Verdadeiros Superalimentos* os autores apresentam os incríveis benefícios de alguns dos mais potentes estimulantes da alimentação saudável no planeta – e mostra como torná-los superdeliciosos."

– **Thom Hartmann**, apresentador e autor de *best-sellers* do *New York Times*

"É incrível como dar a seu corpo o combustível ideal pode ser gratificante. Ocean Robbins lhe mostrará como fazer mudanças na sua alimentação pode ser delicioso – para que você possa usufruir de uma mente mais clara, um corpo mais saudável e uma vida mais satisfatória."

– **Tony Robbins**, autor de *best-seller* em primeiro lugar na lista do *New York Times* e especialista em alta *performance*

OS VERDADEIROS SUPERALIMENTOS

OCEAN ROBBINS
COFUNDADOR E CEO DA FOOD REVOLUTION NETWORK

e NICHOLE DANDREA-RUSSERT
MESTRE EM NUTRIÇÃO

OS VERDADEIROS SUPERALIMENTOS

SAÚDE E LONGEVIDADE COM INGREDIENTES DO DIA A DIA PARA MELHORAR SUA VIDA

– Inclui mais de 60 receitas com ingredientes fáceis de encontrar e simples de preparar –

Tradução
Mário Molina

Editora
Cultrix
SÃO PAULO

Título do original: *Real Superfoods*.

Publicado originalmente em 2023 por Hay House Inc.

1ª edição 2025.

Editor: Adilson Silva Ramachandra
Gerente editorial: Roseli de S. Ferraz
Preparação de originais: Kicila Ferreguetti
Gerente de produção editorial: Indiara Faria Kayo
Editoração eletrônica: Join Bureau
Revisão: Bárbara Parente

Dados Internacionais de Catalogação na Publicação (CIP)
(Câmara Brasileira do Livro, SP, Brasil)

Robbins, Ocean
Os verdadeiros superalimentos: saúde e longevidade com ingredientes do dia a dia para melhorar sua vida / Ocean Robbins, Nichole Dandrea-Russert; tradução Mário Molina. – 1. ed. – São Paulo: Editora Cultrix, 2025.

Título original: Real superfoods
ISBN 978-65-5736-388-1

1. Culinária (Alimentos naturais) 2. Nutrição 3. Receitas (Culinária) I. Dandrea-Russert, Nichole. II. Título.

25-275720 CDD-641.5

Índices para catálogo sistemático:

1. Alimentos: Culinária: Economia doméstica 641.5
Cibele Maria Dias – Bibliotecária – CRB-8/9427

Direitos de tradução para o Brasil adquiridos com exclusividade
pela EDITORA PENSAMENTO-CULTRIX LTDA., que se reserva a
propriedade literária desta tradução.
Rua Dr. Mário Vicente, 368 – 04270-000 – São Paulo, SP – Fone: (11) 2066-9000
http://www.editoracultrix.com.br
E-mail: atendimento@editoracultrix.com.br
Foi feito o depósito legal.

Para você, caro leitor. Que este livro o inspire a acrescentar mais vegetais ao seu prato; que desperte sua criatividade na cozinha; e difunda os benefícios dos alimentos à base de plantas para sua família, amigos e comunidade.

Um brinde à boa saúde para você e o planeta.

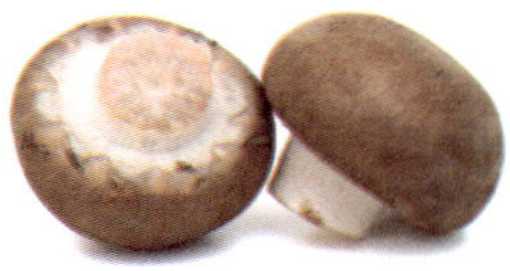

SUMÁRIO

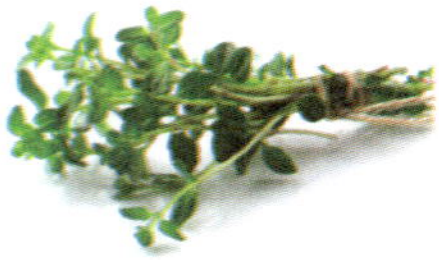

PARTE UM: SUPERALIMENTOS

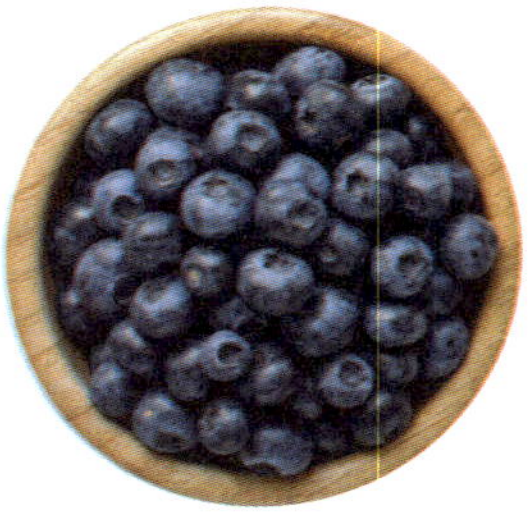

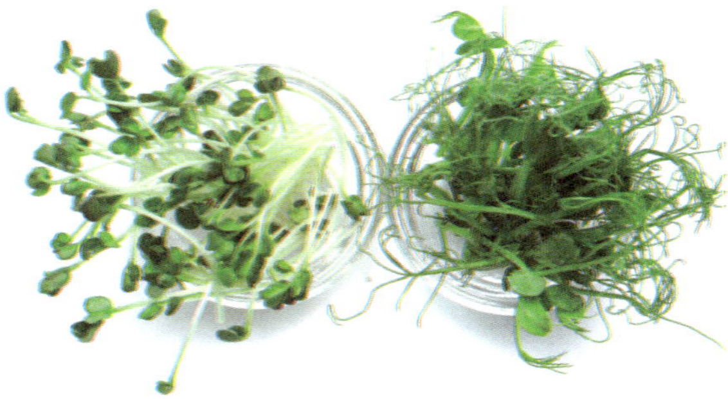

PARTE DOIS

RECEITAS BALANCEADAS PARA O CAFÉ DA MANHÃ

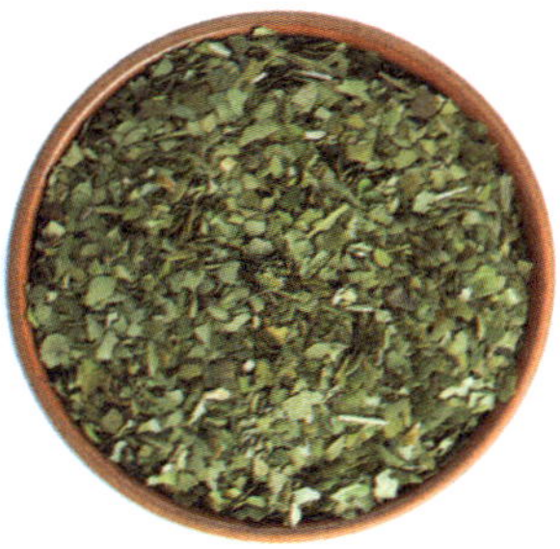

PRATOS PRINCIPAIS DE DAR ÁGUA NA BOCA

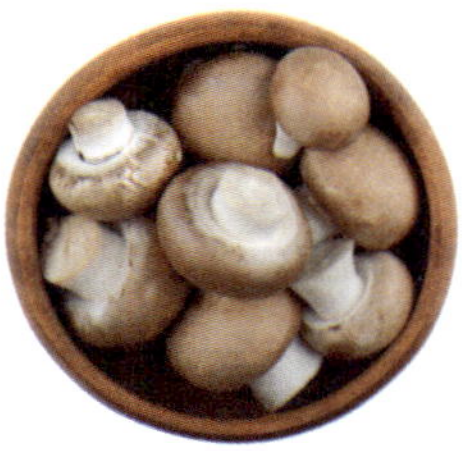

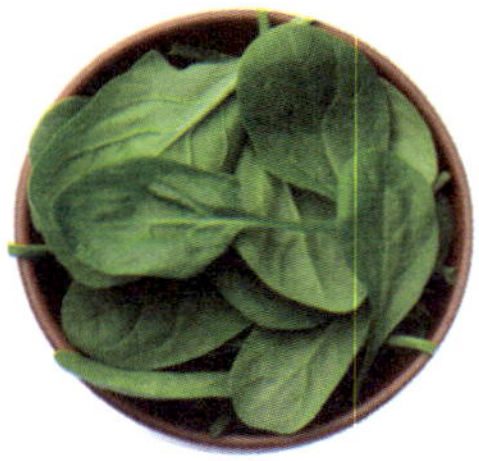

SOBREMESAS DIVINAS

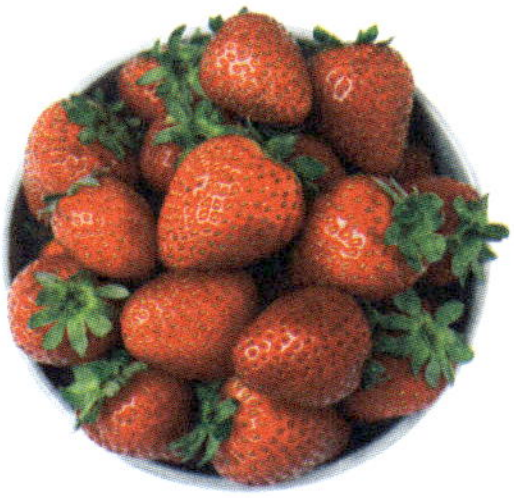

BEBIDAS DINÂMICAS

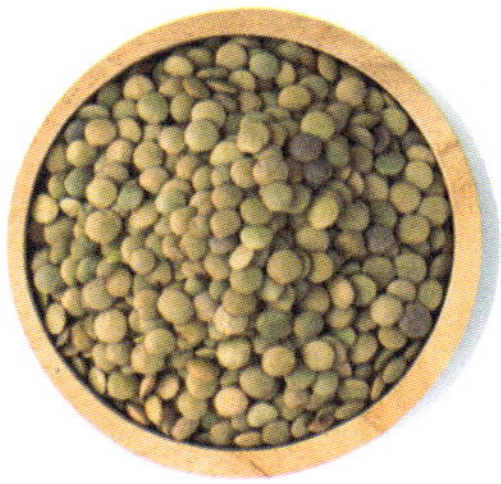

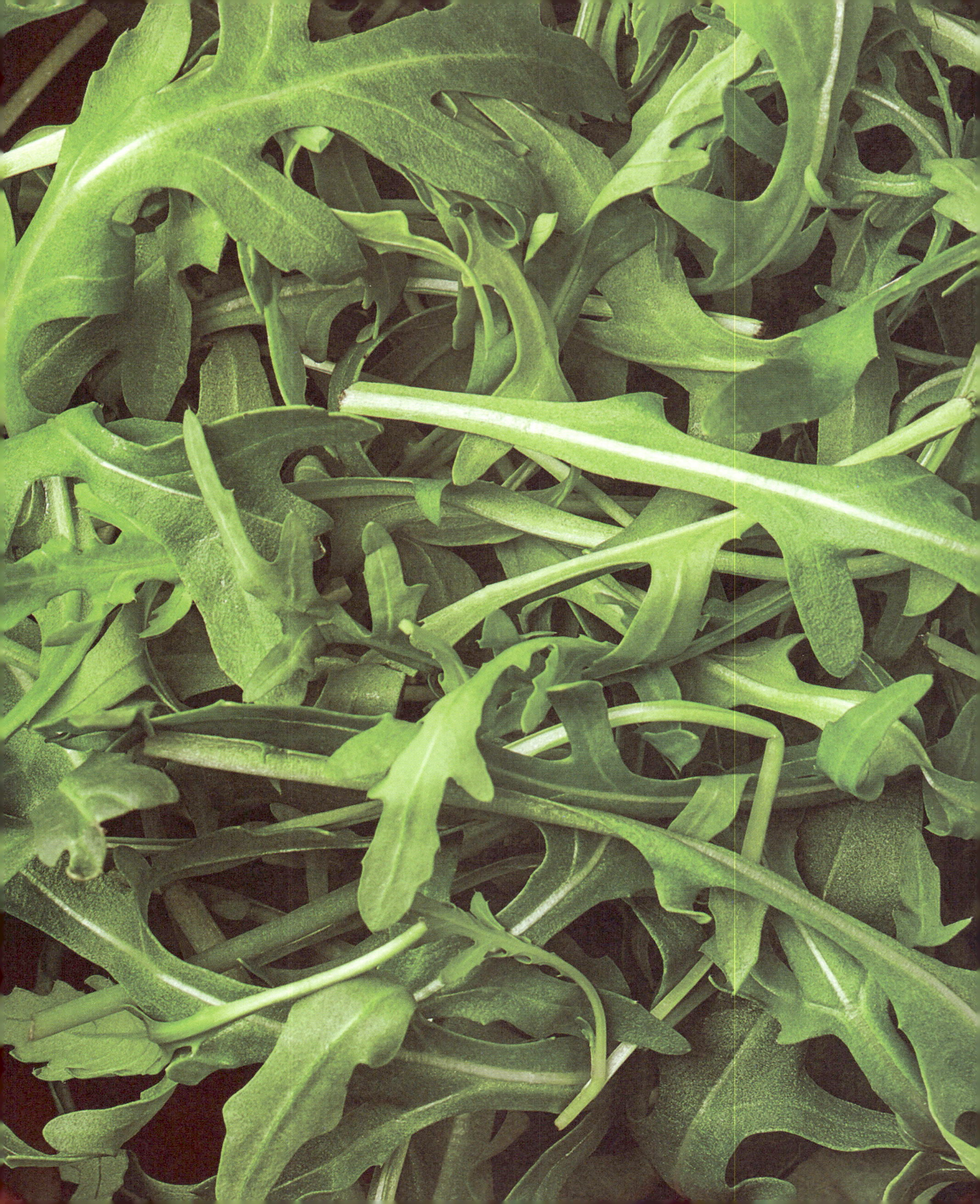

PREFÁCIO
DE HAILE THOMAS

Como palestrante, ativista do bem-estar e da compaixão, e escritor, descobri que contar histórias é uma das ferramentas mais potentes para promover conexão e transformação. Contar histórias abre espaço para que a nossa plenitude – totalidade de nossas experiências – seja reconhecida e para que possamos encontrar um jeito novo e mais leve de crescer. Nossas histórias possuem muitas dimensões e a comida é uma delas. E disso eu entendo! A minha própria história com a alimentação e a nutrição começou quando minha família teve êxito em reverter o diabetes tipo 2 de meu pai sem fazer uso de medicação (graças à adoção de uma dieta à base de plantas), algo que inspira há mais de uma década o meu trabalho local e global para levar ensinamentos sobre bem-estar e capacitação até os meus colegas da Geração Z.

A comida é a nossa origem, a fonte da sustentação de nosso corpo, uma ferramenta para nutrir nosso potencial e um meio pelo qual aprendemos a conhecer e a explorar não só nossas raízes culturais como também nossos mundos em processo de expansão e interseção. Estamos intrincadamente conectados uns aos outros – à vida – por meio da comida. A história e a sabedoria de Ocean, bem como o contínuo serviço prestado por ele a centenas de milhares de pessoas por meio de sua missão de apresentar o alimento saudável, ético e sustentável a todos que façam parte da sua Food Revolution Network [Rede de Revolução Alimentar], ilustram de uma bela maneira essa interconectividade. Ele defende e ensina sobre a boa alimentação e é alguém em quem confio e que admiro profundamente. A dedicação e os feitos de Ocean são exemplos perfeitos do tipo de comunidade que encontramos quando comungamos com a natureza e nos voltamos para o alimento oferecido.

Enquanto ajudava, durante todos aqueles anos, meu pai a melhorar sua saúde, fui apresentado à abundância das propriedades curativas presentes nos vegetais, como folhas verdes cheias de antioxidantes e legumes ricos em proteína.

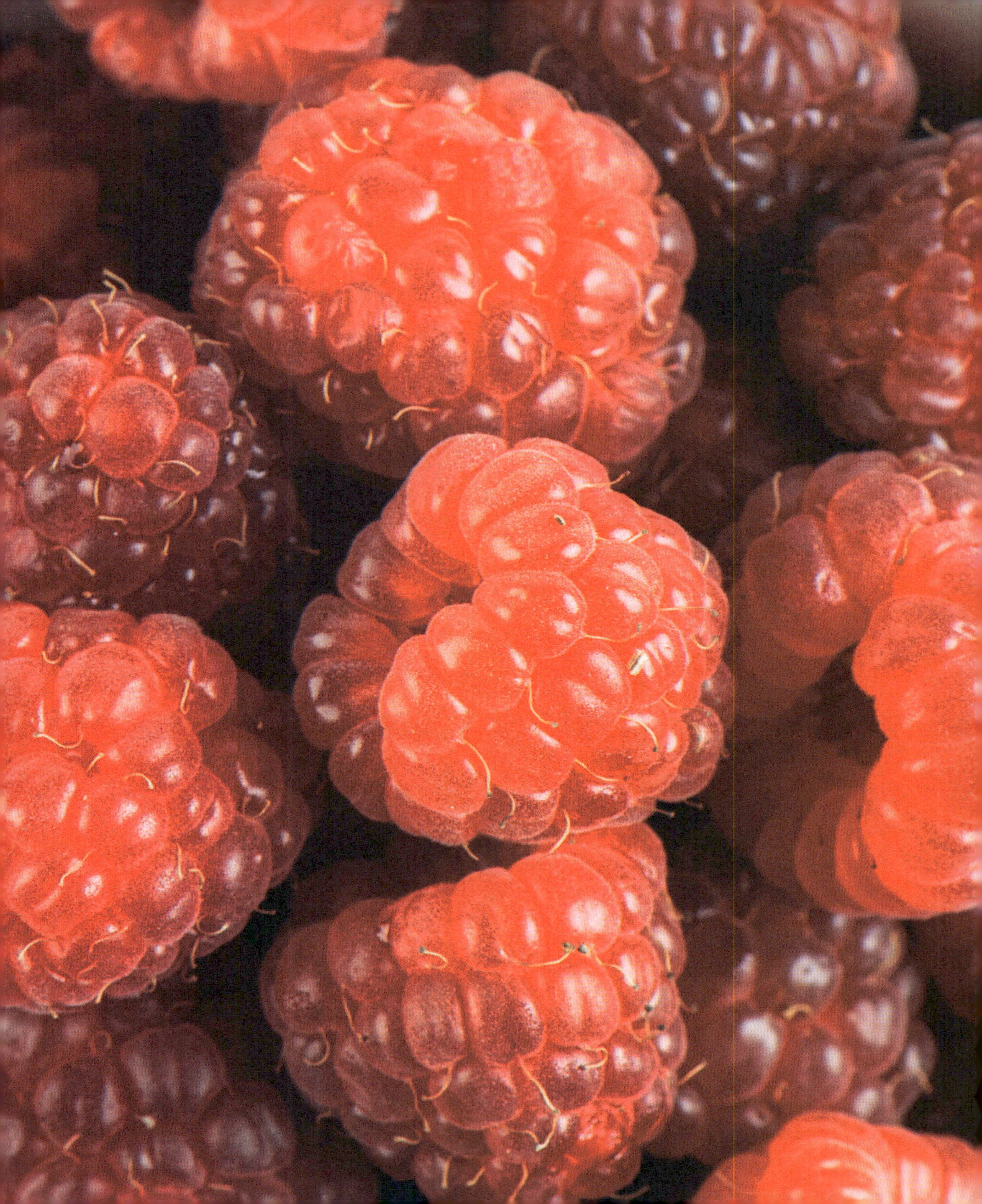

E em um impressionante contraste, também descobri os horrores de uma indústria alimentar que lucra explorando algo tão precioso e essencial à vida: a saúde. E não apenas a saúde de pessoas como eu e você; mas a dos animais terrestres e a das criaturas marinhas, a saúde das florestas, dos lençóis de água e dos respiradouros que mantêm os nossos ecossistemas. Essas fontes doadoras de vida são implacavelmente profanadas pelo impacto maciço de uma produção de alimentos insustentável, desumana, barata e de baixa qualidade. Como espelhos que olham um para o outro, a Terra e uma extensa população global estão sofrendo sintomas de negligência, que se manifesta na forma de doenças crônicas diretamente ligadas às escolhas com relação à dieta e ao estilo de vida.

Felizmente, *Os Verdadeiros Superalimentos* oferece um caminho promissor para que possamos sair dessa realidade sombria, começando com o que está em nossos pratos. Por meio de evidências científicas dos incríveis benefícios dos alimentos vegetais, de receitas deliciosas e simples, prontas para receber o seu toque criativo ou pitadas culturais, e de histórias sobre a imensa alegria e a boa saúde promovidas por nossos amigos vegetais, testemunhamos uma nova visão emergindo: a visão da aliança e do cuidado entre humanos, plantas e todos os seres vivos.

A natureza está a serviço de tudo que a compõe – incluindo nós mesmos – e essa rede de apoio pode nos inspirar a viver a vida visando um propósito maior, um melhor cultivo de boas intenções e mais cuidado comunitário.

Não podemos viver sozinhos. E graças à experiência e à visão de Ocean e Nichole, *Os Verdadeiros Superalimentos* nos oferece a mão (com mostarda ou talvez cheia de sementes) que podemos segurar enquanto seguimos nessa jornada, com orientações palatáveis e práticas para nos sustentar ao longo do caminho que temos pela frente.

Os Verdadeiros Superalimentos nos motiva a editar as narrativas (e sistemas) que criaram percepções excludentes de alimentos altamente nutritivos, que só estariam ao alcance de certos grupos de pessoas. E ao incorporar mais alimentos vegetais "do dia a dia" a nossas dietas, a preservação de nossa saúde pessoal nos transforma em defensores de um mundo melhor, mais saudável em termos gerais, onde prosperar é definido por sentir-se bem e não pela aparência do que tem nos servido de alimento.

– Haile Thomas
Autor de *Living Lively* e cofundador
da *Matcha* Thomas*

* Casa de chá na pequena cidade de Beacon, estado de Nova York, EUA. (N. do T.)

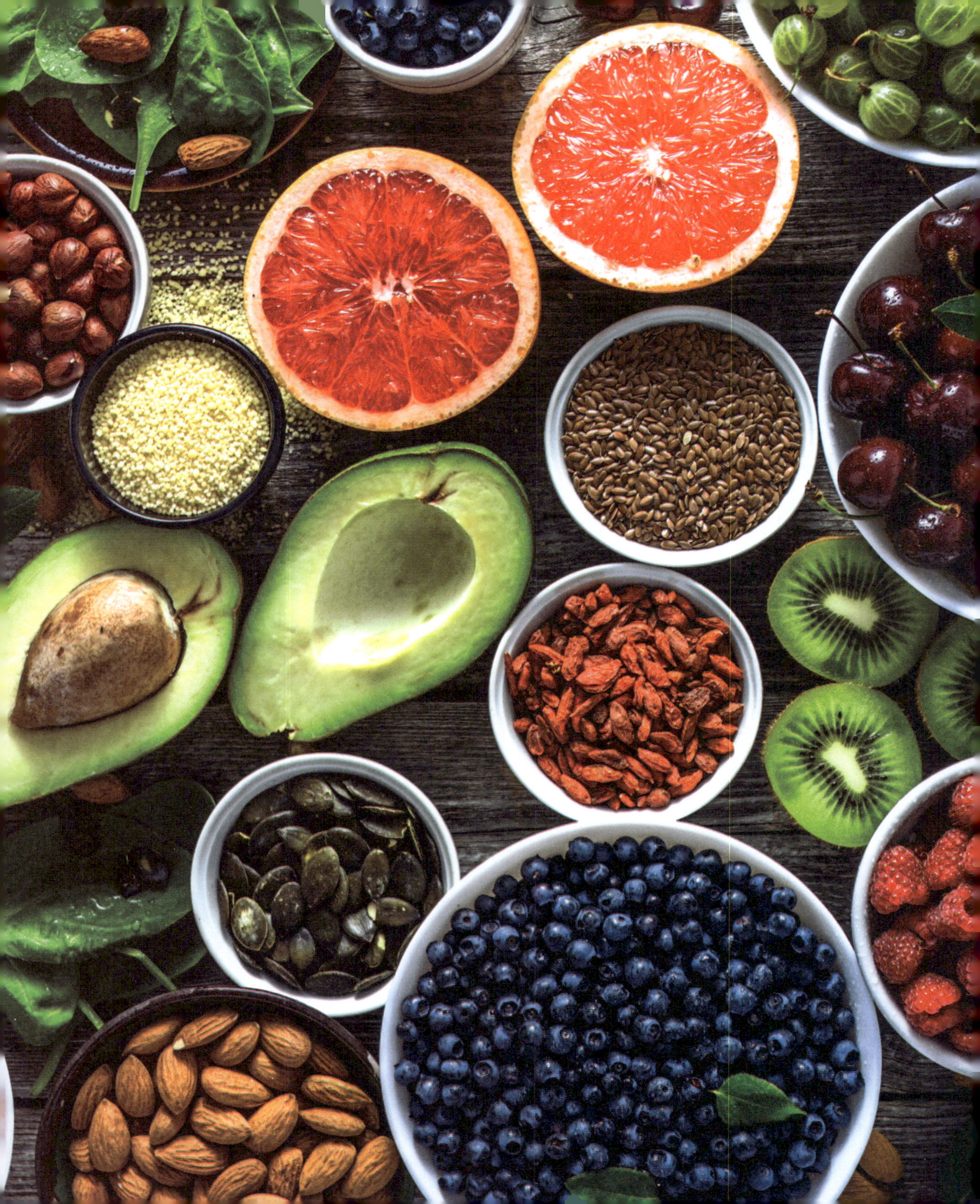

INTRODUÇÃO

Vamos começar este livro com uma história.

Meu avô Irvine (Irv) Robbins e o tio-avô Burt (Butch) Baskin fundaram a empresa de sorvetes Baskin-Robbins em 1945. Por meio de um marketing inteligente (31 deliciosos sabores, um para cada dia do mês) e um modelo de negócio que na época era uma novidade (franquias), eles transformaram a empresa em uma enorme história de sucesso nos Estados Unidos. Meu pai, John Robbins, filho único do avô Irv, cresceu nadando em uma piscina em forma de casquinha de sorvete, comendo enormes quantidades de sorvete e inventando novos sabores. Todos, em especial o avô Irv, esperavam que ele seguisse os passos do pai, extremamente bem-sucedido, e assumisse o negócio da família assim que se tornasse adulto.

Imagine o choque e a decepção de meu avô quando meu pai, junto com a noiva (minha futura mãe) Deo, se afastou do negócio e da riqueza que ele representava para viver uma vida mais simples, em harmonia com a natureza e todas as formas de vida. Eles se mudaram para uma pequena ilha junto à costa da província canadense da Colúmbia Britânica, onde construíram uma cabana de madeira de um só cômodo, cultivavam a maior parte do que comiam, praticavam yoga e meditação várias horas por dia e viviam com menos de mil dólares por ano.

Foi onde eu nasci. Se cresci extremamente pobre ou imensamente rico é uma questão de perspectiva.

Do ponto de vista dos meus avós, eu estava praticamente morrendo de fome. Nada de sorvete, bife, nada de *fast-food* e nada de doces. Meu pai tinha renunciado a qualquer acesso à riqueza da família ou à possibilidade de depender dela, bem como a qualquer função de liderança na Baskin-Robbins.

Do ponto de vista dos meus pais, estávamos prosperando. Cultivávamos grande parte dos nossos alimentos, que eram suplementados com os mais baratos produtos naturais disponíveis. Todo outono nos eram entregues mais de 11 quilos de leguminosas secas e grãos, caixas de batatas e abobrinhas, um suprimento de ervas e especiarias para um ano e algumas frutas e vegetais frescos. Consumíamos alguns produtos rapidamente, antes que estragassem, e guardávamos os outros para que durassem até a primavera seguinte, quando nossa horta supriria nossa demanda. Tínhamos couve-siberiana crescendo em nossa horta durante todo o inverno; era só tirar a neve e lá estavam elas.

A família de origem de meu pai desfrutava de uma dieta que muita gente ao redor do mundo gostaria de ter. Incluía refeições em restaurantes finos com muitos bifes, alimentos processados, sobremesas sofisticadas e, é claro, muitas e muitas bolas de sorvete. Era uma dieta rica em calorias, mas carente de nutrientes. E com o passar do tempo, as enormes quantidades de açúcar, gordura saturada, grãos altamente processados e ingredientes artificiais começaram a causar danos à saúde de seus membros. Meu tio-avô Burt Baskin foi o primeiro a sucumbir, morrendo de um ataque cardíaco aos 54 anos de idade.

O tio de meu pai foi um dos mais bem-sucedidos empreendedores da história norte-americana. Tinha uma família que amava e um trabalho de que gostava. Mas não tinha saúde e deixou viúva minha tia-avó Shirley e órfãs suas filhas (primas de meu pai).

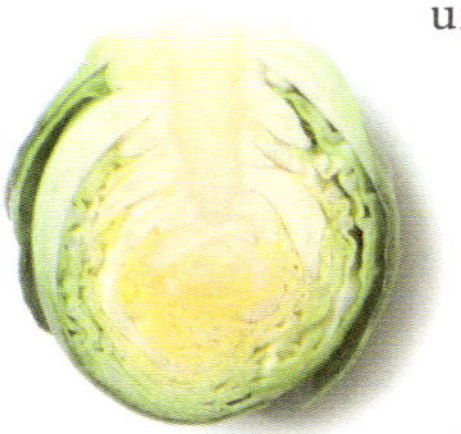

Por outro lado, eu e minha família tínhamos uma alimentação completamente integral, à base de plantas. Nada de açúcar refinado, farinha branca, conservantes ou aditivos, e nada de carne ou laticínios. Cresci forte e saudável graças a esta dieta; no ensino fundamental estabeleci recordes em flexões e exercícios com barra, concluindo minha primeira maratona aos 10 anos de idade. Meus pais também gozavam de boa saúde: minha mãe se tornou professora de uma oficina de dança e meu pai passou a treinar uma equipe de atletismo e virou triatleta.

Quando se trata de comida, a maioria das pessoas acham que tem de escolher entre comida saborosa e comida "boa para a saúde". O crítico de humor e drama americanos Alexander Woollcott fala por muita gente quando se queixa: "Tudo que eu gosto é ilegal, imoral ou engorda".

E a história de minha família pode parecer reforçar essa escolha forçada. Nossos parentes acreditavam que tínhamos desistido dos prazeres terrenos em troca de uma miséria puritana. Claro, poderíamos viver mais, mas com a condição de renunciarmos a tudo que torna a vida digna de ser vivida. Qual era o sentido disso?

O que eles não sabiam era que comida deliciosa e saudável pode ser saboreada quando você dá às suas papilas gustativas uma pausa nos alimentos processados hiperpalatáveis e produtos de origem animal. O que eles nunca sentiram foi a maravilhosa sensação de nutrição, em vez de punição, provocada pela própria dieta. O que perderam foi a clareza mental e o vigor físico que podem acompanhar um estilo de vida simples em sintonia com a natureza.

E também perderam algumas receitas realmente boas, que provam que, quando sabemos como trabalhar com ingredientes saudáveis, podemos fazer com que tenham um sabor incrível.

O modo como comíamos, e o modo como ainda comemos, é uma situação na qual todos ganham prazer no curto prazo e bem-estar a longo prazo. Escrevi este livro (complementando as receitas incríveis da nutricionista Nichole

Dandrea-Russert) para que você possa ter em sua vida uma experiência similar, na qual todos ganham, bem como as ferramentas e a confiança para compartilhá-la com seus entes queridos. Quero que você tente fazer algumas receitas para descobrir que a comida saudável pode ser duas vezes mais gostosa que a dieta atual padrão. Primeiro, você vai gostar muito desses alimentos quando experimentá-los. Em seguida, vai adorar como se sentirá mais tarde: minutos depois, horas depois e anos depois.

Alimentos e Superalimentos

Uma das críticas mais comuns aos alimentos integrais, à dieta à base de vegetais, é que se trata de algo elitista: muito cara para as pessoas comuns e bastante estranha para seus paladares tradicionais. A experiência de minha família prova que isso não tem de ser assim. Contudo, há alguma verdade no argumento do elitismo.

Parte da razão pela qual a comida saudável pode ser mais cara do que alimentos não saudáveis é estrutural; vários subsídios governamentais tornam o açúcar, o xarope de milho, a carne e os laticínios de produção industrial, a farinha branca e óleos de baixa qualidade muito mais baratos para o consumidor do que realmente custam. Para pessoas com recursos extremamente limitados, as calorias mais baratas do supermercado são encontradas na área de lanches, não na seção de legumes e frutas. Além disso, muitas comunidades marginalizadas são "desertos de alimentos", onde pode ser mais fácil ter acesso a torresmos de porco frito do que a um tomate fresco.

Mas uma grande razão que leva muita gente a pensar que a comida saudável é cara está na expansão contínua das iniciativas de *marketing* das indústrias do bem-estar e da alimentação saudável. Além dos bilhões de dólares gastos anualmente em suplementos, nas últimas décadas os consumidores têm sido persuadidos a adquirir produtos "funcionais" caros para reforçar o sistema imunológico, equilibrar o sistema nervoso e evitar doenças, deficiências e mortes prematuras.

Para promover esses gastos, os profissionais de *marketing* inventaram uma nova categoria: os superalimentos.

Quando ouvem a palavra *superalimento,* a maioria das pessoas pensa em frutas, raízes ou folhas de espécies encontradas apenas em lugares distantes, inacessíveis: no alto das montanhas do Himalaia (as frutas *goji berries*) ou nas profundezas da bacia amazônica (a pequena fruta açaí). Somos informados de que são alimentos com um teor excepcionalmente elevado de poderosos nutrientes, como antioxidantes e adaptógenos.

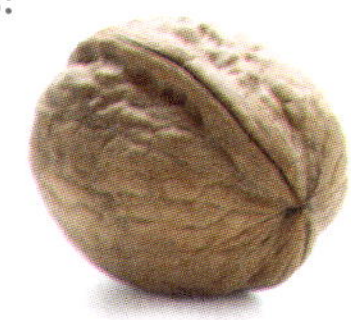

Na realidade, *superalimento* é mais um termo de *marketing* do que um indicador confiável de valor nutricional. Se a preocupação fosse apenas divulgar o valor nutricional, esperaríamos ver a indústria do bem-estar promover ano após ano os mesmos superalimentos. Em vez disso, superalimentos novos e especiais estão o tempo todo chegando às prateleiras. Aparecem em suplementos em pó ou em pratos da moda, como as tigelas de açaí. É provável que sua loja de produtos naturais locais e a cadeia mais próxima de supermercados anunciem esses produtos em comerciais e folhetos semanais.

E qual é a principal razão para atraírem orçamentos tão grandes de publicidade? A margem de lucro.

Se uma empresa pode aumentar muito o preço de um produto – e especialmente se esse produto não é perecível – ela tem incentivo para investir em *marketing* e oferecer uma quantidade sempre maior do "superalimento" para o mundo.

Não estou dizendo que os produtos carecem de valor nutricional; muitos podem muito bem cumprir o que é prometido. Por mais elevado, no entanto, que seja seu teor de antioxidantes e outros nutrientes importantes, eles são caros – ou muito caros. Muitos, sem dúvida, são simplesmente caros demais para uma pessoa comum.

O ginseng, por exemplo, pode custar 1 dólar por grama ou mais. Isto é cerca de 50 vezes mais caro que uma especiaria comum e extremamente saudável como o orégano, que podemos comprar por cerca de 2 *cents* o grama.

Os altos preços dos superalimentos de origem exótica podem refletir sua escassez, o trabalho que é despendido em seu cultivo e colheita, e o valor extra coletado por distribuidores e comerciantes que veem neles um potencial para enormes retornos financeiros. E em termos de custos ambientais, costumam deixar uma pegada de carbono maior do que alimentos e ingredientes de origem local.

Sem dúvida, muitos desses alimentos são poderosos, mas o quanto um alimento pode ser "súper" se só os mais ricos podem comprar? Os super-heróis não se limitam a salvar clientes ricos de prédios que desmoronam e trilhos de trem; eles existem para fazer o bem para o maior número possível de pessoas. Com certeza queremos que nossos superalimentos sejam ricos em nutrientes, repletos de antioxidantes, flavonoides e outros micronutrientes potentes e benéficos. Mas também queremos que sejam acessíveis em disponibilidade e preço.

Além disso, verdadeiros super-heróis não prejudicam um grupo para salvar outro. O Superman nunca arrancou a viga de sustentação de um prédio para reforçar a estrutura de outro. Infelizmente, a popularidade global de superalimentos caros pode acabar prejudicando as comunidades locais que têm plantado, colhido e se beneficiado há milênios de seu cultivo. Quando aumenta a demanda global por um superalimento exótico, seu preço também aumenta. Comunidades indígenas que talvez dependam dele para suprir suas próprias necessidades nutricionais podem se ver "excluídas" de seu consumo por causa de estrangeiros mais ricos. E a maior demanda pode levar a mudanças no uso da terra e na utilização da água, prejudicando os ecossistemas desses povos indígenas.

Portanto, a missão deste livro é apresentá-lo a superalimentos que podem melhorar sua saúde e vitalidade. Eles estão ao seu alcance, sendo alimentos facilmente adquiridos nos supermercados. E quando sabemos o que fazer com eles, são também extremamente gostosos! Provavelmente você já está familiarizado com todos eles, mas ainda não tem consciência de como são – ou poderiam ser – deliciosos com a ajuda de uma boa receita.

Onde está o verdadeiro tesouro?

Um antigo conto popular hassídico fala de Eizek, um homem da cidade de Cracóvia que sonha com um tesouro escondido debaixo de uma ponte em Praga, a 480 quilômetros de distância. Depois de ter o mesmo sonho toda noite por uma semana, ele decide começar a longa e árdua jornada para desenterrar o tesouro e reivindicá-lo como seu. Quando chega ao local, no entanto, encontra um pelotão de soldados guardando a ponte dia e noite. Não haveria como cavar sem despertar a atenção e a ira deles.

Então, depois de vagar alguns dias pela ponte, Eizek é interpelado por um soldado: "O que você está fazendo aqui?". Confuso, ele deixa escapar a verdade sobre seu sonho. O soldado ri em um tom de deboche e diz: "Será que você é tão ingênuo a ponto de acreditar em sonhos? Eu não paro de sonhar que, se fosse até Cracóvia e cavasse embaixo da casa de um homem chamado Eizek, encontraria um tesouro. Acha que vou viajar 480 quilômetros por causa de um sonho idiota?".

Atordoado, Eizek volta para casa, pega uma pá e descobre um tesouro enterrado sob sua própria casa.

Os modernos que buscam o bem-estar são um pouco como Eizek. Ouvimos repetidamente dizer que os elixires da vida só podem ser encontrados do outro lado do mundo e que temos de pagar caro para ter acesso a eles.

E como Eizek, depois de revirar o globo correndo atrás dos alimentos mais fantásticos que promoveriam a saúde, concederiam longevidade e propagariam vigor, descobrimos que tínhamos o tempo todo tesouros em nosso próprio quintal. Tesouros que eram negligenciados ou vistos como algo banal, como vegetais folhosos, cogumelos, lentilhas e feijões, frutas vermelhas, cebola e alho, ervas e especiarias, batatas-doces, nozes e sementes, café e chá. Suprimentos comuns, do dia a dia, que em muitos casos são ainda mais nutritivos que os superalimentos, amplamente comercializados, de locais distantes.

O que está em jogo

Não vamos dourar a pílula: a dieta atual é um desastre nutricional e ambiental.

Em termos nutricionais, consumimos muitas calorias e poucos nutrientes em uma overdose diária de alimentos nocivos e inflamatórios. Estar obeso ou acima do peso é um dos principais indicadores dessa situação, aparecendo muito antes que a maioria das pessoas desenvolva uma ou mais das doenças crônicas que também são causadas pela típica dieta atual.

Nos Estados Unidos, cerca de 42% dos adultos estão clinicamente obesos, 30% acima do peso que tinham em 1999.[1]

Entre as possíveis consequências da obesidade está o maior risco de desenvolver doenças e condições graves, incluindo doenças do coração, derrame, diabetes tipo 2 e certos tipos de câncer. Todas essas doenças e condições estão entre as dez maiores causas de morte nos Estados Unidos[2]; isso sem falar na dor, no sofrimento e na incapacidade gerados por elas.

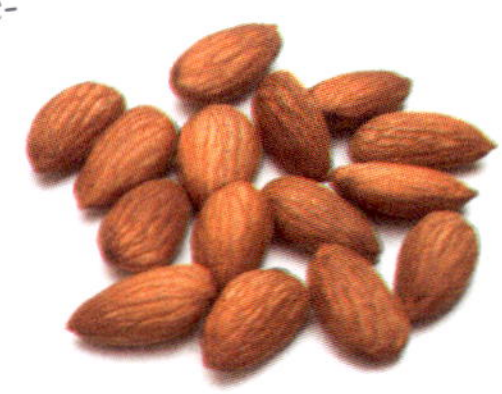

Outras condições diretamente ligadas à dieta incluem o Alzheimer, doença da vesícula biliar, artrite, apneia do sono, asma, problemas reprodutivos, doenças autoimunes, problemas digestivos, depressão e ansiedade.[3] E um dos principais órgãos de proteção em nossos corpos, o microbioma, fica cada vez mais fraco à medida que a diversidade de bactérias benéficas entra em queda livre, comprometendo nossa saúde imunológica, digestiva, cognitiva e mental.

A dieta atual não prejudica apenas os indivíduos que a seguem e aqueles que devem tomar conta deles. É também a principal contribuição para catástrofes de saúde pública que podem afetar todos nós. Devido, em parte, às enormes quantidades de antibióticos adicionados à criação de gado, surgiram bactérias resistentes a antibióticos que minam nossa capacidade de tratar doenças infecciosas. Não se trata apenas de médicos zelosos em excesso sempre prescrevendo amoxicilina para toda dor de ouvido ou garganta. Em certos países, até 80% dos antibióticos clinicamente importantes e em circulação[4] são administrados ao gado em doses "subterapêuticas"; isto é, eles não tratam animais já doentes, mas querem impedir que rebanhos e manadas desenvolvam doenças enquanto estiverem vivendo em condições de superlotação e sujeira.

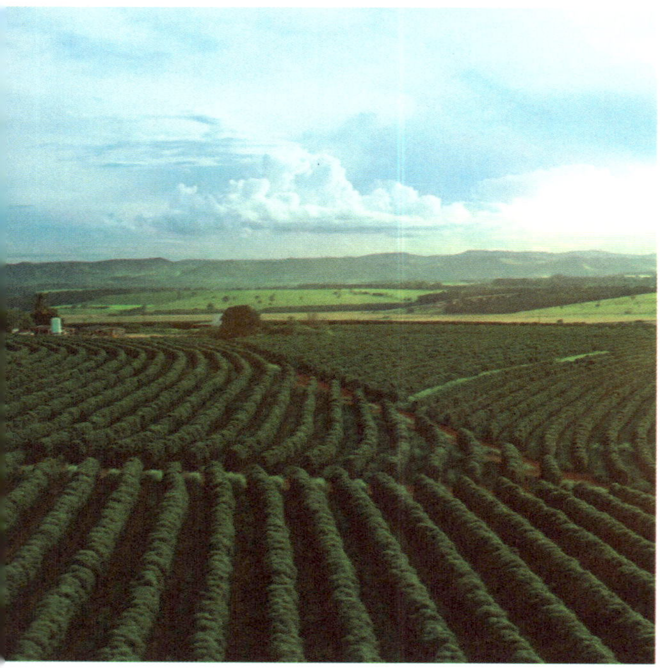

Além do custo incomensurável em termos de sofrimento físico e emocional, as epidemias de doenças crônicas estão também minando a economia. Só nos Estados Unidos, o peso econômico da doença de Alzheimer foi estimado em cerca de US$ 305 bilhões em 2020, incluindo os custos de perda de produtividade, cuidados de saúde e cuidados qualificados, bem como os sacrifícios feitos por familiares e amigos para proporcionar cuidado informal àqueles afetados. Os demógrafos apontam que, na próxima geração, é provável que esse número triplique.[5]

E o Alzheimer é apenas a ponta do *iceberg* quando se trata da sobrecarga financeira de lidar com todas essas doenças crônicas. Ainda em 2004, a General Motors estimava que o custo de proporcionar cuidados de saúde a seus empregados acrescentava uma média de US$ 1.200 ao preço de cada carro que a montadora vendia – mais até que o custo do aço usado para fazer o veículo.[6] De fato, em 2020, o que chamamos de "assistência à saúde" (acho que seria mais adequado chamar de "gestão de sintomas de doença") absorveu quase 20% de todo o Produto Interno Bruto norte-americano – mais de quatro vezes a soma de dinheiro gasta no maior orçamento militar do mundo.[7,8]

E essa é apenas a visão centrada no ser humano. Quando olhamos para o planeta em si, o problema fica ainda mais grave. O agronegócio é um dos maiores contribuidores mundiais para as emissões de gases responsáveis pelo efeito estufa. A destruição de florestas tropicais para transformá-las em pastagens para o gado ou em terras para plantação de soja (principalmente para alimentar o gado), assim como a destruição de manguezais para a produção de óleo de palma, está eliminando duas das principais formas nas quais o planeta armazena carbono. O aumento de carbono na atmosfera já desestabilizou os padrões climáticos do mundo, tornando os locais secos mais secos e os lugares úmidos mais úmidos, elevando os níveis dos mares e resultando em perdas de colheitas mais frequentes e catastróficas.

Estamos drenando nossos aquíferos para irrigar terras para alimentar o gado e devolvendo parte da água – agora poluída por resíduos animais – para nossos lagos, rios e lençóis freáticos.

Toda essa destruição ambiental seria mais fácil de ser justificada se fosse de alguma forma essencial para alimentar a humanidade. Mas não é.

Em um mundo em que centenas de milhões de pessoas lutam contra a fome e a insegurança alimentar, a agricultura animal é realmente parte do problema. Isso porque a produção de carne se mostra extremamente ineficiente. Os animais são notórios intermediários (principalmente se considerarmos o número de vacas) nesse sistema. Em termos globais, a pecuária fornece apenas 18% das calorias, mas ocupa 83% de todas as terras agrícolas do globo.[9]

Até que ponto vai o desperdício? A carne que tem produção mais eficiente, o frango, requer aproximadamente nove calorias de ração para produzir uma única caloria de frango comestível. Bruce Friedrich, diretor executivo do Good Food Institute, argumenta que isso seria o equivalente a cozinhar nove pratos de macarrão e jogar oito deles no lixo.[10] Segundo Friedrich, a proporção para a carne de porco é de 15 para 1, o que ainda parece bom em comparação com a carne mais ineficiente de todas: a carne bovina, que precisa de 25 calorias de ração para produzir uma caloria de carne bovina.

Cada caloria de ração produz uma quantidade relativamente pequena de carne, ovos ou laticínios. O resto é transformado em cascos, couros, ossos, penas, calor corporal, energia para movimentar os animais e, é claro, estrume.

A produção pecuária é basicamente uma fábrica de proteína funcionando ao contrário. Esse desperdício poderia ser bom se todas as pessoas do mundo fossem adequadamente alimentadas. Mas, segundo relatórios recentes, mais de 800 milhões de pessoas sofrem de fome crônica.[11] Além de lutarem para comprar carne, muitas também perderam a capacidade de cultivar seus próprios alimentos devido às demandas do uso da terra pela pecuária. Podemos alimentar o mundo inteiro; só não podemos fazer isso com carne.

Por que superalimentos de verdade? (isto é, "As boas notícias")

Nossa missão na Food Revolution Network [Rede de Revolução Alimentar] é que "todos tenham acesso a uma comida saudável, ética e sustentável". A alimentação saudável nutre nossos corpos em vez de lhes causar danos. A comida ética torna a vida melhor para todos em vez de fazer com que alguns sofram para que outros possam estar bem alimentados. E os alimentos sustentáveis honram a vida do planeta sobre o qual eles crescem, em vez de destruir o meio ambiente para aumentar a rentabilidade no curto prazo.

Superalimentos exóticos e caros não podem fornecer nutrição saudável, ética e sustentável para todos. Na realidade, precisamos de superalimentos que sejam ótimos para sua saúde, ótimos para seu bolso e ótimos para o Planeta Terra.

O escritor e ativista alimentar Michael Pollan resume muito bem nossa filosofia em um período de sete palavras: "Coma comida. Não em excesso. Principalmente vegetais". (Por "comida" ele está se referindo à comida de verdade que nossos bisavós reconheceriam, e não aos produtos manufaturados que se passam por comida, feitos a partir de ingredientes altamente processados e artificiais.)

Se você tiver recursos, também poderá contribuir um pouco mais, votando com o seu dinheiro por alimentos locais, orgânicos e negociados de forma justa, sempre que possível. Fazer isso beneficiará sua saúde, o bem-estar dos trabalhadores e das comunidades onde o alimento é produzido e o planeta como um todo.

Esta, então, é a boa notícia: você pode fazer uma diferença positiva para o futuro da vida na Terra começando com sua próxima refeição. Pode votar com seu dinheiro por um sistema alimentar mais ético e sustentável. Pode escolher alimentos com baixas pegadas de carbono e de água. Pode optar por comida que não requer antibióticos e pesticidas e que não vem embalada em isopor e plástico. Pode selecionar ingredientes provenientes de economias que valorizam em vez de empobrecer os trabalhadores.

E uma notícia ainda melhor é que você pode fazer isso por razões totalmente egoístas. Pois o fato é que o padrão dietético que o alinha com todos esses objetivos altruístas é também aquele que vai lhe dar as melhores chances de desfrutar de uma vida longa e saudável.

Não seria horrível se tivéssemos de optar entre nossa saúde e a saúde de outras pessoas e do meio ambiente? Imagina o dilema que teríamos!

Mas, felizmente, podemos fazer nossa parte para realizar a meta de uma alimentação saudável, ética e sustentável para todos enquanto desfrutamos de refeições gostosas e cultivamos as melhores versões de nós mesmos. Desfrutar de superalimentos de verdade é sem sombra de dúvidas algo que beneficia a todos!

E, como você está prestes a descobrir, também pode ser incrivelmente delicioso.

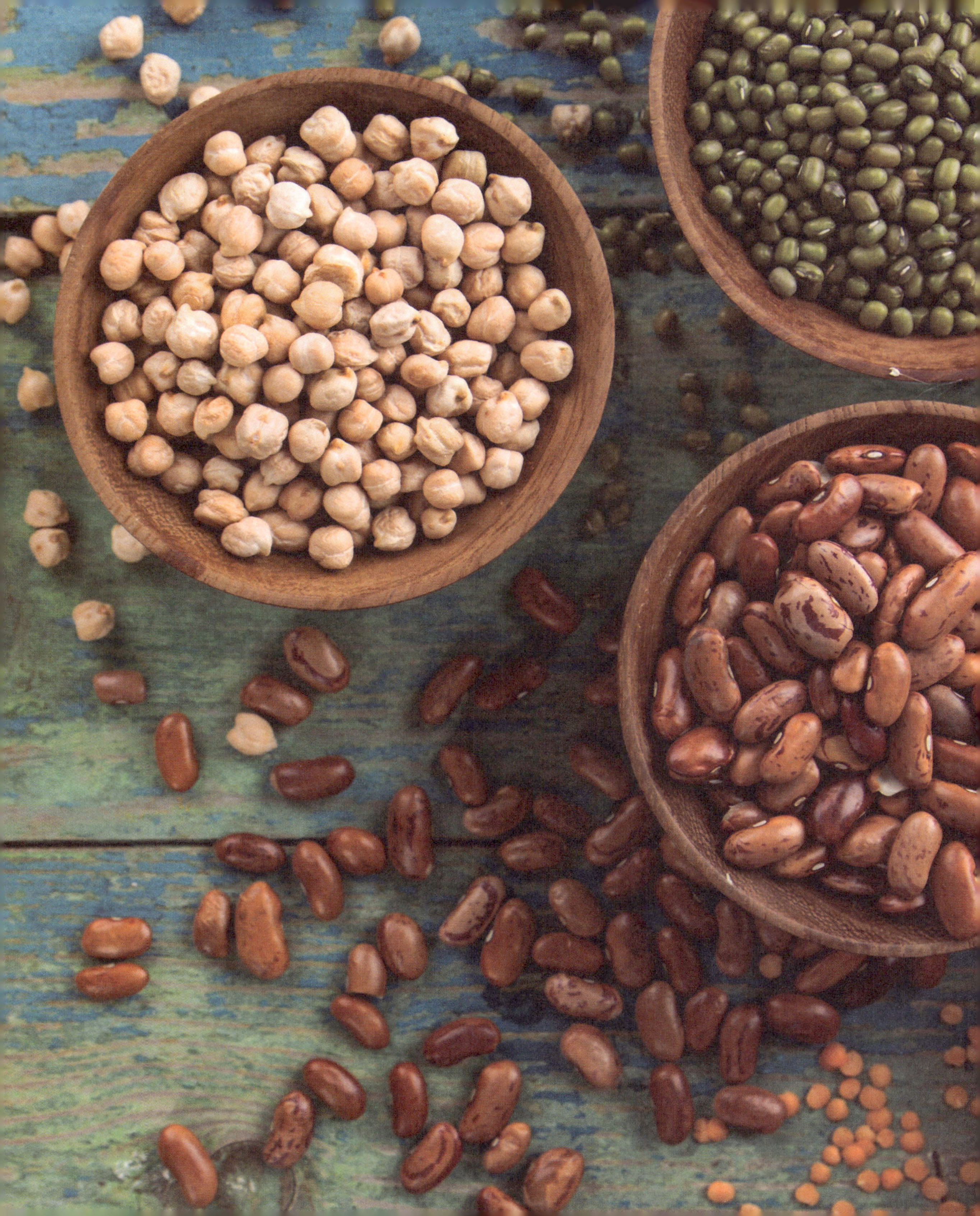

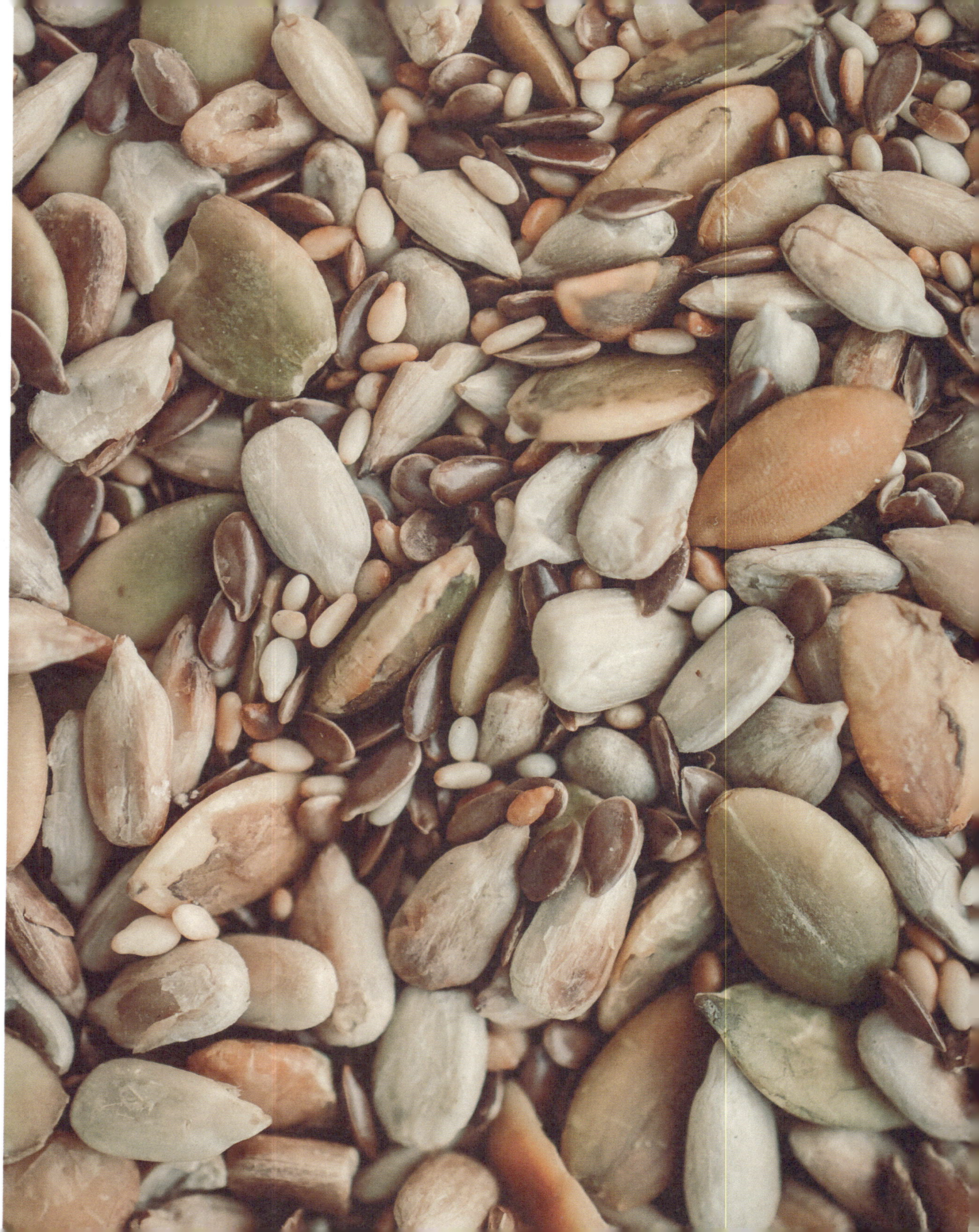

COMO USAR ESTE LIVRO DE RECEITAS

Espero que este livro de receitas sirva como guia; um compêndio de alimentos acessíveis, repletos de nutrientes, que você pode manter no cardápio das suas refeições para otimizar ou melhorar a sua saúde.

A **primeira seção** apresenta os verdadeiros superalimentos e enumera seus poderes nutricionais, benefícios documentados à saúde, tipos e variedades, além de oferecer orientações gerais sobre como incorporá-los à nossa dieta. Cada capítulo se concentra em uma categoria específica de superalimento e inclui um pequeno índice para todas as receitas que se incluem nessa categoria. Você pode, assim, interromper a leitura para preparar uma refeição ou um lanche sempre que quiser.

A **segunda seção** apresenta receitas de Nichole Dandrea-Russert, nutricionista pós-graduada e gerente de cozinha aqui na Food Revolution Network. Nichole selecionou mais de 60 receitas de dar água na boca, cada uma com múltiplas categorias de superalimentos de verdade. Você terá acesso a uma grande variedade de pratos que abrangem o café da manhã, almoço e jantar; saladas, sopas e ensopados; acompanhamentos, lanches e sobremesas; e bebidas.

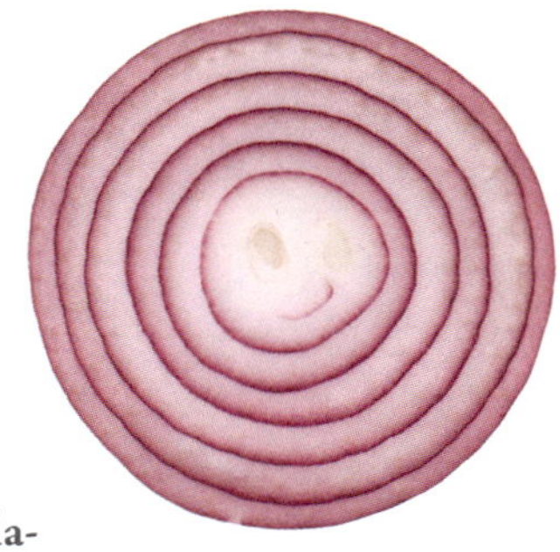

Você pode ler o livro de capa a capa ou apenas capítulos individuais. Se preferir, pode até mesmo pular toda a primeira seção (tudo bem, mesmo que eu tenha trabalhado muito nela!) e ir direto para as receitas. Espero que você use este livro com frequência e explore todo o seu potencial (alguns dos meus livros de receitas preferidos estão cheios de manchas de comida; a essa altura já deve dar até para sentir o cheiro das comidas neles).

Também espero que você se torne um embaixador dos verdadeiros superalimentos. Pode ser postando no Instagram ou no TikTok (ou em qualquer plataforma de rede social que seja a próxima moda) imagens e vídeos dos pratos que prepara ou simplesmente compartilhando refeições saudáveis e deliciosas com amigos e vizinhos.

E não se esqueça de que Nichole, por mais talentosa que seja, não tem monopólio na criação das receitas. **Deixe que a criatividade dela desperte a sua** para descobrir jeitos novos e empolgantes de colocar esses incríveis superalimentos de verdade no seu prato e no seu corpo.

Seu corpo vai lhe agradecer pelo resto da vida. Aproveite!

OCEAN ROBBINS

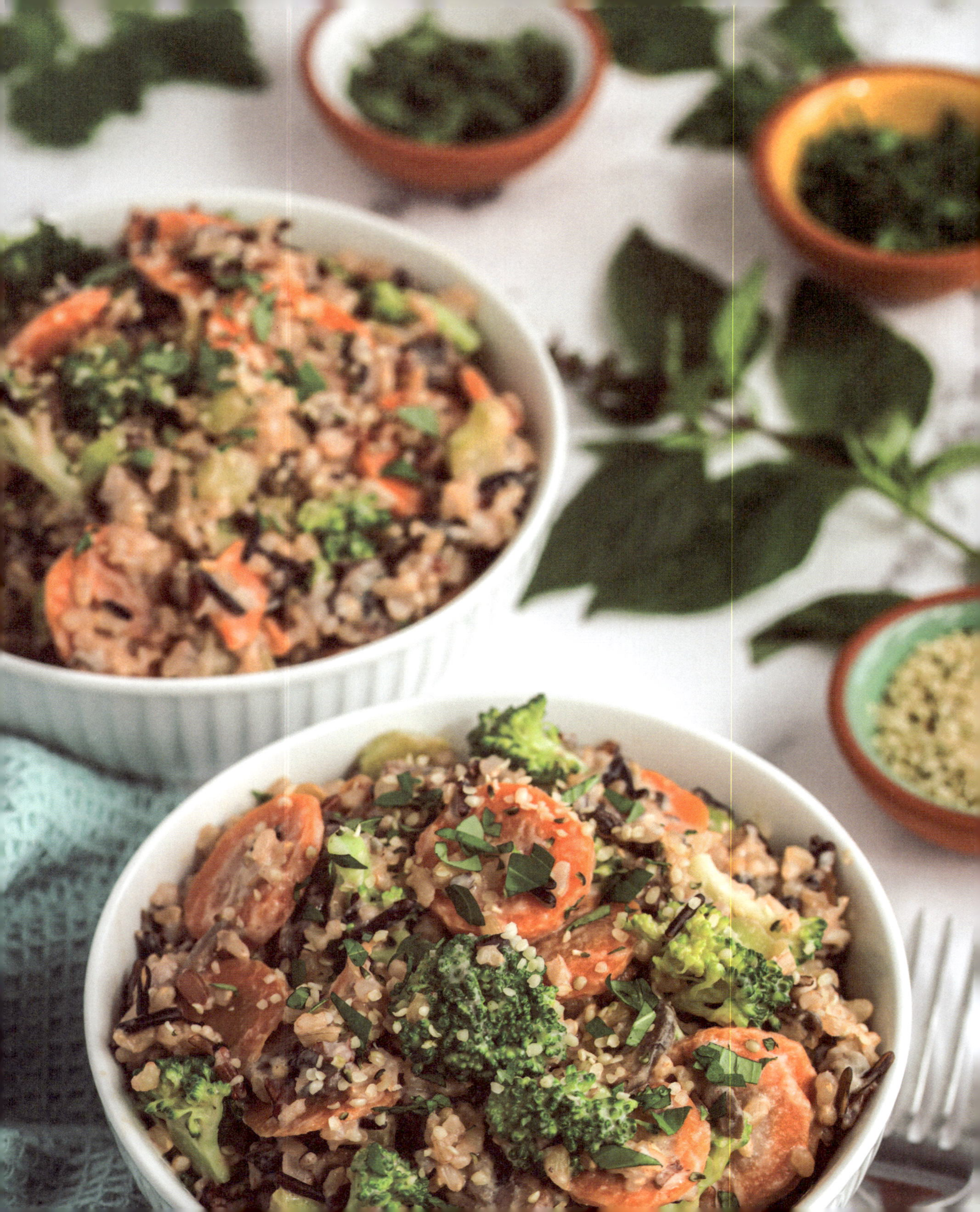

PARTE UM

OS VERDADEIROS SUPERALIMENTOS

CAPÍTULO 1

VERDURAS

Quando eu era criança, comia couve pelo menos 150 dias por ano. Isso era tão importante para nós que meus pais, *hippies* orgulhosos que eram, quase me batizaram de Kale*.

Todo outono, recebíamos um enorme carregamento com todos os gêneros de primeira necessidade que nos sustentariam pelo próximo ano. Frutas e verduras frescas, nozes e sementes, grãos inteiros e grãos moídos, legumes, alimentos desidratados, ervas e especiarias. Recordo os dias que se seguiam como um breve período de vertiginosa abundância; era o único período em que eu podia comer a maioria das frutas, já que poucas se adequavam ao solo e clima de nossa ilha.

Esse caminhão também nos trazia as sementes de tudo que cultivávamos em nossa horta. E a única planta que sobrevivia de forma confiável aos invernos do Pacífico Canadense era a couve-siberiana. Não apenas sobrevivia, mas prosperava; alguma mágica bioquímica tornava as folhas mais tenras e doces depois de terem sido cobertas pela neve.

Durante meses a fio, couve era o único alimento fresco que podíamos comer, juntamente com os grãos e legumes cozidos que compunham a maior parte das calorias que consumíamos no inverno. Isso foi nos anos 1970 – muito antes de a couve se tornar a garota-propaganda para uma vida saudável.

Em março, não teríamos exatamente nos enjoado da couve, mas estaríamos ansiando pela variedade. Monitorávamos, então, de modo obsessivo o tempo, querendo jogar as sementes da primavera no solo e vê-las crescer assim que tivéssemos uma certeza razoável de que uma geada imprevista não destruiria a colheita.

Uma de nossas culturas favoritas era o repolho. Das pequenas sementes enterradas no solo e

* *Couve* em inglês. (N. do T.)

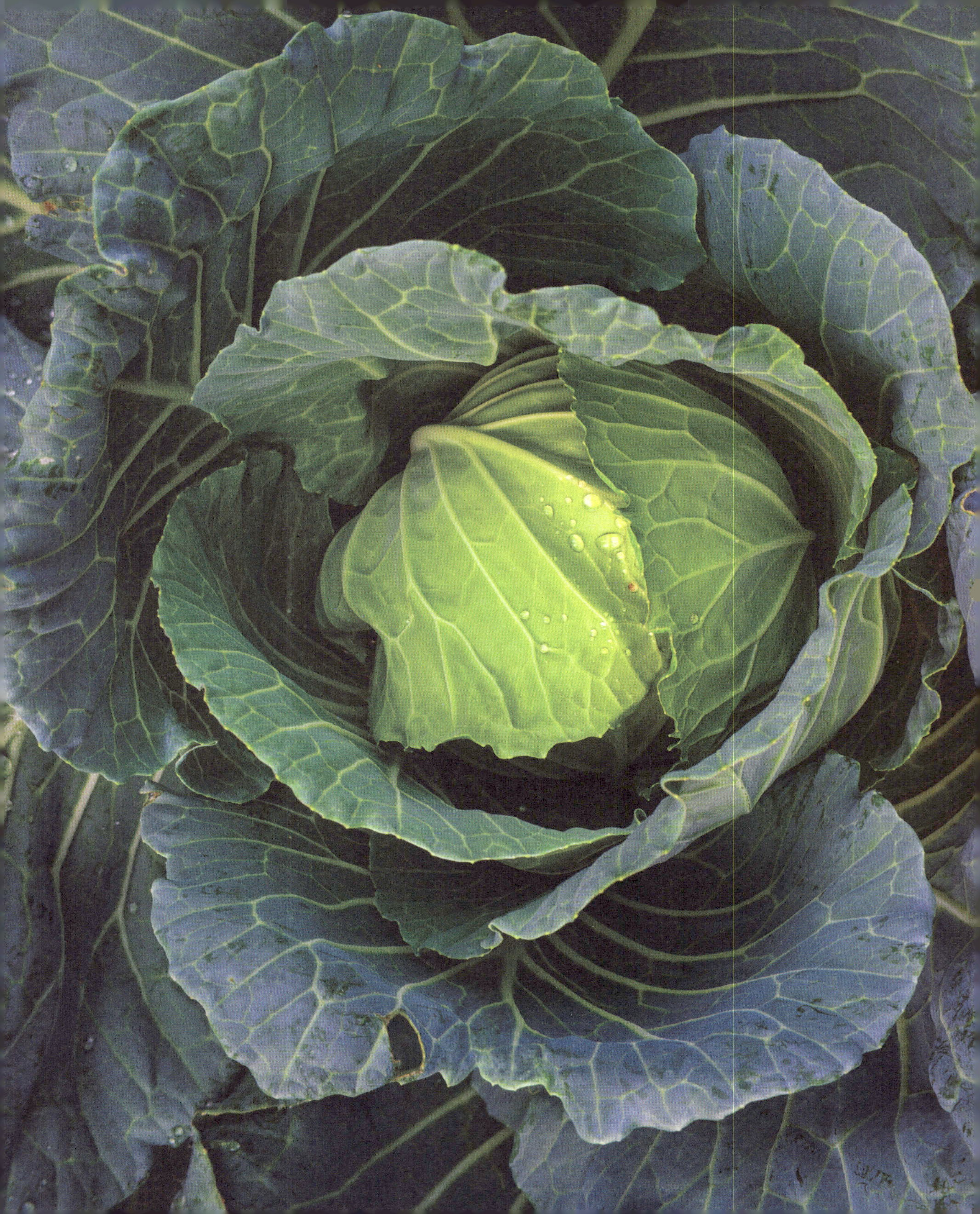

regadas, recebíamos uma colheita abundante, dividida em partes iguais de espanto, nutrição e beleza. Durante toda a primavera, verão e outono, colhíamos e saboreávamos uma variedade de verduras: alfaces e repolhos, floretes, caules e folhas, sabores suaves e amargos (sim, estou falando de você, mostarda!)

Comíamos de maneira simples, mas bem. Em geral, nos limitávamos a cozinhar nossas verduras no vapor, adicionando um fiozinho de *tamari* e algumas gotas de azeite de oliva, ou um pouco de pimenta caiena e fermento nutricional se estávamos nos sentindo requintados. E a vitalidade dessas verduras sempre renovou nosso ânimo.

Embora algumas plantas possam demandar mais atenção em uma horta, as verduras estão entre as plantas mais fáceis de serem cultivadas. É como se elas realmente quisessem se sair bem e prosperar. Vão aguentar muita coisa e inclusive, como aquela couve-siberiana, terão um gosto melhor em resposta à adversidade.

A resiliência das verduras me faz lembrar da resiliência do espírito humano, que também pode crescer de modos surpreendentes em tempos difíceis. Aprendi recentemente que as sementes da couve-galega e do quiabo foram trazidas de seu continente natal, a África, para a América do Sul – tecidas nas tranças de mulheres e meninas escravizadas. Foram também essas mulheres corajosas que semearam essas sementes nas terras novas, mas não menos familiares da Geórgia, do Mississípi e da Carolina do Sul.

Muitas tradições homenageiam as verduras como arautos literais e simbólicos da primavera, da renovação, de um retorno a uma vida vibrante após um inverno longo e rigoroso. Elas são diversas como a própria vida: algumas são doces e leves, outras têm um toque especial. Algumas são macias, outras são duras. E uma dieta que inclua uma variedade de verduras pode ajudá-lo a permanecer alerta e cheio de energia durante as estações de sua vida.

Por que verduras?

Uma maneira de pensar sobre a dieta humana ideal é olhar para o que temos desenvolvido para comer. A história paleolítica enfatiza "o homem como caçador", o que é apenas uma parte da história (e até mesmo um pouco sexista). Arqueólogos que estudam as civilizações passadas e antropólogos que observam a maioria dos povos caçadores-coletores dos dias de hoje concordam que a maioria das calorias e dos nutrientes na dieta humana vêm das plantas, não de animais.

Isso faz sentido. Ao contrário dos animais, as plantas não fogem nem revidam. Podemos comer partes de muitas plantas sem matá-las, o que é realmente conveniente se quisermos voltar mais tarde e fazer isso de novo.

E de todas as partes de uma planta, provavelmente as folhas seriam as mais acessíveis. Embora em geral só frutifiquem por um curto período, as plantas podem ter folhas durante grande parte do ano. E ao contrário das raízes, as folhas estão bem ali, expostas para todos verem.

Da nossa perspectiva atual, folhas (ou "verduras", que é como vamos nos referir a elas a partir de agora) são um alimento ideal. São ricas em muitos dos nutrientes que precisamos para nos desenvolver. E têm poucas calorias, o que explica por que os cavalos têm de passar até 20 horas por dia comendo relva.

Na verdade, tenho de explicar uma afirmação que acabei de fazer: a de que as plantas não revidam. E não estou falando apenas de hera venenosa. Embora as plantas se alegrem por ter animais – incluindo nós mesmos – comendo seus frutos (razão pela qual ficam doces e coloridas) e espalhando suas sementes, elas não ficam satisfeitas quando predadores devoram todas as folhas de que precisam para servir como alimento de suas próprias sementes. E um meio que elas têm de proteger suas folhas de predadores é tornar cada uma um pouquinho tóxica.

Você pode achar que mesmo uma toxidade leve seria uma coisa ruim, falando em termos nutricionais. Mas o fato é, no caso da maioria das verduras, acontece o oposto, graças a um conceito chamado hormese. Basicamente, hormese significa que certos tipos de estresse, em baixa intensidade, são bons para nós. Assim como o estresse de ter de levantar algo muito pesado romperá suas fibras musculares para que elas voltem a crescer maiores e mais fortes, ter de lidar com pequenas quantidades de toxinas vegetais pode, na verdade, estimular nossos sistemas imunológicos e nos tornar mais saudáveis. Esta é sem dúvida uma teoria que explica por que os antioxidantes que as plantas produzem tanto para repelir os comedores de folhas quanto para proteger seus tecidos do sol são tão bons para nós.

E daqui a pouco veremos o que a ciência descobriu sobre os benefícios das verduras para nossa saúde. Alerta de *spoiler:* elas realmente merecem ser o tema do primeiro capítulo de um livro sobre superalimentos. Antes, no entanto, vamos deixar claro sobre quais verduras estamos falando.

Tipos de verduras

As verduras se dividem em cinco famílias distintas: crucíferas, de raiz, alface, chicória e amaranto.

Alguns dos vegetais crucíferos mais amplamente disponíveis incluem rúcula, couve, acelga chinesa (*bok choy*), repolho, couve-galega e mostarda-castanha. Essa família é conhecida por um poderoso megacomposto de combate ao câncer, o sulforafano.

Você provavelmente está mais acostumado a comer as raízes que suas folhas, mas o rabanete, as folhas de beterraba, a parte de cima das cenouras, o aipo-rábano e os nabos são todos poderosas e nutritivas fontes de energia e – sabendo prepará-los – têm um sabor muito gostoso. O que há de bom em todas essas folhas verdes é que você pode pensar nelas como um bônus extra se já estiver cultivando ou comprando as raízes.

As folhas de alface incluem todas as variedades de alface, sendo as mais comuns a alface-americana e a romana. Atualmente, no entanto, é cada vez maior o número de pessoas que estão apreciando outros tipos, como a alface-roxa, a alface-lisa, a alface-manteiga, a alface Boston e a alface-folha-de-carvalho.

A família de verduras da chicória é formada pelos primos pretensiosos e temperamentais da alface, que são mais robustos e mais amargos que a maioria das variedades de alface. Parte do ramo dente-de-leão da família do girassol, os tipos de chicória mais comumente consumidos incluem a endívia (que você pode trocar por *endive*, com a pronúncia inglesa, se quiser parecer mais sofisticado) e a crespa (ou *frisée* [frisada] se preferir um nome em francês).

Verduras da família do amaranto incluem espécies bem conhecidas, como espinafre e acelga, bem como as folhas do próprio amaranto, mais conhecido por seus minúsculos grãos de cereais e seus cachos de flores de cores vivas, lembrando amentilhos.

Tecnicamente, há uma sexta família de ervas verdes, mas elas terão de esperar até o capítulo Ervas e Especiarias, quando receberão o destaque que merecem.

Você pode ter notado que a maioria é verde, mas nem todas as verduras mencionadas acima são, de fato, verdes. Vamos falar um minuto sobre isso. A razão pela qual a maioria das folhas é verde tem relação com uma impressionante substância química produzida pelas plantas: a clorofila. Ela tem duas funções principais. Primeiro, é funcionar como um antioxidante que protege as plantas do estresse oxidativo. Em segundo lugar, é transformar a luz do sol em energia, uma proeza tecnológica que deixa o replicador de *Jornada nas Estrelas* no chinelo.

Acontece, porém, que a clorofila não transforma toda a luz solar em energia. Faz um ótimo trabalho com a luz do espectro azul, que absorve com avidez. Mas não consegue fazer muita coisa com a luz do espectro verde, que rejeita. É algo estranho e ao mesmo tempo interessante quando paramos para pensar nisto: as folhas parecem verdes para nós quando de fato verde é a única cor que elas não têm como absorver (e, portanto, refletem).

E as folhas que não são verdes? Bem, algumas plantas fabricam outros antioxidantes que melhoram a saúde e que são na maioria das vezes vermelhos, roxos ou laranja. Dependendo da proporção desses compostos em relação à clorofila, uma folha pode ser avermelhada, como certas variedades de acelga ou de alface, ou roxa, como no caso daquele que nem sempre é chamado de repolho-roxo*. É incrível que possamos ter uma ideia dos benefícios para a saúde a partir do tom de uma folha, você não acha?

Nutrição das verduras

Todas as verduras, mesmo a tão difamada alface-americana, estão abarrotadas de carotenoides e antioxidantes. Muitas contêm nitratos dietéticos que, como veremos a seguir, são vasodilatadores naturais e, portanto, bons para o sistema cardiovascular (isto é, coração, pulmões e nosso sistema circulatório). Verduras são também ricas em vitaminas do complexo B; vitaminas A, E e K; e minerais como cálcio, ferro e magnésio.

Verduras têm realmente poucas calorias porque consistem em grande parte de dois componentes livres de calorias: fibra e água. Por exemplo, 450 gramas de couve crua fornecem menos de 200 calorias (e 450 gramas é uma tremenda quantidade de couve para se comer em uma refeição – acredite em mim, eu sei). Verduras mais ricas em água, como as alfaces, contêm metade dessas calorias. E aproximadamente um terço dessas calorias estão na forma de proteína.

* Em inglês, o repolho-roxo é chamado de *red cabbage* [repolho-vermelho]. (N. do T.)

FAMÍLIA DAS VERDURAS	NUTRIENTES	PORÇÃO
Crucíferas Acelga chinesa Brócolis Couve Couve-de-bruxelas Couve-Flor Couve-galega Mostarda-castanha Repolho Rúcula	Vitamina A/Betacaroteno • Antioxidantes Luteína e Zeaxantina • Folato (B9) Niacina (B3) • Ácido Pantotênico (B5) • Piridoxina (B6) Vitamina C • Vitamina K • Vitamina E • Cobre • Magnésio • Fibra • Potássio • Zinco	Cozida: 1–1½ xícara (124 g–186 g) Crua: 2–2½ xícaras (40 g–54 g)
Verduras de raiz Beterrabas Cenouras Cherivias Couve-rábano Nabos Rabanetes Rutabaga	Betacaroteno Fibra • Folato (B9) Piridoxina (B6) Vitamina C • Ferro Manganês • Potássio Cobre	Cozida: 1–1½ xícara (145 g–217 g) Crua: ½–1 xícara (64 g–128 g)
Alfaces Agrião Alface-crespa Alface-do-campo Alface-manteiga ou lisa Alface-romana Espinafre *Mesclun**	Vitamina A/Betacaroteno, • Antioxidantes Luteína, Zeaxantina • Folato (B9) Ácido Pantotênico (B5) • Vitamina C • Vitamina K Cobre • Magnésio Potássio	Cozida: 1–1½ xícara (180 g–270 g) Crua: 2–2½ xícaras (60 g–80 g)
Chicória Chicória-crespa Dente-de-leão Endívia Escarola Radicchio	Vitamina A/Betacaroteno • Antioxidantes Luteína, Zeaxantina • Folato (B9) Ácido Pantotênico (B5) Vitamina C • Vitamina K Cobre • Magnésio Potássio • Fibra Zinco	Cozida: 1–1½ xícara (105 g–158 g) Crua: 2–2½ xícaras (210 g–263 g)
Amaranto Bertalha ou Espinafre-da-índia *Callaloo* (tipo de amaranto-verde) Espinafre-da-china Tampala ou Caruru *Vleeta* (tipo de amaranto-verde)	Vitamina A • Vitamina C Vitamina K • Folato (B9) Piridoxina (B6) Potássio • Cálcio Ferro • Manganês Zinco	Cozido: 1–1½ xícara (132g–198g) Cru: 1½–2 xícaras (42 g–56 g)

* Tipo de salada verde originária da região de Provença, na França, feita com uma mistura de quatro ou mais tipos de folhas de alface. (N. do T.)

A evidência

Antes de mergulharmos no que os estudos nos dizem, há uma coisa importante que você deve saber: pouquíssimas pessoas estão comendo verduras regularmente. E isso indica que não temos grande evidência dos benefícios para a saúde da ingestão de, digamos, três ou mais porções por dia. Praticamente todos os dados que temos estão baseados nas diferenças entre pessoas que literalmente evitam todas as verduras (como aquelas que removem até a folha de alface do sanduíche) e pessoas que comem em média pouco mais de uma porção por dia.

Para ajudá-lo a compreender como uma variação tão pequena pode nos induzir a crer que verduras não sejam assim tão importantes, imagine que, em vez de nutrição, estejamos tentando descobrir o efeito da velocidade nas lesões e taxas de mortalidade em acidentes de carro. Estudamos três grupos de testes de colisão: as que acontecem com o carro parado, as que ocorrem quando o carro bate em uma parede de tijolos a 10 quilômetros por hora e as que ocorrem a 20 quilômetros por hora. Em cada caso não há nenhum ferido e nenhuma morte quando automóveis colidem a essas velocidades. Os pesquisadores, então, poderiam concluir: "A velocidade não tem efeito sobre o risco de ferimentos ou morte". É claro que se eles tivessem visto os testes de colisão a velocidades de 50, 80 ou 120 quilômetros por hora, teriam encontrado uma relação direta de causa e efeito.

O que podemos dizer é que, pelo que sabemos sobre os benefícios para a saúde do consumo de verduras, eles provavelmente são muito maiores e mais profundos do que estamos atualmente medindo. Dito isso, vejamos as evidências que sugerem que as verduras merecem a denominação de superalimentos.

Os superbenefícios das verduras para a saúde

Quer você queira apenas ter uma vida longa e saudável, ou esteja esperando sobreviver até que o Vale do Silício descubra como garantir sua imortalidade fazendo a transferência do seu cérebro para a nuvem, uma dieta rica em verduras pode ajudar e muito.

Verduras combatem o câncer

Todas as verduras produzem antioxidantes que suprimem o surgimento, o crescimento e a proliferação de células cancerígenas, seja resistindo a danos celulares ou reparando-os.[1] Atualmente, as folhas verdes mais estudadas nessa área são as verduras crucíferas, graças em grande parte ao sulforafano.[2] Como você pode notar pelo nome, o sulforafano contém enxofre, que é o composto de cheiro desagradável responsável pelo odor de ovos podres. E assim como os compostos de enxofre protegem as plantas contra pragas, eles também protegem nossas células da inflamação e da oxidação.

As fibras nas verduras também protegem contra cânceres do sistema digestório e, possivelmente, também contra algumas formas do câncer de mama. Isso pode ocorrer porque as fibras ajudam a movimentar com mais rapidez os alimentos e os resíduos pelo corpo, reduzindo nossa exposição a toxinas. Comer muita fibra é também uma boa maneira de não engordar, e isto é importante porque estar acima do peso é um fator de risco para pelo menos 12 tipos de câncer.

Verduras protegem seu cérebro

Se você quiser evitar o declínio cognitivo e a demência, uma porção diária (ou mais!) de verduras pode ser o melhor caminho. Um estudo da Rush University em Chicago verificou a relação entre dieta e saúde cerebral em 1.000 pessoas com mais de 58 anos de idade.[3] Os pesquisadores dividiram os participantes em cinco quintetos com base em quantas porções de verduras eles consumiam por dia.

O quinteto com menos porções comia, em média, 0,09 porção por dia. Como uma porção equivalia a meia xícara de verduras cozidas ou 1 xícara de verduras cruas, eles comiam menos de 2 gramas por dia. Você sabe o que pesa 2 gramas? Uma moeda de dez centavos dos Estados Unidos, uma única castanha-de-caju ou um saco plástico para sanduíche.

O quinteto com maior número de porções, por outro lado, consumia uma média de 1,3 porção por dia, o que também não é muito (1,3 porção de couve crua pesa 27 gramas, que é o mesmo peso de um lápis ou de 6 folhas de papel).

Bom, essa era uma configuração bastante elaborada. E aqui está a impressionante conclusão: o grupo que comia o equivalente a um lápis de verduras era funcionalmente 11 anos mais jovem que o grupo da moeda de 10 centavos. Essa conclusão estava baseada em uma bateria de testes cognitivos conduzidos durante uma média de cinco anos.

A substância química das verduras considerada a heroína ou a mais responsável por retardar o declínio cognitivo parece ser a luteína (e em menor extensão, seu composto irmão, a zeaxantina).[4] Sabemos, por meio de estudos feitos a partir de autópsias, que a luteína é o antioxidante carotenoide dominante no cérebro. O cérebro é um órgão gorduroso e uma coisa que acontece com a gordura é que ela se torna rançosa. A luteína e a zeaxantina combatem a rancidez da gordura que pode ser causada pela oxidação e pelo alto gasto metabólico do cérebro.

Depois que descobriram como medir as concentrações de luteína no cérebro humano sem precisar dissecá-lo (o que obviamente anularia o propósito de resistir ao declínio cognitivo), os cientistas descobriram que os níveis de luteína se correlacionavam com a *performance* cognitiva ao longo da vida, tanto de pessoas centenárias quanto de crianças pequenas. A luteína também está correlacionada com a acuidade visual e auditiva (ou seja, a capacidade de ver e de ouvir bem).

Embora a maioria das verduras sejam boas fontes de luteína e zeaxantina, os grandes vencedores aqui são a couve (26.000 mcg por porção)[5] e o espinafre (36.000 mcg por porção).[6]

Verduras combatem o diabetes tipo 2

Verduras protegem contra o diabetes tipo 2 por meio de uma série de mecanismos diferentes. As fibras nas folhas verdes estabilizam o açúcar no sangue, retardando a absorção dos açúcares alimentares pela corrente sanguínea. Alimentos ricos em fibra e água também fazem com que você se sinta saciado, impedindo que coma demais. O consumo excessivo de calorias é um dos maiores fatores de risco comportamentais para o desenvolvimento de diabetes tipo 2. As vitaminas presentes nas verduras, juntamente com o magnésio, também ajudam a regular os níveis de açúcar no sangue.

Um estudo mostrou que 1½ porção diária de verduras pode diminuir o risco de desenvolver diabetes em 14%.[7]

Verduras protegem seu coração

Aqui está uma situação em que as evidências podem subestimar drasticamente o benefício do consumo de verduras. A maioria dos estudos que explora a conexão entre o consumo de verduras e a saúde cardiovascular costuma se concentrar no espinafre e na alface, os dois vegetais mais comuns na dieta ocidental atual. Mesmo com essa limitação, a maioria dos estudos constata que as verduras reduzem o risco de doença cardiovascular.[8] Para nossa maior proteção, os pesquisadores recomendam comer 120 gramas por dia, o que equivale a cerca de 4 xícaras de espinafre cru ou pouco menos de 1 xícara de repolho-roxo cozido.

Folhas verdes que merecem uma menção especial no quesito de proteção cardíaca são aquelas ricas em nitratos, incluindo o espinafre, a rúcula, a couve e o repolho. Nosso corpo converte os nitratos em óxido nítrico, que é uma molécula sinalizadora que manda uma mensagem para que nossos vasos sanguíneos se dilatem. É cada vez maior o número de atletas de provas de resistência que estão se "dopando" com alimentos ricos em óxido nítrico, como a beterraba, as folhas de beterraba e o suco de beterraba, para ajudar o sistema cardiovascular a funcionar com mais eficiência. Mas mesmo que você não esteja planejando barbarizar no triatlo ou na corrida espartana tão cedo, essa vasodilatação pode baixar sua pressão sanguínea, evitando a formação de placas nas artérias e permitindo que seu coração faça o sangue circular com menos esforço.

Como escolher as verduras

Ao comprar verduras, escolha folhas frescas, firmes e com cores brilhantes. Evite verduras que pareçam estar murchas ou que tenham pontos amarelos ou marrons. Elas também devem passar no "teste do cheiro" e não ter cheiro algum ou exalar um aroma que seja similar ao gosto característico do vegetal. Por exemplo, o cheiro forte da rúcula lembra o da pimenta. Se cheirar como meias mofadas, isso provavelmente não será um bom sinal.

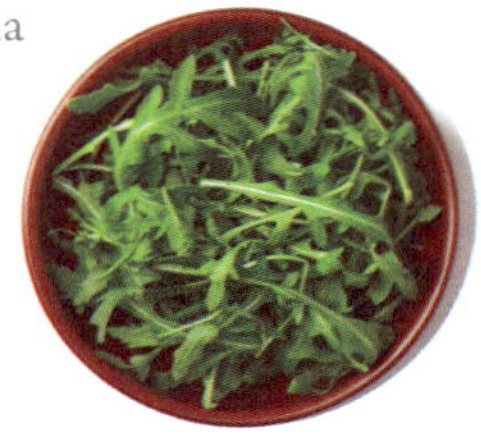

Guarde as verduras no refrigerador, sem lavar. Antes de usar, lave-as em água corrente e deixe-as secar um pouco. Podemos mantê-las em embalagens plásticas, desde que todo o ar tenha sido retirado das embalagens, ou conservá-las em um recipiente hermético. A maioria dura bastante tempo na gaveta do congelador. Folhas duras, como as da couve comum e as da couve-galega, vão durar mais tempo do que as alfaces ou a acelga-chinesa (*bok choy*), mas por que esperar? Tente comer as verduras dentro de dois dias para que nunca tenha de olhar para um triste e pegajoso saco plástico cheio de matéria orgânica se decompondo atrás do leite de aveia e do pote de *homus*.

O repolho, por outro lado, dura realmente muito tempo na geladeira. Talvez você consiga preservar um repolho na gaveta do congelador por várias semanas. Armazene qualquer pedaço não usado em um recipiente hermético para impedir o apodrecimento.

Como preparar as verduras

Podemos servir as verduras cruas, cozidas ou fermentadas. Como cada forma tem seus próprios benefícios nutricionais e tipos de sabor específicos, talvez você precise experimentar as opções para encontrar seu modo favorito de prepará-las.

Verduras cruas

As verduras cruas mais populares incluem alfaces, repolhos (picados ou ralados em saladas) e folhas verdes picantes como a rúcula e a couve-nabo (mizuna). Sirva-as em saladas, adicione-as a sanduíches ou use-as como decoração em pratos principais e de grãos. Você pode amaciar todo tipo de couve cortada pelo talo massageando as folhas com abacate antes de misturá-las a outros ingredientes da salada. A rúcula também produz um delicioso molho pesto apimentado. Como as couves são resistentes, são uma excelente alternativa para montar sanduíches do tipo *wrap*, se quisermos evitar as versões processadas feitas com farinha.

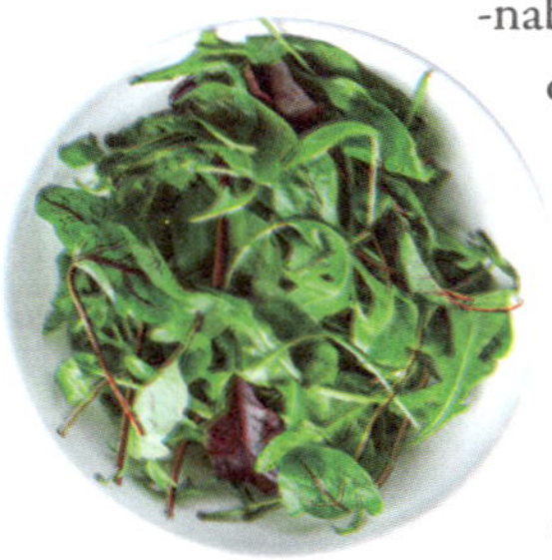

Vitaminas verdes

Uma maneira fácil de consumir muitas verduras cruas, como couve, espinafre e rúcula – e mesmo ervas como salsa, coentro e levístico – é misturá-las em vitaminas verdes. Podemos usar verduras frescas ou congeladas para as vitaminas. O truque para fazer vitaminas deliciosas é adicionar uma quantidade de frutas suficiente para torná-las doces (e se estiver alimentando crianças ou pessoas com o paladar seletivo, para mascarar o gosto das folhas).

Chips

Os *chips* de couve podem ser considerados crus pelos puristas, dependendo de como os desidratarmos. Lave, remova os talos e massageie as folhas com alguns temperos e reserve para secar! Você pode usar um desidratador específico ou simplesmente levar os *chips* ao forno, em bandejas para bolo, por duas horas.

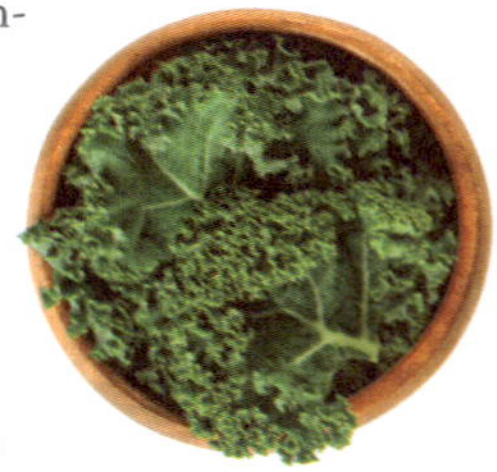

Molhos

Verduras cruas, como espinafre e couve, são ótimos ingredientes para molhos. Você pode adicioná-las a um processador de alimentos ou ao liquidificador quando estiver fazendo *homus* e pastas de queijo sem lactose.

Fervidas ou cozidas no vapor

Se você não for reaproveitar a água onde as preparou, cozinhar suas verduras no vapor é melhor do que fervê-las porque mais nutrientes permanecem nas verduras em vez de serem liberados na água. Verduras cozidas no vapor podem parecer insossas, mas podem ser uma parte maravilhosa de um prato inspirado pela dieta macrobiótica – servido com grãos e alguns legumes, tofu ou *tempeh**, e coberto com um molho de gengibre picante. A melhor hora para ferver as verduras é quando vamos transformá-las em uma sopa; o que permite que se beba os nutrientes que acabam ficando na água.

Cozidas, assadas ou grelhadas

As cabeças do repolho se conservam bem unidas mesmo depois que as cortamos. E podemos cortá-las em pedaços de tamanho igual para serem cozidas, assadas ou grelhadas. Quanto mais tempo elas cozinham, mais doces e macias ficam.

Refogadas

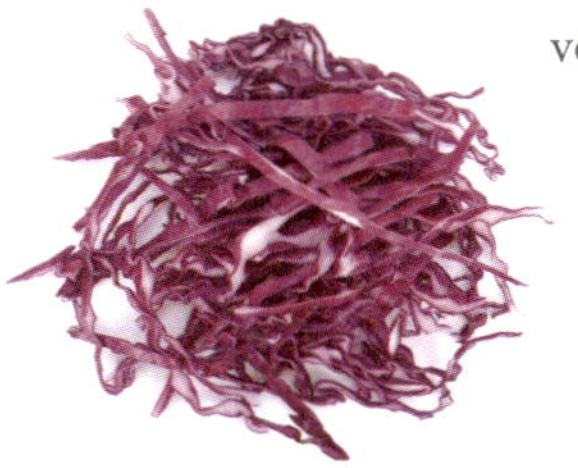

Refogar pode ser uma maneira saborosa de preparar verduras que agradará até os paladares mais seletivos – e que também pode ser saudável desde que você não sufoque seus vegetais com um óleo superaquecido. A maneira mais saudável de refogar verduras (e sem dúvida outros vegetais) pode ser simplesmente não usar óleo. Para refogar sem óleo, podemos usar água, caldos, molho de soja, soja líquida ou aminoácidos de coco para evitar que os vegetais grudem na panela e queimem. Mexa sempre (como Martin Yan, o *chef* do programa de culinária *Yan Can Cook* nos lembra: "É mexido, não frito!") e não deixe a frigideira esquentar demais. Um truque profissional é refogar primeiro algumas cebolas em uma frigideira seca e acrescentar líquido no momento em que elas começarem a caramelizar e a adquirir um tom marrom. Os açúcares da cebola vão produzir um molho rico e saboroso, antes mesmo que acrescentemos um molho "de verdade" ao prato de verduras.

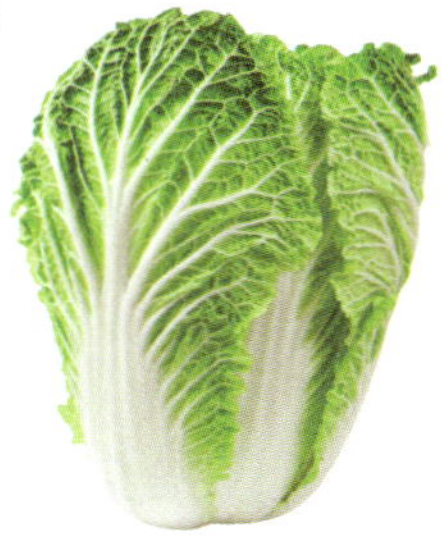

Verduras fermentadas

Outra ótima maneira de aproveitar as verduras é fermentá-las. Você pode fazer chucrute e *kimchi*** usando cabeça de repolhos, assim como de outros vegetais florais tipo acelga e couve-chinesa. Fermentar é uma boa maneira de adicionar probióticos importantíssimos à sua dieta, que deixarão muito felizes os microrganismos do seu intestino.

* O *tempeh* (ou tempê) é um fermentado de soja muito comum no Japão e na Indonésia. (N. do T.)

** Prato típico coreano feito com vegetais fermentados. (N. do T.)

VERDURAS RECEITAS

CAFÉ DA MANHÃ

Elixir da vida cremoso
Wraps Rock'n'Rollinhos de Salsicha de Lentilhas
Muffin facinho de Tofu para o Café da Manhã
Sem Dolo nem Rolo, *Burrito* de Café da Manhã

PRATOS PRINCIPAIS

Refogado Simples de *Umami* Tricolor
Torres de Tostadas de Feijão-Preto
Tigela de Grãos e Brotos para Florescer
(Traga La) Batata-Doce *Fiesta* Assada
Almoço de Lentilhas para o Dia a Dia
Entrada de *Kimchi* com Arroz "Frito" e Vegetais
Deliciosos *Nachos* de Batata para Toda a Família

SALADAS

Salada de Couve com Tempeh que Sacia e Aquece
Salada de Couve Crocante Descomplicada
Salada Revigorante de Lentilhas
Supersalada de Sementes de Outono com Molho Picante de Romã

SOPAS/ENSOPADOS

Sopa de Espinafre e Lentilhas com Pimenta no Capricho
Sopa de uma Panela Só de Feijão-Manteiga
Sopa de Amendoim Doce e Temperada
Sopa Simplesinha de Cogumelo e Batata
Sopa Cremosa dos Deuses de Rúcula e Feijão-Branco

ACOMPANHAMENTOS

Arco-Íris de Couve-Galega na Panela Elétrica
Arroz Selvagem com Cogumelos

LANCHES

Chips de Couve com Limão e Pimenta Picante

BEBIDAS

Vitamina Verde Tropical Revigorante
Vitamina Paraíso Roxo

CAPÍTULO 2

COGUMELOS

Havia muitos cogumelos na antiga floresta de cedros da ilha onde fui criado. Alguns, certamente, deviam ser comestíveis, mas fui avisado dos perigos da colheita de alimentos silvestres quando não se é um especialista em fungos; e, por isso, nunca colhi nenhum para comer em casa. O que colhi, em vez disso, foi o aroma terroso dos fungos e a sensação de que a terra sob meus pés estava repleta de vida.

E, desde então, aprendi que os fungos são uma espécie de ponte energética entre a vida vegetal e a vida animal. São os grandes recicladores do planeta, ajudando na decomposição dos mortos e morrendo para que os elementos constituintes da bioquímica possam ser compartilhados com uma nova vida.

Durante um longo tempo, o único membro do reino dos fungos estocado pelos supermercados ocidentais comuns eram os cogumelos-de-paris (ou champignon). Era possível obtê-los inteiros ou fatiados, frescos ou enlatados. Ninguém pensava neles como um superalimento; eram brancos, uma cor que interpretamos como significando falta de valor nutricional.

Então, o universo do bem-estar ocidental descobriu um valioso tesouro de fungos comestíveis que muitas famílias, e em particular famílias asiáticas, já vinham usando há muitos anos: cogumelos muito coloridos como o *shiitake* e o *maitake*, juntamente com outros fungos coloridos e comestíveis como o *cordyceps*, o juba-de-leão e o chaga. Os pesquisadores chamaram esses cogumelos de "alimentos funcionais", com benefícios positivos para a nossa saúde, além de suas vitaminas e minerais. Alguns têm sido usados há séculos na medicina tradicional chinesa, no ayurveda indiano e em outras tradições culturais, para ajudar a defender o corpo contra estressores físicos, químicos e biológicos.

Quando descobriram que certos compostos conhecidos como inibidores da aromatase, encontrados em muitos cogumelos comestíveis,

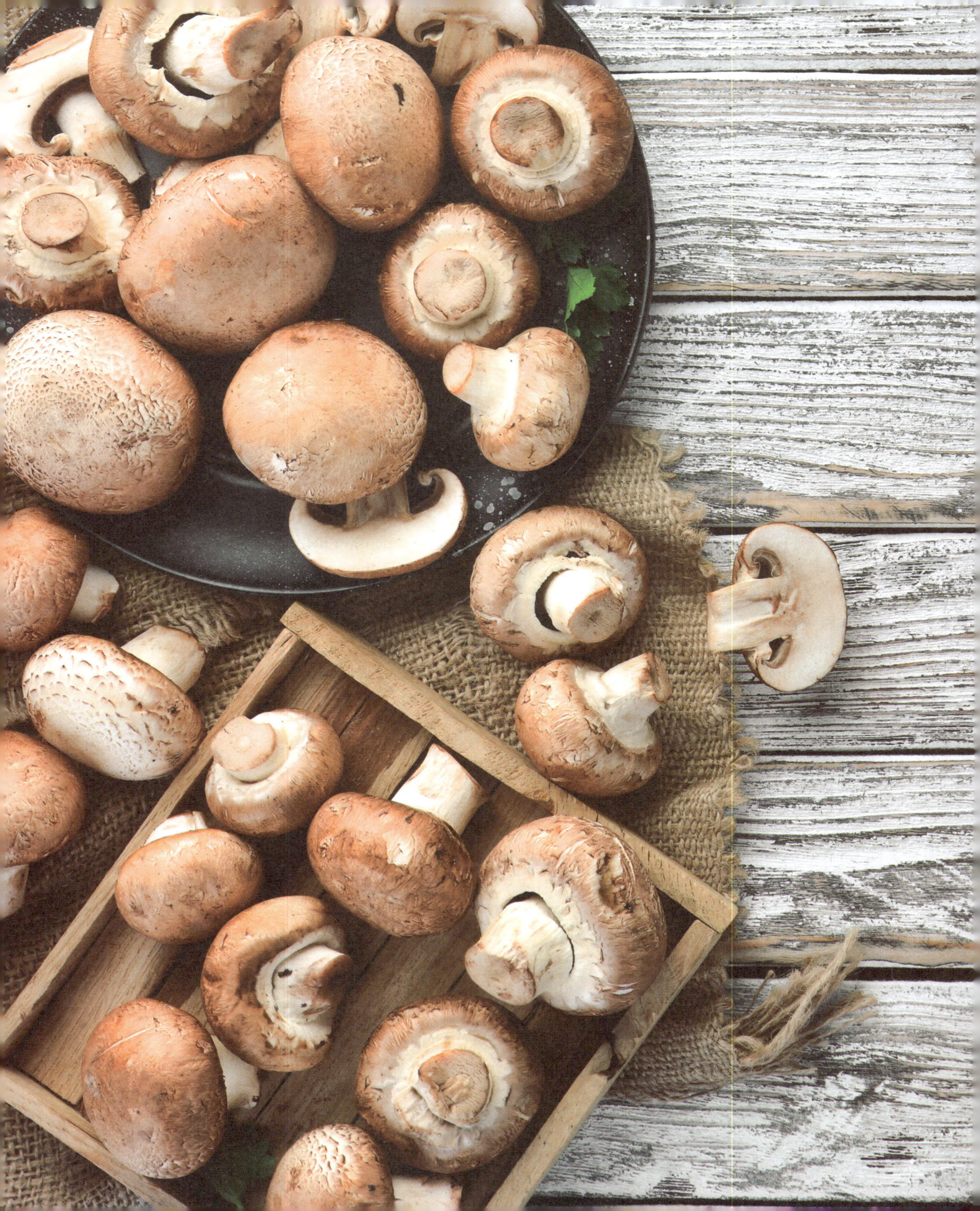

podiam ajudar a inibir o desenvolvimento do câncer de mama, os cientistas ficaram imediatamente curiosos. Que cogumelo se mostraria mais poderoso? Orelha-de-pau? Ostra? *Shiitake*? Cantarelo?

Em 2001, um laboratório de imunologia da Califórnia anunciou o vencedor: o bom e velho cogumelo-de-paris[1]. E quanto maior o cogumelo, mais forte o efeito. É isso mesmo: cogumelos-de-paris (ou Portobello) são um incrível superalimento. E o mesmo se aplica a muitos outros cogumelos comestíveis e medicinais, bem como os cogumelos adaptogênicos, que estão se tornando cada vez mais populares e facilmente disponíveis no comércio e na cultura tradicional.

O que são cogumelos?

Primeiro, vamos esclarecer qualquer confusão sobre definições. Os cogumelos são membros do reino dos fungos e não são iguais às plantas. Na realidade, os fungos estão mais intimamente relacionados aos animais que às plantas; como nós, eles não fazem fotossíntese. O composto que fornece estrutura às paredes celulares dos fungos é a quitina, que compõe os exoesqueletos de lagostas e formigas e as escamas de peixes.

Os cogumelos são os corpos frutíferos dos fungos da mesma forma que uma pera é o corpo frutífero de uma pereira. São constituídos por três partes: o estipe (caule), o píleo (chapéu) e as lamelas (brânquias). As "sementes" da "fruta" cogumelo são seus esporos, que formam uma rede de fios de enraizamento microscópico chamada micélio. Ela é uma massa de ramos filiformes que os cogumelos usam para decompor o material vegetal ao seu redor, de modo a extrair nutrientes. Um micélio pode viver por muitos anos, comunicando-se com as plantas e enviando sua colheita anual de cogumelos.

O micélio pode ser pequeno e compacto ou pode se estender pelo subsolo por milhares de hectares, com cogumelos crescendo no solo de forma esporádica ou em aglomerados. Acredita-se que o maior organismo do mundo seja a rede de um micélio pertencente a um cogumelo tecnicamente chamado *Armillaria ostoyae,* comumente conhecido como cogumelo-do-mel, encontrado na Malheur National Forest, no Oregon, Estados Unidos. Qual o tamanho dele? A rede do micélio do cogumelo cobre mais de 5 km^2 e tem cerca de 8.650 anos de idade. Então, se você um dia se cansar de contar piadas com trocadilhos, pode tentar essa adivinha: o que tem mais de 5 km^2, 8.650 anos de idade e mora no Oregon?

Tipos de cogumelos

Além dos cogumelo-de-paris, que são fáceis de serem encontrados e normalmente menos caros que outras variedades (em parte porque é possível cultivá-los comercialmente em enorme escala), há muitos outros tipos. Cogumelo-de-paris, cremini marrom e Portobello são da mesma variedade, o que varia são o tempo de envelhecimento e o tamanho (os paris são os mais novos, os creminis marrons são adolescentes e os Portobellos são os adultos).

Nutrição de cogumelos

Como você encontrará diferentes tipos e proporções de nutrientes em diferentes variedades de cogumelos, nesta seção vou me concentrar exclusivamente em um superalimento surpreendente: os cogumelos-de-paris (pois em geral são os fungos mais acessíveis). São de baixa caloria e fontes de proteína. Estão repletos de antioxidantes – superando alimentos vegetais formidáveis, como tomate, pimentão verde, abóbora, abobrinha, cenoura, feijão-verde; e, inclusive, os cogumelos mais caros, como o shiitake e o ostra.

Cogumelos-de-paris também estão abarrotados de vitaminas e minerais, como vitamina B, selênio, potássio e cobre. Eles contêm dois tipos de fibras alimentares importantes, a betaglucana e a quitina. Curiosamente, quando expostos à luz do sol na fase de crescimento, são uma das poucas fontes alimentares naturais de vitamina D.

Por que cogumelos-de-paris merecem o *status* de superalimentos

É nesta parte que preciso lembrar a mim mesmo que isto é apenas um capítulo, não um livro inteiro. A ciência descobriu mais de 200 condições que atualmente afetam a saúde humana e em alguma medida podem ser tratadas com cogumelos; além disso, há pelo menos 100 mecanismos pelos quais os cogumelos melhoram a nossa saúde. Então, o conteúdo a seguir não está de modo algum abrangendo tudo.

Cogumelos podem melhorar sua saúde intestinal

Cogumelos são alimentos que fazem bem ao intestino[2], oferecendo muitas fibras prebióticas aos microrganismos do bem do seu trato[3]. Também se descobriu[4] que eles equilibram as bactérias benéficas do microbioma, como *acidophilus* e *bifidobacterium*.

Cogumelos podem proteger seu coração

Um dos aminoácidos encontrados nos cogumelos, a ergotioneína, tem sido associada à diminuição do risco de doença cardíaca. Em um estudo concluído em 2019 (iniciado em 1998), pesquisadores mediram 112 aspectos diferentes da química do sangue de mais de 3.000 pessoas que não tinham doença cardíaca no início do estudo e foram acompanhadas durante, em média, 21 anos. O marcador sanguíneo que melhor previu a ausência continuada de doença cardíaca foi a ergotioneína. Os pesquisadores concluíram que uma dieta com alimentos ricos em ergotioneína era uma boa maneira de obter essa proteção[5].

Cogumelos podem ajudar na saúde do seu cérebro

Vários estudos têm mostrado que comer cogumelos pode ajudar a proteger seu cérebro. Em 2017, pesquisadores japoneses analisaram um estudo populacional de 2006 e descobriram uma relação linear entre o consumo de cogumelos e a menor incidência de demência[6]. E essa relação se manteve mesmo quando foram eliminados outros fatores que também poderiam ajudar na saúde cerebral, como o consumo de frutas e vegetais e maior escolaridade.

Em 2019, uma equipe de pesquisa de Singapura descobriu que comer duas porções de cogumelos reduzia em 43% o risco de comprometimento cognitivo leve (CCL). Foi uma descoberta importantíssima, uma vez que pesquisadores consideram o CCL como um estágio intermediário no desenvolvimento da demência[7].

Cogumelos podem ajudar a evitar o câncer

Cerca de uma em cada nove mulheres desenvolverá câncer de mama ao longo da vida. Embora o diagnóstico precoce e os avanços médicos tenham melhorado as taxas de sobrevivência, para muitas pessoas, esse continua sendo um diagnóstico apavorante. Além disso, o diagnóstico não é a mesma coisa que prevenção. Mas e se houvesse um alimento que pudesse ajudar a reduzir o risco?

Você consegue imaginar um cogumelo-de--paris comum? Agora imagine cortar esse único cogumelo ao meio e depois cozinhá-lo e comê-lo. E ingerir apenas essa quantidade de cogumelo, por dia.

Se a sua resposta foi sim, parabéns! Nesse modesto experimento mental, você acabou de reduzir seu risco de desenvolver câncer de mama em dois terços. Você não leu errado: um estudo feito com mais de 2.000 mulheres chinesas descobriu que comer apenas 10 gramas de cogumelo (cerca de metade de um cogumelo) diariamente diminui em 64% o risco de ter câncer de mama[8].

E os homens não precisam se sentir excluídos; a ingestão de cogumelos-de-paris tem sido associada a níveis sanguíneos mais baixos de um antígeno específico da próstata (PSA – *prostate specific antigen*), um marcador associado ao desenvolvimento de câncer de próstata[9]. Isso porque cogumelos suprimiriam os receptores de andrógenos, retardando assim o crescimento das células cancerígenas.

Cogumelos podem ajudar seu sistema imunológico

Cogumelos aumentam a capacidade das células dendríticas, encontradas na medula óssea, de produzir células T que matam agentes patogênicos causadores de doenças[10]. São também uma rica fonte em compostos chamados betaglucanos, que ativam glóbulos brancos para ajudar a combater substâncias estranhas ao organismo e doenças.

Cogumelos podem ajudar sua saúde digestiva e metabólica

Quanto mais fibra você ingere, menores serão suas chances de desenvolver diabetes tipo 2, segundo uma gigantesca metanálise publicada na revista científica de medicina *The Lancet*, no início de 2019[11]. Cogumelos também são uma das melhores fontes de fibra que existem. Em particular, eles contêm muita fibra prebiótica, que é um alimento delicioso para as bactérias intestinais "do bem" que cumprem tarefas incrivelmente importantes em nosso corpo. Um intestino saudável é uma das melhores defesas contra literalmente dezenas de doenças, incluindo o diabetes tipo 2 e distúrbios digestivos como a síndrome do intestino irritável.

TIPO DE COGUMELO	BENEFÍCIOS
Branco (paris, portobello e cremini)	Ajuda o sistema imunológico Rico em antioxidantes • Antienvelhecimento • Anticancerígeno Melhora a função cerebral e a cognição Coração saudável • Auxilia na digestão
Shiitake	Ajuda o sistema imunológico Coração saudável • Diminui o colesterol • Auxilia no controle da pressão arterial • Rico em antioxidantes
Enoki	Ajuda o sistema imunológico • Anticancerígeno • Coração saudável • Melhora a função cerebral e a cognição • Rico em antioxidantes
Juba-de-Leão	Ajuda o sistema imunológico • Anticancerígeno • Coração saudável
Cauda-de-Peru	Ajuda o sistema imunológico • Melhora o foco, a clareza mental e o humor • Reduz sintomas de ansiedade • Anti-inflamatório • Rico em antioxidantes
Galinha-da-Floresta (maitake)	Ajuda o sistema imunológico Anticancerígeno • Reduz o colesterol Auxilia no controle dos níveis de açúcar no sangue • Anti-inflamatório
Faia Branca (shimeji)	Ajuda o sistema imunológico • Rico em antioxidantes Anti-inflamatório • Antimicrobiano Reduz o colesterol • Coração saudável
Cantarelo	Apoia a função imunológica saudável Rico em antioxidantes • Apoia a saúde dos ossos
Porcino	Ajuda o sistema imunológico • Anti-inflamatório • Antiviral/antibacteriano Melhora a digestão • Reduz o risco de doenças cardiovasculares • Rico em antioxidantes
Morel	Ajuda o sistema imunológico • Antitumoral • Anti-inflamatório • Rico em antioxidantes
Ostra	Ajuda o sistema imunológico Reduz a pressão arterial e o colesterol • Auxilia no controle dos níveis de açúcar no sangue • Coração saudável • Rico em antioxidantes
Chaga	Ajuda o sistema imunológico • Reduz o estresse oxidativo Rico em antioxidantes • Anti-inflamatório • Reduz o colesterol • Anticancerígeno • Auxilia no controle dos níveis de açúcar no sangue • Antitumoral • Coração saudável

Cogumelos podem ajudá-lo a controlar o peso

Comer mais fibras é um dos meios mais confiáveis de perder o excesso de peso e controlá-lo. A dieta industrializada atual é em grande parte constituída por produtos de origem animal que não contêm fibras e alimentos vegetais processados que tiveram suas fibras removidas. Uma das importantes funções das fibras é fazer com que a pessoa se sinta satisfeita e pare de comer antes de ingerir mais calorias do que precisa.

Em um estudo, os pesquisadores pediram para que algumas pessoas substituíssem cogumelos por carne em algumas de suas receitas. Quem consumia pelo menos 65 gramas de cogumelos por dia (que equivale a cerca de 4 cogumelos-de-paris médios) obteve uma perda de peso significativamente maior do que quem não fez a substituição. Após um ano, essas mesmas pessoas também chegaram a um índice de massa corporal mais baixo e a uma menor circunferência abdominal[12].

Usos culinários de cogumelos comestíveis

Cogumelos são um ótimo substituto para a carne em muitos pratos, graças ao sabor forte de *umami** e textura carnuda.

Antes de mais nada, um aviso importante: alguns cogumelos comestíveis podem conter um componente levemente tóxico chamado agaritina. A boa notícia é que a agaritina se decompõe quando exposta ao calor. Portanto os cogumelos devem ser cozidos, não comidos em estado cru.

Cogumelos cozidos são deliciosos e muito fáceis de preparar das mais variadas maneiras. Ficam maravilhosos em refogados e caçarolas. Você pode mariná-los e grelhá-los ou fatiá-los para usar como cobertura de pizzas. A sopa de cogumelo é um clássico; com o auxílio de um *mixer*, podemos torná-la espessa e saborosa; uma simples refeição de inverno capaz de nos aquecer e confortar.

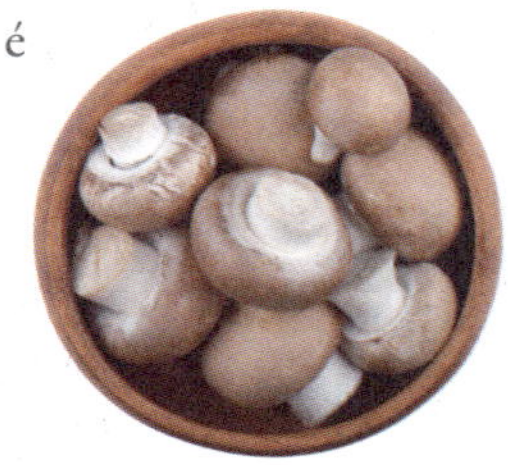

Também podemos usar cogumelos como base para hambúrgueres vegetarianos e outros alimentos feitos de carne.

Seja qual for sua escolha para incluir cogumelos na sua dieta regularmente, suas papilas gustativas, sua barriga e seu corpo como um todo vão lhe agradecer!

* *Umami* é um dos sabores que formam o paladar humano, juntamente com os sabores doce, salgado, amargo e azedo. Reconhecido no início do século pela ciência, suas características são o aumento de salivação (sensação de água na boca) e o prolongamento do sabor na língua. (N. do T.)

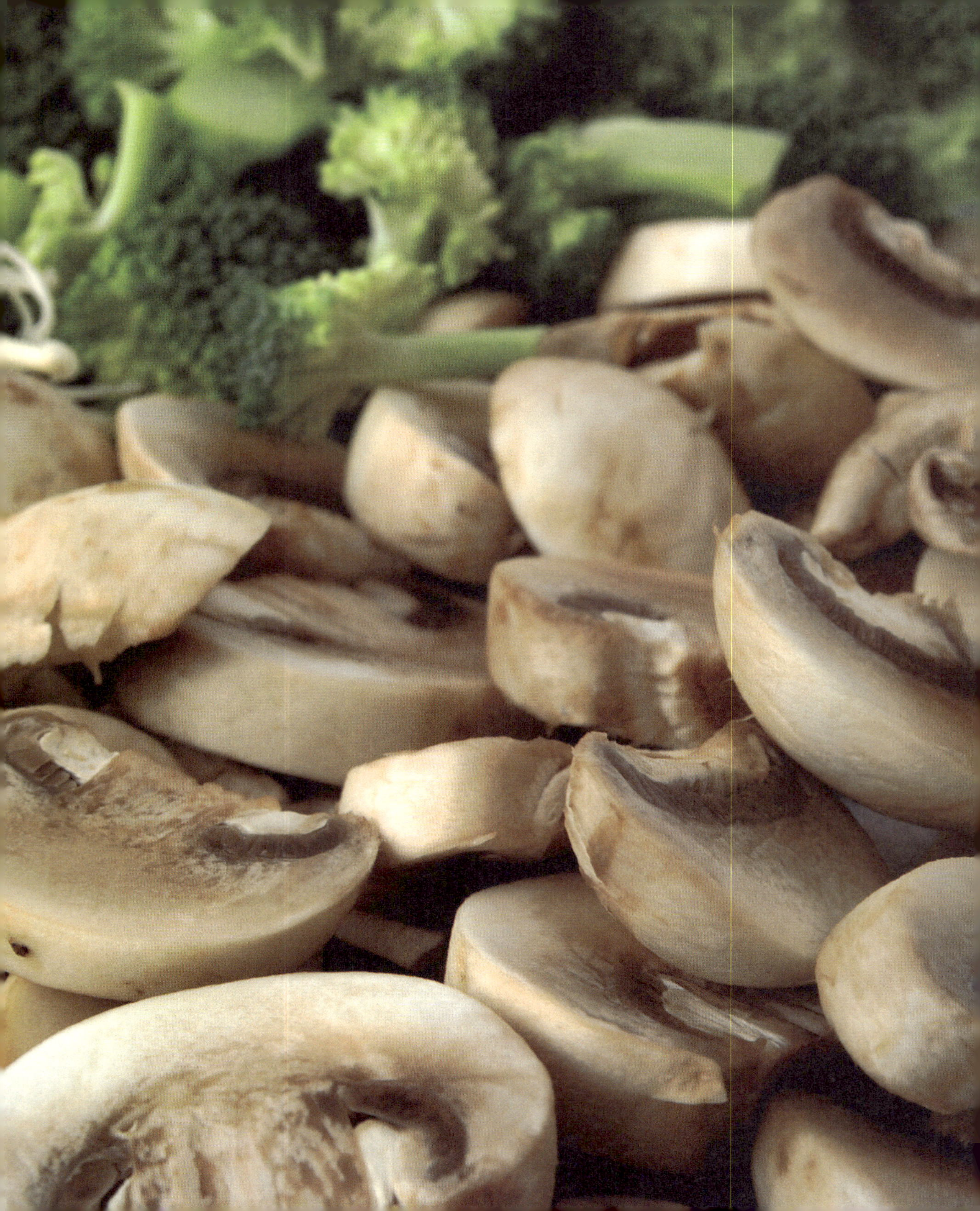

COGUMELOS RECEITAS

CAFÉ DA MANHÃ

Muffin Facinho de Tofu para o Café da Manhã

PRATOS PRINCIPAIS

Refogado Simples de *Umami* Tricolor
Plantástico Ziti de Forno com Cogumelos
Hambúrgueres de Cogumelo e Feijão Prontos para Grelhar
Abóbora-Bolota Aromática com Recheio de Legumes
Caçarola Saborosa com Reconfortante Sabor de Queijo
Almoço de Lentilhas para o Dia a Dia

SALADAS

Salada Farta de Arroz Selvagem, Cogumelo e Brócolis

SOPAS/ENSOPADOS

Sopa Simplesinha de Cogumelo e Batata

ACOMPANHAMENTOS

Arroz Selvagem com Cogumelos

CAPÍTULO 3

LEGUMINOSAS

Durante a minha fase de crescimento, eu e meus pais provavelmente chegamos perto de ter metade de nossas calorias vindas de leguminosas. Feijões secos, ervilhas e lentilhas eram as fontes menos dispendiosas de macronutrientes a que tínhamos acesso. Em setembro, quando chegava o caminhão de suprimentos, carregávamos para casa os sacos com quase 12 quilos de feijão-azuqui, feijão-carioca, lentilha marrom e nos sentíamos ricos diante de tanta abundância.

E, nossa, como fizemos bom uso dessas leguminosas! Nós as comíamos em caçarolas, em sopas, nos ensopados, nas saladas. Consumíamos leguminosas nos pratos principais e nos acompanhamentos. Tínhamos começado a fazer brotar leguminosas em potes de conserva décadas antes de descobrirmos que essa prática aumentava a biodisponibilidade de certos nutrientes desejáveis e reduzia as concentrações dos chamados "antinutrientes", como as lectinas. Nós simplesmente entendemos, de forma intuitiva, que dar vida à nossa comida era uma coisa boa.

Quanto a comer leguminosas em praticamente todas as refeições – isso realmente faz parte de um poema popular que aprendi quando garoto: "Feijões, feijões, feijões fazem bem aos nossos corações. Quanto mais você come, mais solta pum. Quanto mais solta pum, não sente mal algum. Coma então seu feijão em toda refeição".

Agora fiquei com essa música grudada na minha cabeça, o que pode me impedir de escrever um capítulo inspirador sobre leguminosas, uma categoria de alimentos que poderíamos chamar de "Feijões e Amigos". A única coisa que consigo fazer, no entanto, é reescrever a música de maneira mais digna:

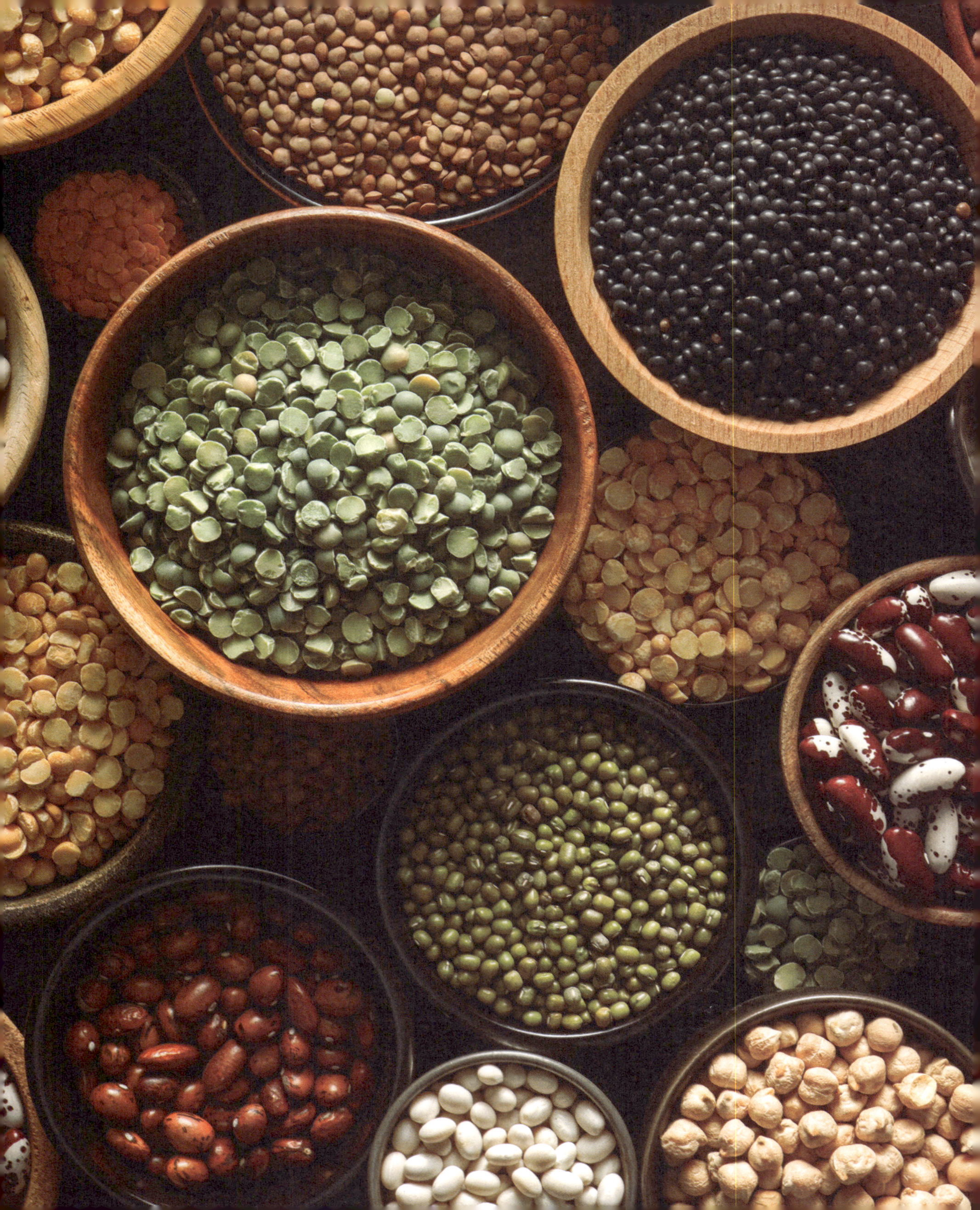

Feijão, feijão, feijão
é bom para seu coração
Seu cérebro e cólon,
a ele também devem gratidão.
Se você quer perder peso;
e contra o câncer proteção;
Se a questão é uma vida longa,
coma feijão sem mais delonga.

Confissão: não estou compartilhando esse poema apenas para impressioná-lo com minha profundidade e sensibilidade. Na verdade, quero toda essa coisa de flatulência fora do caminho que tenho pela frente. No restante deste capítulo, você verá que as leguminosas são de fato um superalimento notável; mesmo aquela lata de feijão-roxo no fundo da despensa é uma fonte de força incrivelmente nutritiva.

Na verdade, o feijão e outras leguminosas são o tipo de comida mais fortemente associado a uma vida longa (em vários estudos feitos com várias populações ao redor do mundo), além de ser barato, delicioso, versátil; embora a maioria das pessoas não o esteja consumindo em quantidade suficiente. E a razão número um para isso é: o medo das flatulências.

É verdade que as leguminosas podem produzir gás, principalmente se você não estiver acostumado com elas. Mais tarde, direi como prepará-las de modo a minimizar o "efeito metralhadora". Mas o fato é que essa sua reputação é infundada: um estudo de 2011 entrevistou pessoas encarregadas de consumir meia xícara de leguminosas por dia durante oito semanas. Os pesquisadores descobriram que entre 80% e 90% dos participantes relataram entre zero e um incidente de flatulência aumentada ou de estufamento durante esse período. Então, se você, como eu, não consegue tirar rimas antigas da cabeça, pelo menos leve isso em consideração enquanto exploramos a exuberante paisagem das leguminosas.

O que são leguminosas?

Jardineiros adoram leguminosas porque elas fazem uma bela mágica em parceria com as bactérias que estão no solo: retiram nitrogênio inerte do ar e o disponibilizam para o solo onde crescem. Essa é uma das razões pelas quais George Washington Carver é homenageado por suas contribuições ao legado das leguminosas; além de ter popularizado o amendoim, ele descobriu que a rotação da soja no ciclo de plantio realmente aumentava o rendimento das culturas de algodão.

Há quatro tipos principais de leguminosas que consumimos: feijões, lentilhas, ervilhas e amendoim. Feijões costumam ser os maiores dos quatro tipos, geralmente são redondos, ovais ou na forma de um rim. Variedades comuns incluem o feijão-roxo, o preto, o vermelho, garbanzo (também conhecido como grão-de-bico), *cannellini** e o feijão-manteiga. O feijão mais cultivado no mundo é a soja, que você pode consumir fresca como *edamame*; em alimentos levemente processados, como tofu, *tempeh*, missô e leite de soja; e em alimentos mais processados, como proteína vegetal texturizada e óleo de soja.

* Feijão-branco italiano. (N. do T.)

VAGENS/LEGUMINOSAS	PORÇÃO	PROTEÍNA POR CADA PORÇÃO
Edamame (feijões-de-soja ainda na vagem)	1 xícara	18 gramas
Ervilha Seca	1 xícara	16 gramas
Ervilhas	1 xícara	8 gramas
Feijão-azuqui	1 xícara	17 gramas
Feijão *cannellini*	1 xícara	12 gramas
Feijão-carioca	1 xícara	12 gramas
Feijão-fradinho	1 xícara	13 gramas
Feijão *Garbanzo*/Grão-de-Bico	1 xícara	11 gramas
Feijão *Great Northern* (tipo de feijão--branco, comum na América do Norte)	1 xícara	17 gramas
Feijão-manteiga	1 xícara	12 gramas
Feijão-preto	1 xícara	14 gramas
Feijão-vermelho/Feijão-roxo pequeno	1 xícara	14 gramas
Lentilhas	1 xícara	18 gramas
Tofu (extrafirme)	1 xícara	16 gramas

Lentilhas são menores e têm formato de lente (que originou o seu nome em latim, *lens culinaris* ou "lente culinária"). As lentilhas comuns incluem variedades marrons, verdes, vermelhas e amarelas.

Algumas ervilhas, quando partidas, parecem lentilhas, mas ervilhas são uma forma específica de colheita. São redondas e crescem em vagens. Variedades comuns incluem ervilhas verdes, amarelas e pretas.

E amendoins também são uma categoria própria que não vamos abordar aqui; pois, embora sejam tecnicamente leguminosas, penso neles como tendo uma alma de noz. (É possível que seja essa a origem do nome [em inglês]: "Ei, esta ervilha [*pea*] tem um gosto muito parecido com noz [*nut*]! Como devemos chamá-la, [*peanut*]?)

Por que as leguminosas merecem o *status* de superalimento

Feijões, lentilhas e ervilhas diferem um pouco em seus perfis nutricionais, mas todas as leguminosas comestíveis compartilham certos traços comuns que as tornam alimentos de primeira necessidade essenciais em qualquer dieta, principalmente para quem segue uma dieta à base de plantas.

As leguminosas são ricas em proteínas. Na verdade, para bilhões de pessoas, as leguminosas são a principal fonte de macronutrientes, fornecendo aproximadamente um terço do consumo total de proteína do mundo. Por exemplo, uma xícara de soja cozida fornece 28 gramas de proteína, enquanto uma xícara de lentilha entrega 18 gramas, uma xícara de grãos-de-bico cozidos, 16 gramas e a mesma quantidade de feijão preto nos dá 12 gramas. (Para colocarmos isso em perspectiva, geralmente se considera que, em média, um adulto de 68 quilos precise de 50 a 70 gramas de proteína por dia.)

As leguminosas são ricas em fibras, sobretudo em amido resistente, que é o alimento preferido de muitas bactérias benéficas que vivem em nosso intestino e trabalham muito para nos manter saudáveis. O grão-de-bico, por exemplo, contém impressionantes 13 gramas de fibra por xícara, o que é mais do que muitos norte-americanos ingerem em um dia inteiro, o que contribui e muito para que consigamos ingerir a quantidade diária recomendada de 40 gramas ou mais.

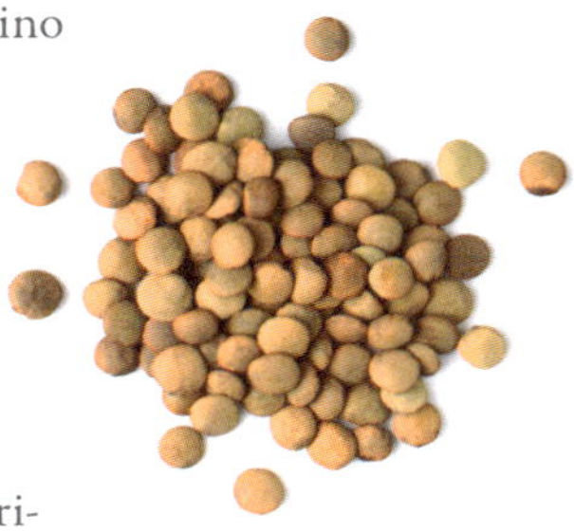

Leguminosas são também uma excelente fonte de minerais essenciais como ferro, cálcio, zinco, ácido fólico, potássio, magnésio e colina, fornecendo dezenas de antioxidantes, fitoquímicos e flavonoides de que nossos corpos precisam para funcionar de forma otimizada.

Leguminosas e longevidade

Nos anos 2000, o demógrafo belga Michel Poulain foi convidado a contribuir com sua experiência para um estudo incomum[1]. Parecia que a ilha italiana da Sardenha era o lar de uma percentagem curiosamente alta de centenários saudáveis e os pesquisadores queriam saber por quê. Poulain foi encarregado de descobrir se os rumores eram verdadeiros; como não havia uma manutenção eficiente de registros, era um desafio determinar o ano do nascimento de uma parte da população, sobretudo se o ano começava com "18–".

Poulain mergulhou no trabalho e logo descobriu uma determinada parte da ilha onde as pessoas, em média, viviam mais. Ele traçou uma linha azul em torno dessa aérea, que denominou "Zona Azul".

Agora que tinham organizado os dados, os pesquisadores começaram a buscar explicações. Uma das primeiras hipóteses levantadas foi que as altas taxas de casamentos entre pessoas de uma mesma família em uma população limitada associadas a uma taxa de imigração muito pequena tinha gerado uma resistência genética a doenças do envelhecimento. Mas com apenas um estudo da população ia ser difícil generalizar.

O repórter Dan Buettner, da *National Geographic,* ouviu falar dessa pesquisa e imaginou que ela daria uma ótima história para a revista. Juntamente com Poulain, ele identificou quatro regiões do mundo – Okinawa, no Japão; Nicoya, na Costa Rica; Icária, na Grécia; e Loma Linda, na Califórnia – que também produziam seres humanos vibrantes e extraordinariamente longevos. A reportagem de Buettner atraiu atenção mundial para o fenômeno e logo o campo de estudos sobre centenários estava cheio de pesquisadores em busca dos segredos dessas variadas "fontes da juventude".

No fim, eles identificaram nove características comuns às populações longevas, incluindo padrões alimentares e outros estilos de vida. E o alimento número um ligado à longevidade[2] no mundo acabou sendo... as leguminosas. Quem diria, não é? Um dos alimentos mais baratos do mundo era também o mais saudável. Vejamos algumas propriedades de superalimentos como feijões, ervilhas e lentilhas.

Leguminosas combatem o câncer

Um estudo realizado com mais de 2.000 adultos[3] descobriu que pessoas que comiam mais feijão tinham um risco significativamente reduzido de ter recorrência de pólipos colorretais, que são precursores do câncer colorretal. Outro estudo concluiu que comer apenas duas porções de leguminosas por semana reduzia pela metade o risco de câncer de cólon[4].

O grão-de-bico merece uma menção especial aqui. Graças a uma rica concentração de compostos específicos, ele estimula a produção de um ácido graxo de cadeia curta muito importante, chamado butirato, que pode reduzir o risco de vários cânceres, incluindo o de próstata, o de estômago e o colorretal[5]. Além disso, as fibras do grão podem fazer com que o sistema digestório funcione em um ritmo saudável, o que permite a remoção de toxinas antes que elas possam desencadear o início ou a progressão de um câncer de mama[6].

Leguminosas protegem seu cérebro

Como as leguminosas contêm compostos que nosso cérebro usa para produzir neurotransmissores, faz sentido concluir que comê-las possa preservar ou até melhorar a saúde do cérebro. Um estudo de 2017, realizado na Itália, mostrou que, além de não apresentarem declínio cognitivo, pessoas idosas que passaram a comer mais leguminosas também melhoraram suas pontuações em alguns testes de cognição.

Pesquisadores da Rush University, em Chicago, descobriram[8] que um padrão alimentar rico em leguminosas cortava pela metade o risco de Alzheimer em comparação com os padrões daqueles que seguiam a dieta-padrão, rica em produtos de origem animal e alimentos processados.

Leguminosas contribuem para um gerenciamento saudável do peso

Se você está buscando manter um peso saudável, as leguminosas também podem ajudar. Um estudo publicado no *Journal of the American College of Nutrition* descobriu que as pessoas que comem regularmente feijões têm um risco 22% menor de desenvolver obesidade, bem como maior propensão a ter uma circunferência abdominal menor do que as pessoas que não consomem feijões.

Por serem ricos em fibras solúveis, é possível que os feijões sinalizem ao seu corpo que você está saciado e, portanto, deveria parar de comer antes que consuma calorias em excesso[9].

Leguminosas protegem seu coração

Em um estudo de 2007[10], pesquisadores deram aos participantes apenas meia xícara de feijão-carioca por dia. Depois de oito semanas, seu colesterol total havia caído em média quase 20 pontos e os níveis de colesterol LDL caíram 14 pontos. Não há no mercado uma droga para reduzir o colesterol que possa fazer melhor do que isso. Estudos mais recentes mostram que adicionar leguminosas à dieta ou, melhor ainda, substituir carne vermelha por elas, reduz os níveis de colesterol total e de LDL (o colesterol "ruim"), bem como os níveis de triglicerídeos.

As leguminosas também podem melhorar o fluxo sanguíneo. Vários estudos descobriram que consumir uma quantidade pequena – menos de uma xícara por dia de lentilhas ou feijões cozidos – baixava significativamente a pressão arterial em apenas alguns dias.

Leguminosas ajudam na sua digestão

Deixando de lado todas as piadas, os feijões e outras leguminosas são ótimos para movimentar as coisas e fazê-las funcionar de forma regular. Cheios de fibras, tanto prebióticas quanto probióticas, fornecem volume a suas fezes para que elas possam "flutuar" facilmente através do intestino grosso e sair de seu corpo sem esforço.

Leguminosas regulam os níveis de açúcar no sangue

Todas essas fibras também impedem os níveis de açúcar no seu sangue de disparar. Um grande estudo populacional descobriu que as pessoas que comiam grão-de-bico e *homus*, pasta feita a partir do grão, apresentavam um risco bem menor de desenvolver síndrome metabólica, um conjunto de condições ligadas tanto à doença cardiovascular quanto ao diabetes tipo 2. Foi demonstrado que as leguminosas reduziam não só os níveis de hemoglobina glicada como também os da glicose[11]. E para pessoas com diabetes tipo 2, uma dieta rica em leguminosas ajuda a controlar a doença, estabilizando o nível de açúcar no sangue.

Como preparar e servir leguminosas

Não sei quem precisa ouvir isso, mas você definitivamente deveria cozinhar seus legumes secos antes de comê-los. Cozinhar quebra os chamados "antinutrientes" (compostos que inibem a absorção de outros nutrientes), como lectinas e fitatos. Cozinhar também elimina toxinas encontradas em feijões comuns. Para completar, legumes secos não cozidos podem rachar seus dentes, além de não serem nada fáceis de mastigar; portanto, não deixe de cozinhá-los.

Para poupar tempo e energia, e diminuir os gases que os feijões podem ocasionalmente provocar em algumas pessoas, você pode deixá-los de molho antes de cozinhá-los. Cubra o feijão com água em temperatura ambiente por 12 a 48 horas, trocando a água e enxaguando os grãos 2 a 3 vezes por dia. Enxague-os novamente antes de colocá-los na água da panela, onde eles devem ser cozidos até ficarem bonitos e tenros.

Minha maneira preferida de cozinhar legumes é em uma panela de pressão. Além de poupar tempo e energia, a alta pressão também permite que a água penetre de forma mais completa na casca dura dos feijões, tornando-os de fácil digestão.

Outro modo de tornar legumes secos comestíveis é tratá-los como fazíamos quando eu era criança. Deixe-os de molho em água por 12 horas e depois os mantenha úmidos usando um frasco de vidro de cabeça para baixo com tampa de tela ou um *kit* de germinação próprio para isso, enxaguando pelo menos duas vezes ao dia. Entre 2 e 4 dias, os brotos da leguminosa estarão prontos para serem cozidos e comidos – em sanduíches, saladas ou misturados com molhos. Outra alternativa, se você preferir, é cozinhar e comer os brotos diretamente.

Usos culinários para leguminosas

As leguminosas acrescentam sabor, consistência e textura a muitos pratos. Você pode usar feijão cozido, ervilhas e lentilhas em saladas, pratos de massa, tigelas de grãos, refogados, sopas e ensopados. Pode misturá-los em hambúrgueres vegetarianos e almôndegas, bem como em molhos e até usá-los em sobremesas para aumentar o rendimento e o valor nutricional. *Brownies* de feijão preto podem soar estranho, mas têm um sabor surpreendente e incrível.

Não podemos falar de feijões sem mencionar o *homus*. Essa pasta do Oriente Médio, que ficou conhecida no mundo inteiro, é tradicionalmente feita com grãos-de-bico, mas podemos suplementá-la com outros grãos ou mesmo substituir os grãos-de-bico (feijões-brancos funcionam bem; feijão-manteiga do tipo grande pode produzir uma magnífica cremosidade). O *homus* é incrivelmente versátil, podendo ser usado como recheio de sanduíche ou de *wrap*, tempero de salada, molho, além de um ótimo prato de acompanhamento. Conheço pessoas que simplesmente se sentam e comem o *homus* com uma colher (e eu posso ou não ser uma dessas pessoas!).

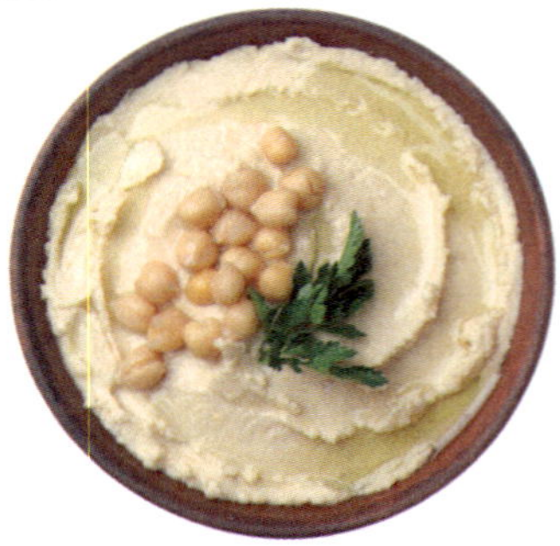

O *homus* típico é feito com apenas alguns ingredientes: feijão, um tipo de gordura, algo

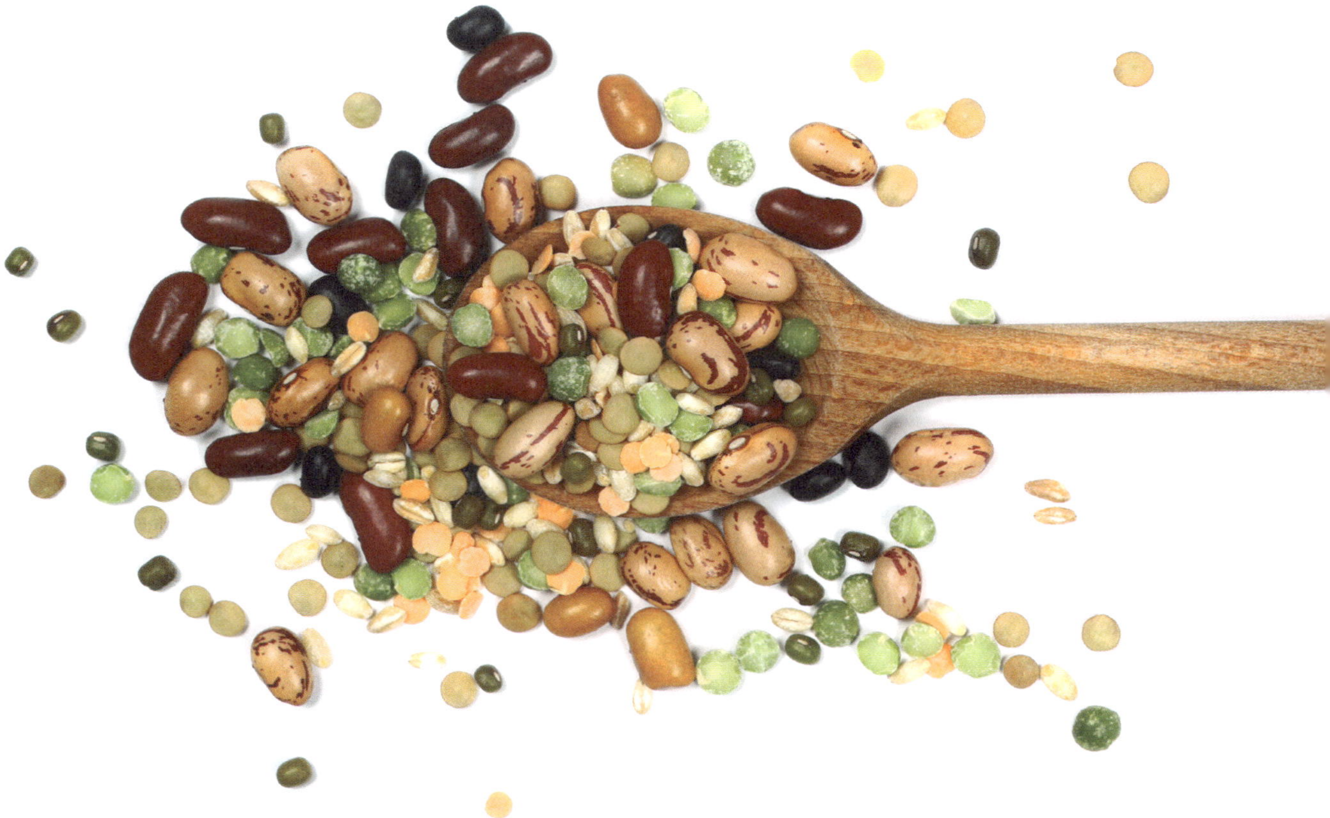

ácido e aromatizantes. O *homus* tradicional leva grão-de-bico, *tahine* de gergelim, suco de limão, sal, pimenta, cominho, coentro e alho. Às vezes, também leva um pouco de azeite. Além de inovar na escolha do feijão, você pode usar manteiga de nozes em vez de *tahine*, adicionar vinagre no lugar do suco de limão e apimentar como quiser (ao modo italiano, mexicano, tailandês – gire um globo e se inspire).

A soja é outra potência culinária. Além da soja fresca, ainda verde, chamada *edamame* em japonês e cada vez mais disponível nas seções de congelados dos supermercados ocidentais, você também pode desfrutar de brotos germinados, soja cozida sob pressão ou produtos de soja levemente processados, como *tempeh* e tofu, que assumem o sabor do que quer que seja usado para cozinhá-los. O *tempeh*, por exemplo, vira um ótimo análogo do bacon quando marinado na mistura certa de especiarias e caldos. E o tofu pode substituir ovos mexidos, ricota, queijo feta e outros queijos, emprestando cremosidade e consistência a sopas, ensopados e molhos.

LEGUMINOSAS RECEITAS

CAFÉ DA MANHÃ

Wraps Rock'n'Rollinhos de Salsicha de Lentilhas
Muffin Facinho de Tofu para o Café da Manhã
Sem Dolo nem Rolo, *Burrito* de Café da Manhã
Kitchari Reconfortante de Couve-Flor e Lentilhas

PRATOS PRINCIPAIS

Refogado Simples de *Umami* Tricolor
Hambúrgueres de Cogumelo e Feijão Prontos para Grelhar
Abóbora-Bolota Aromática com Recheio de Legumes
Torres de *Tostadas* de Feijão-Preto
Caçarola Saborosa com Reconfortante Sabor de Queijo
Hambúrgueres de Feijão-Preto com Toque Mexicano
(Traga La) Batata-Doce *Fiesta* Assada
Almoço de Lentilhas para o Dia a Dia
Deliciosos *Nachos* de Batata para Toda a Família

SALADAS

Salada Revigorante de Lentilhas

SOPAS/ENSOPADOS

Sopa de Espinafre e Lentilhas com Pimenta no Capricho
Sopa de uma Panela Só de Feijão-Manteiga
Sopa de Amendoim Doce e Temperada
Sopa Simplesinha de Cogumelo e Batata
Sopa Cremosa dos Deuses de Rúcula e Feijão-Branco
Chili de Abóbora Nutritivo
Saboroso *Gumbo* Vegano com Quiabo

ACOMPANHAMENTOS

Lentilhas Quentes com Ervas

LANCHES

Grão-de-Bico Crocante com Cebola e Missô

CAPÍTULO 4

FRUTAS SILVESTRES

De todos os alimentos neste mundo imenso, sempre tive uma paixão especial por frutas silvestres. Para mim, nos meus tempos de garoto, essas incríveis guloseimas foram uma espécie de introdução à beleza, magia e generosidade da natureza.

As primeiras a amadurecer, às vezes em junho, eram as pequenas framboesas vermelhas [*thimbleberries*]. Em seguida vinha a framboesa salmão [*salmonberry*], que era alaranjada e rosada. Mais no final do verão, nos empanturrávamos (na verdade, eu me empanturrava) nas plantações de amoras silvestres, framboesas [*raspberries*], mirtilos e bagas de salal (*salal berries*).

Tenho uma lembrança, de quando eu tinha por volta de 3 anos, de ir com meus amigos a um canteiro de amoras e ficar com minha boca roxa de tanto comer uma frutinha atrás da outra, vibrando de felicidade por ser o beneficiário de tão deliciosa fartura.

Nossos ancestrais tinham sido caçadores-coletores ou, como é mais provável, coletores-caçadores. Existe um sentimento intenso e primitivo em vagar pela floresta em busca de frutinhas maduras. A busca por alimentos era algo natural na minha juventude e ainda me parece uma das coisas mais verdadeiramente humanas que faço.

Frutas silvestres podem nos inspirar a considerar que a vida é um pouco mais que sobrevivência. Embora boa parte da coleta esteja concentrada no que cresceu o suficiente para sobreviver, procurar pequenos frutos da estação também nos lembra que, às vezes, a experiência humana inclui surpresas extraordinárias. Essas frutinhas doces e suculentas nos dizem que não estamos aqui apenas para pagar o aluguel, mas para amar nossa vida.

Enquanto crescia, achava que coisas tão deliciosas, que crescem de modo tão selvagem e abundante, sem precisar do trabalho humano para sustentá-las, têm de ser prova de uma

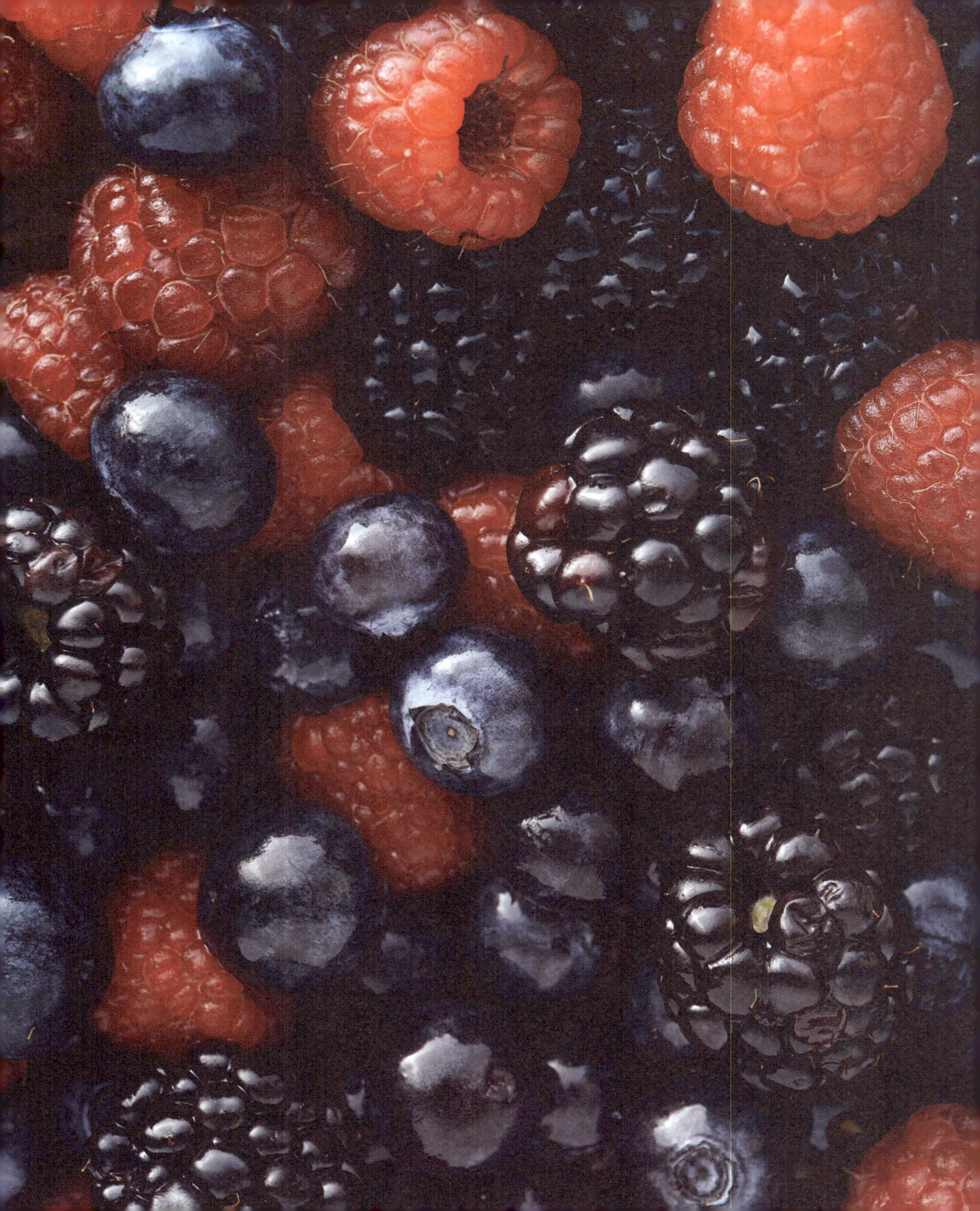

divindade benevolente. E, depois que descobri que frutas silvestres não só são as frutas mais saudáveis como também estão entre os alimentos mais saudáveis, fiquei ainda mais impressionado com o funcionamento do Universo.

Talvez você se espante por eu ter incluído frutas silvestres neste livro sobre os superalimentos do dia a dia. Sem dúvida, porém, se você vive em uma parte do mundo onde crescem frutas silvestres e pode plantar algumas ou encontrar algumas plantações espontâneas, poderá desfrutar gratuitamente de uma abundância de frutas silvestres a cada estação.

Comprar, no entanto, frutas silvestres em uma loja ou mercado de produtores rurais – mesmo que sejam variedades comuns de amoras, mirtilos, morangos e framboesas – pode ser muito caro. E certas frutas silvestres já estão sendo comercializadas como superalimentos – do tipo caro. Por exemplo, o açaí, tanto seco ou mesmo em pó, quando utilizado em tigelas de açaí e em vitaminas, é vendido a um preço alto em mercados especializados ou lojas de produtos naturais.

A boa notícia é que frutas congeladas podem reter quase todo o seu sabor e valor nutricional e costumam ser muito menos caras que as frescas, proporcionando um meio de desfrutarmos o ano inteiro de frutas silvestres.

Fatos nutricionais sobre frutas silvestres

Frutas silvestres existem em uma grande variedade de cores intensas, cada uma sinalizando a presença de um fitoquímico ou antioxidante diferente, que proporciona uma série de benefícios à saúde. Se você não conseguir achar framboesas pequenas [*thimbleberries*] ou algumas variedades silvestres, não se preocupe, as framboesas comuns, os mirtilos e as amoras estão entre os alimentos que contêm o potencial antioxidante mais elevado[1].

> **CURIOSIDADES SOBRE FRUTAS SILVESTRES**
>
> **Você sabia** que todo ano, no dia 28 de abril, os Estados Unidos homenageiam o simples mirtilo com o Dia Nacional da Torta de Mirtilo? Eles também comemoram o Dia Nacional do Muffin de Mirtilo em 11 de julho – quantas maneiras saborosas de homenagear e saborear mirtilos!

Outras frutas silvestres populares e poderosas são morangos e *cranberries**. E, dependendo de onde você mora, também poderá encontrar groselha, cultivada localmente, além de outros tipos de amora como *mulberries*** e *boysenberries****.

Frutas azul-escuras e vermelho-escuras contêm fartas concentrações de antocianinas, polifenóis e antioxidantes, como o resveratrol. Frutas

* No Brasil, a *cranberry* é mais conhecida como oxicoco ou uva-dos-montes. Outros nomes conhecidos são arando e airela. (N. do T.)

** Amoras de formato tradicional, mais fino e alongado. (N. do T.)

*** Resulta do cruzamento da amora com a framboesa. (N. do T.)

silvestres de todos os tons tendem a ser ricas em vitamina C, vitamina K1 e manganês. E são também uma boa fonte de fibras, com as framboesas se saindo particularmente bem nesse domínio.

Por que frutas silvestres merecem a classificação de superalimento

Todos esses nutrientes dão às frutas silvestres superpoderes anti-inflamatórios e de combate às doenças. Por um lado, podem melhorar nosso humor – e não apenas por serem divertidas de colher e deliciosas de comer. O fato é que foi demonstrado que alguns dos flavonoides dos mirtilos diminuem os sintomas de depressão em crianças e jovens adultos[2]. Em um estudo, os pesquisadores usaram mirtilos em forma de bebida para poderem oferecer placebos de aparência idêntica a um grupo de controle. O grupo que recebeu mirtilos de verdade relatou ter sentido uma acentuada melhora do humor.

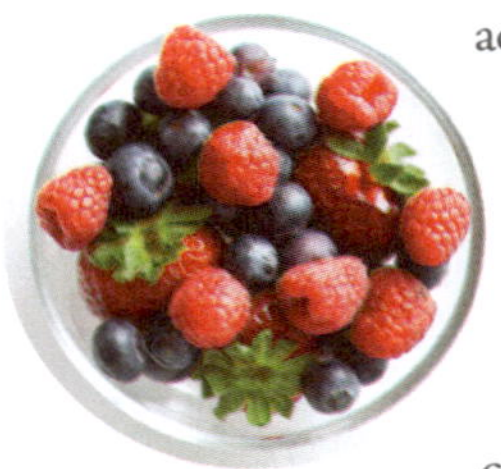

Frutas silvestres também ajudam o cérebro a longo prazo, auxiliando na proteção contra a demência, a doença de Parkinson e o declínio cognitivo. Em 2012, pesquisadores de Harvard descobriram que as mulheres que consumiam pelo menos uma porção de mirtilos ou duas porções de morangos por semana mostravam índices substancialmente mais baixos de declínio cognitivo que aquelas que não comiam as frutas[3]. Um estudo de 2019 da Rush University corroborou esse resultado, constatando que as pessoas mais velhas que consumiam mais morangos tinham um risco 24% mais baixo de desenvolver o Alzheimer.

Outro estudo[4] analisou os dados de 16.000 mulheres com média de idade de 74 anos. Aquelas com os níveis mais altos de consumo de mirtilo retardaram seu envelhecimento cognitivo por até dois anos e meio. Os bioquímicos supõem que, pelo menos em parte, seriam as antocianidinas e os flavonoides totais que dariam aos mirtilos seus poderes de proteção do cérebro.

Os nutrientes flavonoides dos mirtilos também possuem indicadores de proteção contra o desenvolvimento do Parkinson. A melhor suposição dos pesquisadores atualmente é que esses compostos podem atravessar a barreira hematoencefálica e impedir a "aglomeração" de certas proteínas – um fenômeno que está na origem não apenas da doença de Parkinson, mas também do Alzheimer, das doenças de Creutzfeldt-Jakob, da doença da vaca louca e da doença de Huntington[5].

As frutas silvestres também poderiam combater o câncer. Há muito se suspeita que sejam agentes anticancerígenos devido a seus impressionantes perfis antioxidantes. Uma pesquisa recente defende suas capacidades de fortalecer o sistema imunológico, onde há sinais de que elas podem impedir ou pelo menos retardar a progressão do câncer[6]. Diversos estudos realizados com tubos de ensaio e animais revelam que framboesas pretas podem prevenir câncer de boca, de cólon, de pele e de esôfago, assim como certos tipos de câncer de mama[7].

Frutas silvestres também parecem reforçar a proteção contra doenças cardiovasculares. Estudos populacionais mostram uma associação clara entre comer frutas silvestres e evitar doença cardíaca; tanto na Finlândia quanto em Iowa, nos Estados Unidos, aqueles que comem mais frutas silvestres, incluindo morangos, teriam menos risco de morrer devido a um problema cardiovascular[8]. Uma das formas que elas nos ajudariam, por exemplo, é auxiliando no controle do colesterol e da pressão sanguínea, dois fatores de risco importantes para as doenças do coração.

Frutas silvestres não apenas o ajudam a viver mais tempo, mas também podem ajudar a melhorar sua aparência. Ao que parece, elas podem ajudá-lo a proteger a pele dos radicais livres (de novo, por causa daquela incrível fartura de antioxidantes em ação) e até mesmo da acne. Mirtilos e *cranberries* são fontes especialmente ricas em resveratrol, que inibiria o crescimento das bactérias associadas à acne[9].

Toda a fibra prebiótica das frutas silvestres serve como uma refeição saborosa para as bactérias benéficas em seu intestino. E, quando essas criaturas estão prosperando, seu intestino e todos os sistemas que dele dependem têm a melhor oportunidade de continuarem saudáveis e fortes.

Usos culinários para frutas silvestres

Frutas silvestres serão sempre o melhor tipo de lanche. Esteja você desfrutando de um punhado delas dispostas delicadamente em um prato refinado, empanturrando-se em uma fazenda com aquelas que colheu, adicionando polpas congeladas a uma vitamina ou colhendo diretamente de uma plantação espontânea à beira da estrada, a doçura, a suculência e a textura perfeita das frutas silvestres são uma combinação e tanto. Elas também podem ser ótimas sobremesas, sozinhas ou como parte de uma salada ou compota de frutas.

Frutas silvestres, frescas ou congeladas, também podem alegrar o mingau de aveia. Uma boa dica para quando você estiver com pressa é cozinhar a aveia até que chegue ao ponto e depois esfriá-la com frutas silvestres congeladas. Em apenas um minuto, seu mingau de aveia vai estar suficientemente frio para que você o desfrute sem queimar a língua, e as frutas terão descongelado. Frutas frescas e descongeladas também podem servir como deliciosas coberturas de salada.

Frutas silvestres também podem adicionar um pouco de doçura – ou, no caso de *cranberries*, acidez – a pratos temperados. Você pode misturá-las a vitaminas ou travessas de salada (em especial as variedades roxas e pretas, que acrescentam cores incríveis às misturas) ou congelá-las em picolés. Elas também podem ser usadas para fazer molhos para saladas e caldas de sobremesas.

Para obter o máximo de nutrição de suas frutas, aqui vão duas dicas. Primeira, procure sempre que possível comê-las cruas para preservar seus flavonoides e antioxidantes. E segunda, evite consumi-las com laticínios, que podem reduzir a capacidade do seu corpo de absorver seus polifenóis, os compostos que são, em grande parte, responsáveis pela sua capacidade antioxidante.

CURIOSIDADES SOBRE FRUTAS SILVESTRES

Você sabia que os morangos têm uma alta concentração de um composto conhecido como salicilatos, que é o mesmo ingrediente encontrado na aspirina? Da próxima vez que tiver uma dor de cabeça, experimente beliscar alguns morangos suculentos para ajudar a aliviar a dor. Morangos não são os únicos: amoras, mirtilos e *cranberries* completam a lista de frutas silvestres ricas em salicilatos!

FRUTAS SILVESTRES	FITONUTRIENTES	CAPACIDADE ANTIOXIDANTE (CONCENTRAÇÃO TOTAL POR 100 G)
Amoras	Ácido Elágico Ácido Gálico Antocianinas Elagitaninos Quercetina Taninos Vitamina C (ácido ascórbico)	248 mg/100 g
Cranberries	Ácidos Fenólicos Flavonoides Vitamina C (ácido ascórbico)	120-315 mg/100 g
Framboesas	Ácido Hidroxicinâmico Antocianinas Elagitaninos Quercetina Vitamina C (ácido ascórbico)	126 mg/100 g
Mirtilos	Ácido Elágico Ácido Gálico Antocianinas Elagitaninos Quercetina Resveratrol Taninos Vitamina C (ácido ascórbico)	525 mg/100 g
Morangos	Ácido Elágico Ácido Gálico Antocianinas Quercetina Vitamina C (ácido ascórbico)	225 mg/100g

FRUTAS SILVESTRES RECEITAS

CAFÉ DA MANHÃ

Panquecas Caprichadas de Mirtilo e Nozes
Pudim Quente de Banana e Chia para o Café da Manhã

SALADAS

Salada de Morango Fresco e Menta

SOBREMESAS

Barrinhas de Limão e Mirtilo
Crocante de Morango e Ruibarbo Perfeito para o Verão
Copinho de Chocolate e Framboesas Silvestres

BEBIDAS

Vitamina Paraíso Roxo
Vitamina de Cânhamo e Torta de Morango Fantástica

CAPÍTULO 5

ALHO E CEBOLA (AS ALIÁCEAS)

Segundo um antigo conto popular judaico, era uma vez um homem que ouviu um viajante falar de um reino muito rico que não usava cebolas em sua culinária. De fato, as pessoas que viviam lá nunca tinham visto nem ouvido falar desses saborosos bulbos.

Empreendedor, o homem encheu uma carroça de cebolas e viajou para o reino. E, quando chegou lá, presenteou o rei com as cebolas.

O rei as adorou. E recompensou o homem enchendo de ouro a sua carroça. Então, ao retornar à sua própria aldeia, o homem contou aos vizinhos o que tinha acontecido. Um deles ponderou que o homem podia ganhar ainda mais dinheiro introduzindo o alho naquele reino. Afinal, o alho é ainda mais picante e delicioso que cebolas!

A intuição do vizinho se mostrou correta. O rei adorou o alho e proclamou que jamais tinha consumido uma comida tão saborosa. O mero ouro, porém, não seria recompensa adequada para aquela iguaria. E assim o rei mandou o homem de volta para casa com o maior tesouro que seu reino poderia oferecer: uma carroça cheia de cebolas!

Essa história nos diz muito sobre o amor das pessoas pelas aliáceas, uma família singular de plantas que são amplamente usadas tanto na culinária do dia a dia quanto na medicina tradicional.

O que são aliáceas?

Mesmo que você nunca tenha ouvido o termo "aliáceas", é provável que esteja mais familiarizado do que imagina com os vegetais a que ele se refere. E é provável que consuma os mais comuns, cebola e alho, com muita frequência. Outros membros da família incluem chalota, alho-poró, cebolinha-francesa e cebolinha-verde.

Quando eu era criança, cebolas e alhos cumpriam uma dupla função. Além de conferir sabor

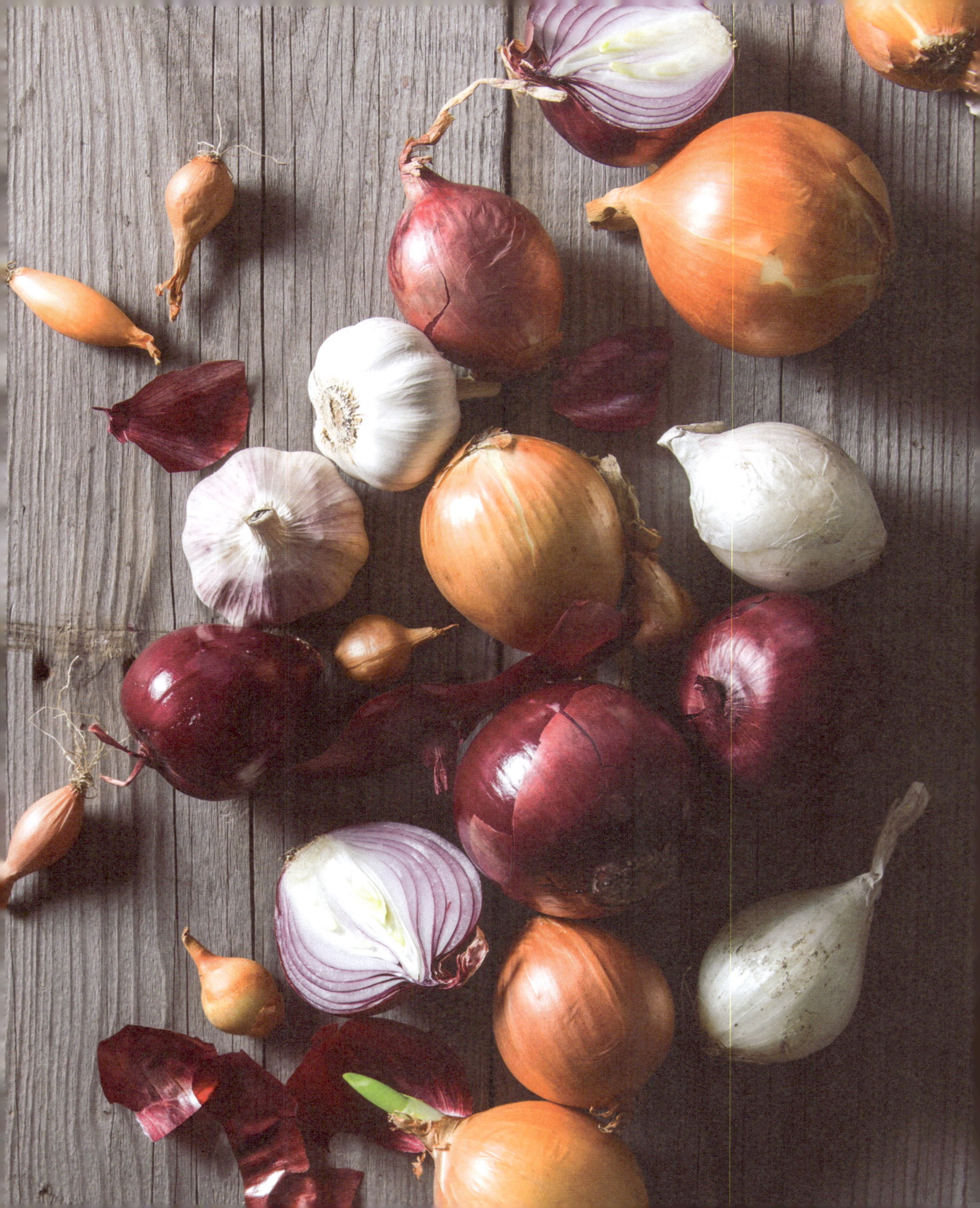

a muitas de nossas refeições, eram alimentos de primeira necessidade em nossa horta, graças à sua capacidade de repelir pragas. Nós os plantávamos em todos os nossos canteiros e nas extremidades da maioria das fileiras, uma vez que as criaturas que devoravam nossas colheitas, assim como os apaixonados, não gostavam do gosto de alho. Deixávamos muitos deles na terra e os puxávamos à medida que íamos precisando – nada é mais fresco do que isso!

Outra coisa boa sobre uma horta com aliáceas é ver como elas toleram solos pobres em nutrientes ou de alguma forma complicados, bem como a uma ampla gama de climas e ecossistemas. Desde que possam contar com bastante água, mas não em excesso, parecem ser capazes de lidar com as muitas limitações que condenariam outras plantas cultivadas em hortas. Na realidade, o único nutriente de que precisam para produzir aquele odor nitidamente poderoso que sentimos quando as cortamos é o enxofre, que por sorte é encontrado praticamente em toda parte[1], inclusive nas pedras, na água, no ar, nas plantas e nos animais (incluindo nós mesmos).

Quem já cozinhou com cebolas sabe a transformação drástica que elas podem sofrer quando cozidas. Cruas, são picantes, parecendo condimentadas; cozidas, ficam bastante suaves. Uma pequena quantidade de cebola crua crocante pode incrementar um sanduíche, mas é melhor não exagerar. Cozida, essa mesma cebola torna-se macia, suculenta e doce.

Sob esse ponto de vista, as aliáceas podem nos ajudar a definir limites. Elas nos ensinam que, embora seja bom ser doce e terno, às vezes é apropriado mostrar-se agressivo e até mesmo um pouco irritadiço. Elas nos ensinam a equilibrar acomodação e assertividade – sim e não.

E, como veremos, elas possuem incríveis propriedades curativas.

Fatos nutricionais das aliáceas

Embora os diferentes membros da família das aliáceas tenham perfis nutricionais bem semelhantes, vou me concentrar nos dois mais comumente usados: cebola e alho. No entanto, podemos esperar benefícios mais ou menos parecidos de seus primos: alho-poró, cebolinha, cebolinha-francesa e cebolinha-verde.

O traço nutricional mais interessante compartilhado pelas aliáceas é sua notável capacidade antioxidante, que é realizada em grande parte por meio de poderosos compostos organossulfurados. Elas também fornecem uma variedade de vitaminas e minerais, incluindo vitaminas do complexo B, vitamina C, folato, potássio, selênio e manganês. São ricas em fibras solúveis chamadas frutanos, bem como em inulina; e, ao ingeri-las, aumentamos a capacidade de nosso corpo de absorver e usar o ferro e o zinco.

Por que as aliáceas merecem o *status* de superalimentos

Além de todos os seus outros benefícios nutricionais, uma das coisas que torna as aliáceas ainda mais especiais são seus compostos organossulfurados. O fato é que eles são liberados em resposta à predação, isto é, quando alguma criatura começa a mastigá-las. A capacidade de defender seus limites contra o ataque é parte do que torna as aliáceas tão boas para nós.

As aliáceas protegem o sistema imunológico

Aliáceas são capazes de neutralizar agentes patogênicos que podem adentrar o seu corpo e deixá-lo doente. Suas propriedades antimicrobianas dão suporte ao sistema imune para protegê-lo da infecção. Pesquisas mostram[2] que um composto encontrado no alho, a alicina, é eficaz contra cepas multirresistentes da E. coli, da Candida albicans e de parasitas intestinais humanos e vírus. Isso tem uma enorme importância, já que o uso excessivo de antibióticos farmacêuticos tem causado um severo declínio em sua eficácia.

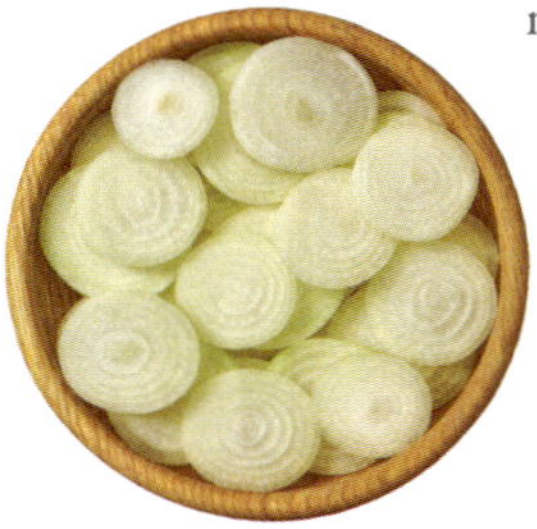

Além disso, se você quiser reduzir as bactérias em sua boca, um antisséptico bucal que contenha alho[3] cumprirá essa função. Agora, se é aconselhável ou não usar um produto como esse antes de um grande encontro cabe apenas a você decidir.

Aliáceas protegem seu coração

Os compostos de enxofre presentes na cebola e no alho ajudam seu corpo a combater doenças cardiovasculares por meio de muitos mecanismos diferentes. Esses produtos químicos regulariam a pressão arterial, prevenindo a formação de coágulos sanguíneos nas artérias e reduzindo a quantidade de lipídios no sangue, como os triglicerídeos e o colesterol[4].

E qual seria o impacto disso? Um estudo[5] de 2017 analisou mais de 3.000 adultos durante seis anos e descobriu que aqueles que consumiam regularmente mais vegetais aliáceos reduziam em impressionantes 64% o risco de desenvolverem doenças cardiovasculares.

Aliáceas combatem o câncer

Os compostos organossulfurados presentes nas aliáceas protegeriam contra o câncer de, pelo menos, duas formas diferentes: primeira, desencadeando a apoptose, um processo pelo qual células cancerígenas basicamente cometem suicídio em prol de um organismo maior; e segunda, bloqueando a função de certas moléculas que ajudam as células do câncer a se reproduzir[6]. Há, também, múltiplos estudos que mostram uma correlação entre comer cebolas e alho e apresentar taxas mais baixas de vários cânceres, incluindo os de intestino, de esôfago, de próstata e de mama.[7]

Aliáceas anti-inflamatórias retardam o envelhecimento

Testes realizados em tubos de ensaio demonstraram que as aliáceas, principalmente o alho, retardam o processo de envelhecimento ao desacelerar e reverter a inflamação[8]. Alguns pesquisadores teorizam que um composto organossulfurado singular encontrado no alho, a tiacremonona, seria o principal responsável por esse efeito[9].

As cebolas também possuem capacidade anti-inflamatória, uma vez que são boas fontes de quercetina, que se mostrou eficaz no alívio da dor e na redução do inchaço da artrite reumatoide e da osteoartrite[10].

Aliáceas promovem a saúde digestiva

Esses maravilhosos frutanos e inulina alimentam as bactérias benéficas em seu intestino grosso, permitindo que prosperem e proliferem. Isso significa que podem se deslocar e expulsar bactérias prejudiciais, assim como produzir butirato e outros ácidos graxos de cadeia curta dos quais o seu corpo precisa para funcionar de maneira eficaz.

No entanto, se o seu microbioma intestinal estiver carente de certas bactérias benéficas, a súbita adição de aliáceas à sua dieta pode causar algum desconforto digestivo. Os principais culpados provavelmente serão os frutanos, que fornecem a primeira letra do acrônimo FODMAPs, um grupo de carboidratos de cadeia curta com o qual só conseguiremos lidar se tivermos ajuda suficiente do nosso microbioma. Para a maioria das pessoas, a melhor solução não é eliminar para sempre os FODMAPs, mas consultar um gastroenterologista ou um nutricionista para construir um "músculo" intestinal capaz de colocar esses FODMAPs para trabalhar a seu favor.

Como preparar e servir aliáceas

Como vimos, aliáceas cruas e cozidas têm propriedades culinárias muito distintas. Se você puder, seria ótimo incluir ambas as formas em sua dieta regular. (Existem evidências de que elas ofereceriam benefícios diferentes para a saúde dependendo do seu modo de preparo e consumo.)

Por serem tão pungentes, as porções servidas de alho e cebola podem ser menores do que as de outros vegetais. Podemos usá-los como especiarias ou condimentos, em vez de em porções típicas. Sendo assim, uma receita pode pedir um ou dois dentes de alho (gosto de dobrar ou triplicar a quantidade, só por diversão), meia xícara de cebola picada e um alho-poró ou cebolinha médios. Claro que você também pode incluir cebolas ou alhos-porós como acompanhamento à parte, e uma sopa de cebola pode acentuar o sabor doce e gostoso de cebolas quando cozidas até ficarem perfeitamente lisas e cremosas.

> **CURIOSIDADES SOBRE ALIÁCEAS**
>
> **Você sabia** que o alho-elefante na verdade não chega a ser realmente alho em sentido estrito, sendo mais um parente próximo do alho-poró? Mesmo assim, tem os mesmos hábitos de crescimento e o mesmo processo de formação de bulbos das variedades tradicionais de alho.

Existem alguns truques que podem nos ajudar a extrair o máximo de nutrição e sabor das aliáceas, evitando as crises de choro que às vezes acontecem durante a tarefa de cortar cebolas.

Para escapar das lágrimas, comece usando uma faca afiada (e aprenda a usá-la com segurança). O objetivo é cortar a cebola sem precisar serrar para a frente e para trás ou fazer uma pressão extra na lâmina. O ideal é cortar, em vez de rasgar, a casca. Alguns cozinheiros removem o bulbo da cebola extraindo a seção cônica na extremidade que contém os pelos da raiz e jogando-a fora, mas isso me parece um desperdício. A National Onion Association [Associação Nacional da Cebola], que presumo ter autoridade no assunto, recomenda[11] resfriar a cebola por meia hora antes de cortá-la. Alguns *chefs* do YouTube sugerem molhar uma toalha de papel e mantê-la entre os lábios, pois se supõe que isso absorveria o gás sulfuroso que provoca as lágrimas.

A outra opção é você aproveitar o choro e ouvir algumas de suas canções favoritas de amor não correspondido enquanto cozinha. (Se quiser se limitar ao tema da cozinha, ouça "Black Coffee" [Café Preto] de Sarah Vaughan. E se tem crianças em casa [ou já foi uma delas], não há como errar com "Cat's in the Cradle" [Gato no Berço], cantada por Harry Chapin.)

Enquanto o mundo debate as melhores formas de evitarmos uma choradeira tremenda enquanto cortamos cebolas, em outra frente, já existem evidências concretas sobre como extrair máxima nutrição de suas aliáceas. Você extrairá mais desses maravilhosos compostos organossulfurados se, em vez de consumi-los cozidos, der uma bela e suculenta mordida em uma cebola crua ou picá-la junto com alguns dentes de alho cru.

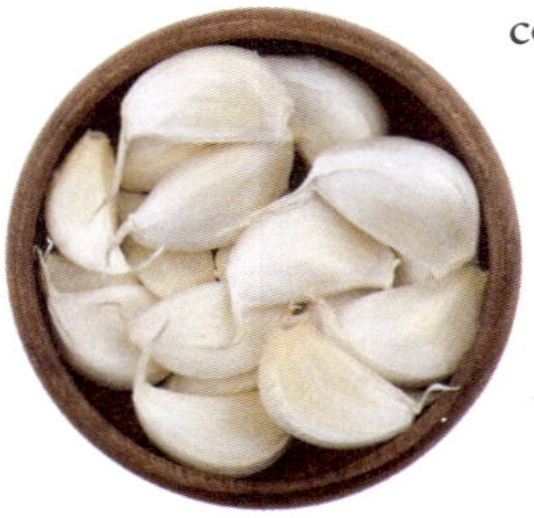

Com isso, você pode até pensar que o estou aconselhando a comer todas as suas aliáceas cruas para ter uma saúde perfeita. No entanto, ainda que possa realmente fazer isso, há um meio mais fácil de extrair todos esses benefícios nutricionais sem sair por aí com um hálito pronto para afugentar até vampiros. O fato é que se cortamos uma cebola ou dente de alho, eles começam a liberar seus compostos em resposta à lesão que sofreram. Se esperarmos mais ou menos 10 minutos antes de cozinhá-los, um maior número de antioxidantes sobreviverá ao calor e se manterá disponível biologicamente.

CURIOSIDADES SOBRE ALIÁCEAS

Você sabia que o alho-elefante pode pesar entre 500 gramas e 1 quilo? Segundo o Guinness World Records, o bulbo de alho-elefante mais pesado registrou cerca de 1,19 kg.

Usos culinários para aliáceas

Praticamente qualquer prato saboroso pode ser melhorado pelos sabores poderosos de aliáceas cozidas.

Muitos pratos começam com uma base de cebolas e/ou alho refogados, ou uma variante como cebolinhas ou alho-poró. Entre eles se incluem molhos, sopas e ensopados; ingredientes refogados e mexidos; pratos de massa; e uma variedade de pratos principais e acompanhamentos do mundo inteiro. Aliáceas cozidas e cruas também adicionam sabor às travessas de grãos e saladas.

O alho é mais comumente cultivado nas variedades branca, roxa e rosa.
As variedades de alho no quadro a seguir são as mais populares.
Consulte o apêndice para ver a lista completa das variedades de alho e seus sabores predominantes.

Pescoço Duro **(Allium sativum var. ophioscorodon)** Na família do alho de pescoço duro, existem oito subtipos: Listra Roxa, Listra Roxa Marmorizada, Asiático, Listra Roxa Esmaltada, Crioulo, Turbante, Rocambole e Porcelana	**Pescoço Mole** **(Allium sativum var. sativum)** Na família do alho de pescoço mole, existem 3 subtipos: Alcachofra, Oriente Médio e Prata
Bogatyr: Listra Roxa Marmorizada Sabor: intenso e ligeiramente picante	**Nootka Rose:** Alcachofra Sabor: rico e forte
Vermelho Chesnok: Listra Roxa Sabor: característico do alho de longa duração, ótimo para churrasco	**Rose du Lautrec: Prata** Sabor: sutil e ligeiramente doce
Música: Porcelana Sabor: doce, intenso, quente quando cru	**Rojo del Pais Baza:** Crioulo/Prata (dependendo das condições de cultivo) Sabor: profundo, de longa duração
Alemão Extra Duro: Porcelana (variedade extremamente comum nos Estados Unidos) Sabor: suave, não picante ou condimentado	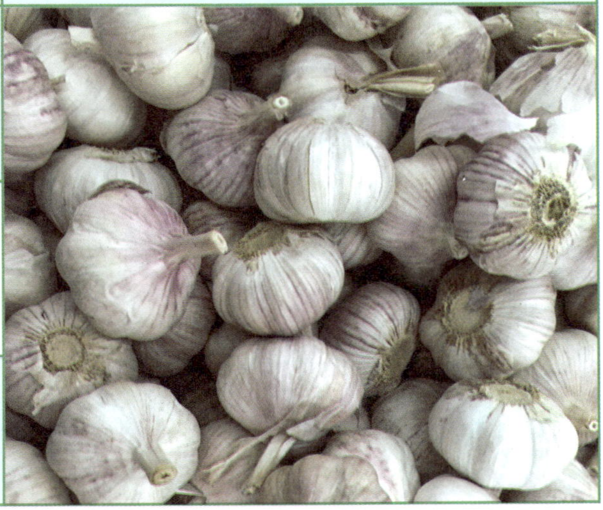
Alho-espanhol (Spanish Roja): Rocambole Sabor: intenso e complexo que é levemente ácido quando cru; quando cozido, o sabor é suave e ligeiramente mais doce	
Roja del Pais Baza: Crioulo/Prata (dependendo das condições de cultivo) Sabor: profundo, de longa duração	

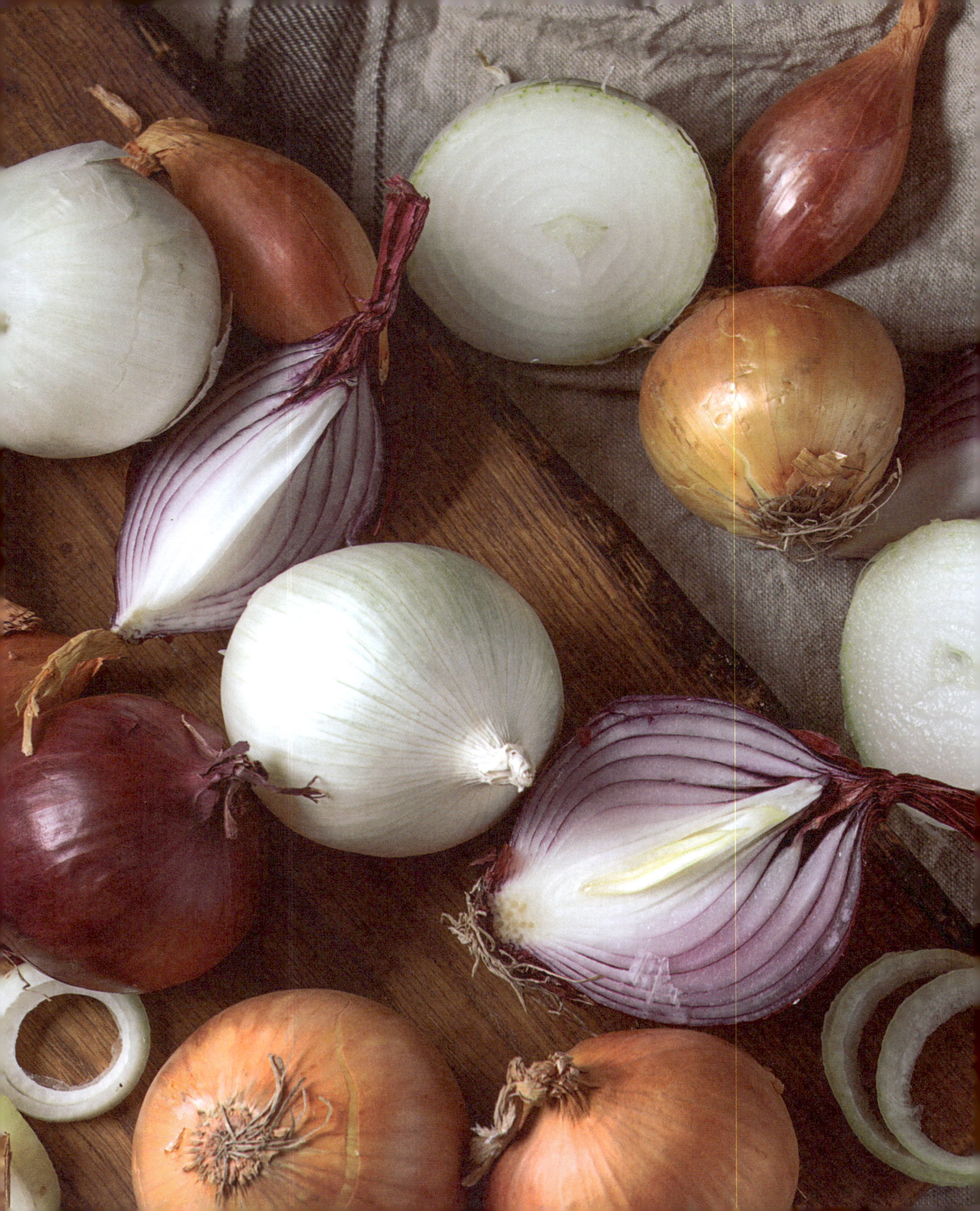

TIPO	SABOR	USO CULINÁRIO
Alho-Poró	Terroso, intenso, doce	Verdes: Usados como aromatizantes em caldos de legumes caseiros Brancos: Assados/Caçarolas • Molhos Massas • Refogados • Sopas/Ensopados
Cebola-amarela (cebola-espanhola)	Não doce demais nem ácido demais	Assados/ Caçarolas Caramelizada • Ao *curry* Mirepoix* • Soffritto Holy Trinity** • Refogados Molhos • Sopas/Ensopados • Pratos à base de arroz
Cebola-doce (Vidalia onion, Mauí onion)	Leve, doce	Caramelizada • Anéis de Cebola Sopas/Ensopados • Refogados
Cebola-vermelha	Forte, intenso, acentuado	Guarnição: Cozidas • Em conserva • Saladas • Sanduíches/*Wraps*
Cebolinha	Delicado	Guarnição: Assados/Caçarolas • Molhos Batatas • Sopas
Cebolinha (cebola-verde / cebola-de-primavera)	Forte, fresco, apetitoso	Brancas e Verdes: Refogados • Pães rápidos Cruas como uma guarnição: Molhos • Recheios Macarrão (*Noodles*)/Massas • Pratos à base de arroz Saladas • Sopas/Cozidos • Refogados
Chalota	Intenso, parecido com alho, moderadamente doce	Cruas: Marinadas • Saladas • Vinagretes Cozidas: Assados/Caçarolas • Sopas/Ensopados Molhos • Refogados • Tortas

* Nome utilizado na culinária francesa para denominar uma combinação de vegetais usada para criar uma base para diversos outros pratos, como caldos e ensopados. (N. do T.)

** Assim como mirepoix, *soffritto* é o nome utilizado na culinária italiana para a combinação de vegetais usada como base na preparação de outros pratos. "Holy Trinity" [Santíssima Trindade] faz referência aos três ingredientes que são comumente usados na preparação dessa base: cebola, cenoura e salsão (ou aipo). (N. do T.)

ALIÁCEAS RECEITAS

CAFÉ DA MANHÃ

Wraps Rock'n'Rollinhos de Salsicha de Lentilhas
Muffin Facinho de Tofu para o Café da Manhã
Sem Dolo nem Rolo, *Burrito* de Café da Manhã
Tigela de Grãos e Vegetais para o Café da Manhã
Kitchari Reconfortante de Couve-Flor e Lentilhas

PRATOS PRINCIPAIS

Refogado Simples de *Umami* Tricolor
Plantástico Ziti de Forno com Cogumelos
Hambúrgueres de Cogumelo e Feijão Prontos para Grelhar
Abóbora-Bolota Aromática com Recheio de Legumes
Tigela Verde Energética e Poderosa
Torres de *Tostadas* de Feijão-Preto
Caçarola Saborosa com Reconfortante Sabor de Queijo
Hambúrgueres de Feijão-Preto com Toque Mexicano
Tigela de Grãos e Brotos para Florescer
(Traga La) Batata-Doce *Fiesta* Assada
Almoço de Lentilhas para o Dia a Dia
Entrada de *Kimchi* com Arroz "Frito" e Vegetais
Pad Thai Vegetariano de Tofu
Deliciosos *Nachos* de Batata para Toda a Família

SALADAS

Salada de Couve com *Tempeh* que Sacia e Aquece

Salada de Farro, Manjericão e Limão

Salada Revigorante de Lentilhas

SOPAS/ENSOPADOS

Sopa de Espinafre e Lentilhas com Pimenta no Capricho

Sopa de uma Panela Só de Feijão-Manteiga

Sopa de Amendoim Doce e Temperada

Sopa Simplesinha de Cogumelo e Batata

Sopa Cremosa dos Deuses de Rúcula e Feijão-Branco

Chili de Abóbora Nutritivo

Saboroso *Gumbo* Vegano com Quiabo

ACOMPANHAMENTOS

Arco-Íris de Couve-Galega na Panela Elétrica

Arroz Selvagem com Cogumelos

Lentilhas Quentes com Ervas

LANCHES

Grão-de-Bico Crocante com Cebola e Missô

BEBIDAS

Sidra Aquece Tudo

CAPÍTULO 6

ERVAS E ESPECIARIAS

Você sabe por que as pessoas podem ter tanta dificuldade para escolher alimentos saudáveis? Porque embora a comida processada não faça bem à saúde, ela é projetada para ter um sabor muito bom. Preparados com excesso de sal, açúcar, aditivos artificiais e gorduras prejudiciais à saúde, muitas vezes não naturais, esses produtos alimentícios industrializados, hiperpalatáveis, podem sobrecarregar nossas papilas gustativas e fazer com que refeições naturais e saudáveis pareçam insípidas e sem graça.

Felizmente, você não precisa escolher entre comer algo saboroso ou saudável; a comida pode ser ambas as coisas. E os aliados mais poderosos na sua missão de criar pratos que sejam ao mesmo tempo deliciosos e nutritivos são ingredientes que, quase sempre, passam despercebidos nas discussões sobre comida saudável: as ervas e especiarias frescas ou desidratadas (secas).

Há muito tempo os seres humanos usam ervas e especiarias para adicionar sabor a seus alimentos. Cada cultura ao redor do mundo tem suas próprias combinações singulares de especiarias, misturas ou ervas culinárias. Pense nas Ervas de Provença, na França, na impressionante variedade de massalas e *curries* indianos ou nos berberes da Etiópia (que significam "quentes" em amárico*). Escolha um país ou região e descobrirá um perfil de sabor característico que vem das ervas e especiarias locais.

Ervas e especiarias também são usadas há muito tempo como recursos medicinais. E, agora, em muitos casos, a ciência já confirma e define como agem as ervas e especiarias das quais os curandeiros tradicionais sempre fizeram uso, como canela, gengibre, hortelã, pimenta-preta, sálvia e, literalmente, dezenas de outras. O fato é que, além de deliciosas e aromáticas, muitas

* Língua etíope. (N. do T.)

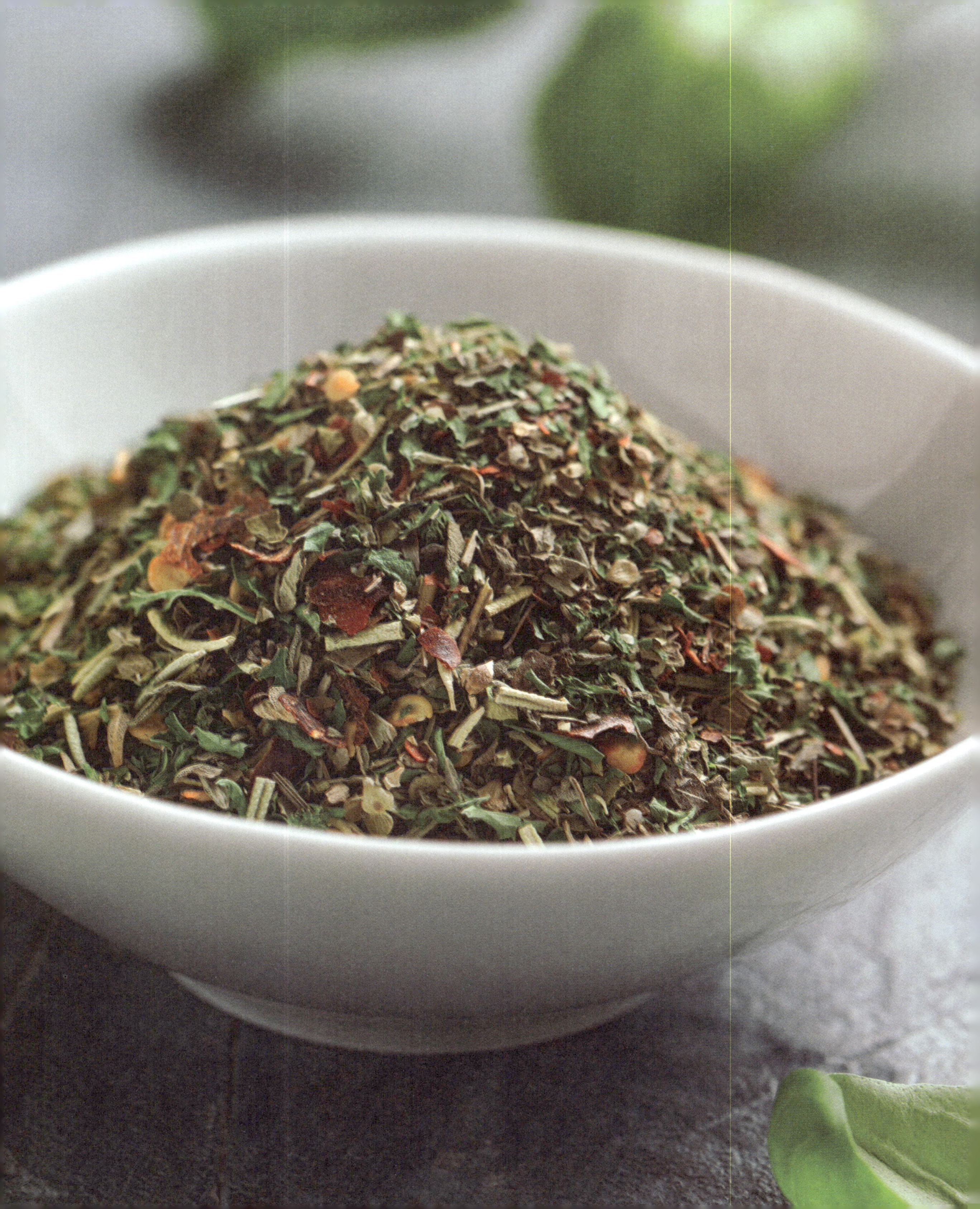

ervas e especiarias também estão entre os alimentos mais saudáveis já estudados.

Quando eu era garoto, recorríamos a ervas e temperos para fazer com que nossas refeições simples deixassem de ser sem graça e se tornassem maravilhosas. Achava incrível – e ainda acho – como uma colher de chá de cominho ou orégano podia transformar um prato banal em algo excelente. Comemorávamos como uma pequena quantidade de um ingrediente tão barato podia fazer toda aquela mágica.

Se você está lutando para substituir o açúcar e os alimentos salgados e gordurosos que predominam na dieta padrão atual, as ervas e especiarias serão suas novas melhores amigas. Saber como usá-las – qual delas, quanto, como e quando adicioná-las aos pratos – é o que separa um simples cozinheiro de um verdadeiro *chef*.

Mas não se preocupe: cozinhar com ervas e especiarias não é um bicho de sete cabeças. Comece aproveitando as tradições culinárias de que você já gosta: mexicana, italiana, coreana, indiana, tailandesa, cantonesa e assim por diante. Em seguida, faça experimentos mais ousados. Use mais do que o costume e experimente combinações diferentes. Explore, por exemplo, os limites entre doce e salgado, adicionando canela, noz-moscada e todas as especiarias em um refogado ou molho de macarrão. Salpique um pouco de pimenta em pó em seu chocolate quente.

Repare no efeito diferente que as especiarias têm sobre nós em diferentes períodos do ano. Em partes do mundo com verões muito quentes, alimentos picantes são populares por alguns motivos. Primeiro, as especiarias impedem a comida de estragar. Segundo, comê-las nos faz suar, que é a maneira que nossos corpos têm de se refrescar (o que explicaria por que temperos "quentes" tendem a vir de climas quentes).

Há um ditado que diz: a variedade é o tempero da vida. Bem, eu diria que ervas e especiarias são o tempero original da vida. Se você quiser mais variedade, intensidade e alegria em sua vida, comece a fazer amizade com as ervas e especiarias.

O que são ervas e especiarias?

As especiarias são geralmente as sementes aromáticas, a casca, as flores e as raízes de plantas, muitas vezes daquelas que crescem em regiões tropicais. As ervas costumam vir de plantas herbáceas (daquelas que não possuem caules lenhosos); embora algumas, como o alecrim ou a folha de louro, venham de plantas lenhosas. Basicamente, ervas são folhas e especiarias, não.

Entre as especiarias mais comuns que você encontra em qualquer supermercado estão a pimenta-preta, a canela, a páprica, o alho em pó e a cebola em pó (aliáceas marcando presença!), o gengibre em pó, o cravo, o cominho, a pimenta-malagueta moída, o açafrão e o cardamomo.

Ervas culinárias comuns são a salsa, o manjericão, o tomilho, o coentro, o endro, o orégano, o alecrim, a hortelã e a sálvia. Geralmente, você pode encontrá-las em sua forma natural, às vezes ainda crescendo em pequenos vasos de terra. Mas não se preocupe, se não conseguir ter acesso a ervas frescas; as suas versões desidratadas (secas) costumam ser igualmente saudáveis e até mais potentes do que as frescas, devido à concentração de sabores que ocorre quando a água é removida.

Fatos nutricionais sobre ervas e especiarias

Como existem centenas de diferentes ervas e especiarias, vou precisar fazer generalizações sobre seus perfis nutricionais. Sendo assim, a primeira generalização é que costumam ser muito ricas em antioxidantes, o que explicaria grande parte de suas propriedades de combate a doenças. Pimentas-malaguetas são uma excelente fonte de antioxidantes, vitamina C, carotenoides e flavonoides[1]. Folhas verdes como a salsa, o coentro e o manjericão contêm altas concentrações de vitaminas A, C e K[2]. O cominho é rico em minerais como ferro, magnésio, cálcio e manganês, e ainda contém alguns ácidos graxos ômega-3.

Como muitos super-heróis, as especiarias podem às vezes trazer à tona o que há de melhor em cada uma delas. Um exemplo é o modo como a pimenta-preta e a cúrcuma trabalham juntas. A cúrcuma tem um currículo nutricional impressionante, em grande parte graças ao seu principal componente, o antioxidante e anti-inflamatório polifenol curcumina. Mas há um problema: nossos corpos não absorvem facilmente a cúrcuma e a quantidade de cúrcuma que precisaríamos ingerir para obter todos os benefícios pode ser bastante intimidadora. Mas adicionar pimenta-preta aos pratos temperados com cúrcuma aumenta a biodisponibilidade da cúrcuma em colossais 2.000%[3].

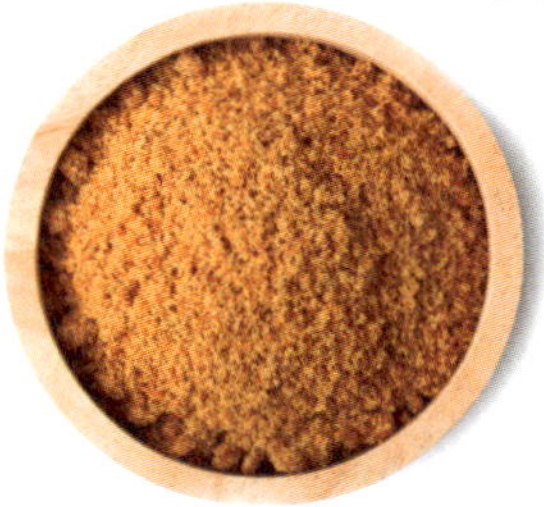

Por que as ervas e as especiarias merecem o *status* de superalimentos

Vou compartilhar um pouco do que sabemos sobre ervas e especiarias, mas não quero que esses fatos obscureçam o que existe de fundamental aqui: a variedade é essencial. Em vez de pôr o foco em apenas alguns desses superalimentos em pó, em flocos ou granulados, tente obter o máximo possível de cada um deles – mesmo daqueles que não menciono pelo nome. Eles são todos realmente incríveis!

Muitas ervas e especiarias são conhecidas por acalmar o trato gastrointestinal, auxiliando na digestão, aliviando a prisão de ventre e amenizando dores estomacais. Já existem evidências de que a hortelã-pimenta reduz os sintomas da SII [síndrome do intestino irritável][4] e de que o gengibre contém compostos que reduzem a náusea e o vômito[5]. Sementes de cominho podem estimular a produção de bile, ajudando na digestão de gorduras[6]. Sementes de erva-doce ajudam a combater bactérias que podem provocar indigestão[7]. Sementes de coentro podem ajudar a acelerar um sistema digestório preguiçoso[8].

As ervas e especiarias também são ajudantes poderosos na prevenção do câncer. A sálvia, por exemplo, pode ajudar a bloquear a formação de tumores cancerígenos privando os tumores de sangue[9]. Um ingrediente ativo da salsa, a apigenina, também ajuda a impedir a formação de tumores e a baixar a taxa de crescimento de células cancerígenas perigosas[10].

As ervas e especiarias também podem ajudar a manter a pressão sanguínea em um nível seguro e a proteger seu coração. Foi constatado que pimentas ajudam a diminuir o risco de doença cardiovascular, em grande parte devido a seus efeitos anti-inflamatórios e antioxidantes[11]. O cominho pode ajudar a saúde cardíaca atacando fatores específicos de risco, incluindo obesidade e colesterol LDL alto[12]. O gengibre pode ajudar a reduzir a pressão sanguínea, diminuindo o risco tanto de hipertensão quanto de doença cardíaca[13].

Muitas ervas e especiarias ajudam o sistema imunológico na função de manter afastados os agentes patogênicos. Com frequência, as plantas usam odores e sabores fortes para repelir a predação e não surpreende que as ervas e especiarias mais bem adaptadas para repelir a predação também apresentem propriedades antimicrobianas. Entre elas estão o coentro, a hortelã e um dos verdadeiros superastros antifúngicos e antibacterianos, o cominho.

A canela pode ajudar a prevenir e a controlar o diabetes, reduzindo os níveis de açúcar e gordura no sangue. A pimenta também pode ajudar a reduzir o risco de diabetes por meio de suas ações anti-inflamatórias[14]. E existem evidências de que o gengibre baixa os níveis de hemoglobina glicada (HbA1c) no diabetes tipo 2, sem causar os efeitos colaterais dos medicamentos utilizados para baixar os níveis de açúcar no sangue[15].

As ervas e especiarias também podem ajudar a aliviar a dor. O gengibre demonstrou ser uma forma de tratamento eficaz para enxaquecas e cólicas menstruais. A sálvia é um remédio tradicional para a dor, enquanto a cúrcuma parece ser tão eficaz quanto o Ibuprofeno na redução da dor no joelho sem causar o principal efeito colateral da droga, o desconforto abdominal[16].

Comprando e armazenando ervas e especiarias

Ervas e especiarias secas são mais concentradas e potentes que seus equivalentes frescos. A regra do *chef* é que se você for substituir ervas ou especiarias secas por frescas, deve triplicar a quantidade. Por exemplo, uma colher de chá de orégano seco equivale a uma colher de sopa do orégano fresco.

Ervas e especiarias secas duram muito mais tempo que as frescas e normalmente vêm em pó, como o alho, a cebola, o gengibre e a canela, ou em pequenos pedaços (orégano, manjericão, tomilho e alecrim, por exemplo). Podemos também encontrar temperos inteiros: canela em pau, favas de baunilha, nozes de noz-moscada, sementes de cominho e coentro, e similares. Embora especiarias pré-moídas sejam mais práticas, comprá-las inteiras e moê-las nós mesmos quando necessário acrescentará ainda mais sabor a nossos pratos. Especiarias inteiras também conservam suas potências por mais tempo que as em pó.

Armazene ervas secas e especiarias em recipientes hermeticamente fechados, de preferência de vidro. Mantenha os potinhos longe do sol, que pode afetar a potência delas. Procure mantê-los em um local fresco, escuro e seco, como uma despensa, um armário de cozinha (embora não logo acima de seu fogão) ou gaveta.

Quanto a pratos que pedem misturas de especiarias, você pode comprá-las já prontas ou reunir os ingredientes e misturá-los conforme suas preferências. Você encontra, por exemplo, milhares de receitas indianas de *garam masala* na internet, cada uma com uma proporção diferente de canela, em relação à quantidade de coentro, cardamomo, cravo, cominho e pimenta.

Ervas frescas podem ser mais "frescas", mas a menos que você as use com rapidez ou as armazene de forma correta, elas podem estragar. Pode ser desmoralizante comprar raminhos de endro fresco ou de alecrim, com cheiro delicioso, em um local sofisticado, levá-los para casa e ter de jogá-los fora, sem usar, alguns dias depois.

As ervas frescas, no entanto, estariam entre as melhores plantas para se cultivar. Não ocupa muito espaço ter uma pequena horta de manjericão, orégano, salsa ou outras ervas frescas, que você possa colher na hora da refeição para adicionar um frescor especial extra à sua comida.

Ervas frescas funcionam bem em pratos frios, como saladas ou como acompanhamentos de pratos quentes. Normalmente, elas não conservam seus sabores em pratos quentes porque bastam 10 a 15 minutos para que o calor cozinhe todos os óleos voláteis e ésteres que lhes conferem sabor. Portanto, se você for usar ervas frescas em um prato quente, procure adicioná-las no final, para conservar o sabor.

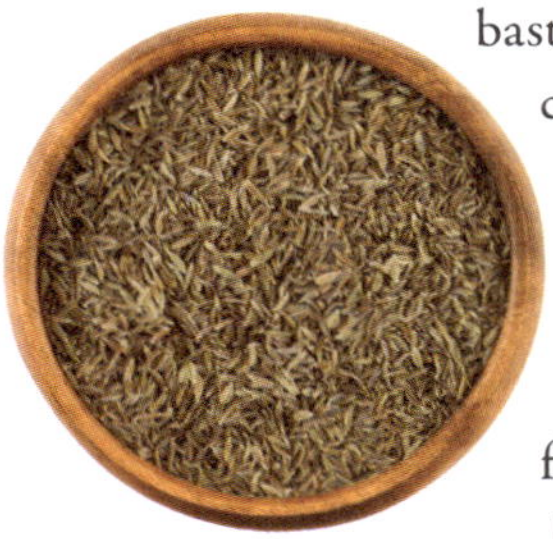

Especiarias de raízes frescas, como o gengibre, o açafrão e o alho, precisam ser armazenadas sobre um balcão ou em um local escuro e fresco até que você esteja pronto para cortá-las. Uma vez cortadas, coloque-as em uma sacola onde possam respirar (não hermeticamente fechada) e guarde-as na gaveta de legumes da sua geladeira. Você também pode descascar o gengibre e congelar a raiz. Raspe a casca com um descascador de legumes, uma faca ou a ponta de uma colher de chá e corte as raízes em porções menores para utilizar em receitas. Gosto de ter congelados uma variedade de pedaços para usar em refogados, molhos e patês. E a grande vantagem do gengibre congelado é que ele pode ser raspado com facilidade e não produz os "fios" que você vai ter quando raspar o gengibre fresco.

Se quiser armazenar ervas frescas para extrair a máxima longevidade, corte a parte inferior das hastes, remova todas as folhas murchas ou marrons e coloque as ervas em um recipiente de vidro com cerca de 2,5 centímetros de água no fundo, como faria com flores. (Acho que um vaso cheio de manjericão diz "Eu te amo" melhor do que rosas de caule comprido em qualquer dia, e tenho certeza de que minha esposa concorda!)

Ao contrário daquele buquê de flores, guarde suas ervas frescas na geladeira e troque a água de dois em dois dias. Se não fizer isso, vai começar a sentir o questionável aroma da "*eau* de pântano".

Usos culinários para ervas e especiarias

As ervas e especiarias são uma ótima maneira de adicionar intensidade, variedade, sabor e aroma à sua comida. Você pode criar pratos doces, salgados, picantes ou herbáceos. Quando fizer experiências com diferentes tipos de sabor, pode transformar um prato comum em um banquete *gourmet*. E, ao mesmo tempo que atiça suas papilas gustativas, estará eliminando a necessidade do uso excessivo de açúcar, óleo e sal, o que tornará sua comida muito mais saudável; pois como vimos, ervas e especiarias frescas e secas também oferecem benefícios tremendos para a saúde.

Você pode usá-las em praticamente qualquer prato saboroso que puder imaginar: sopas, ensopados, massas, vegetais assados, refogados, *wraps*, *pizzas*, recheios de sanduíches, temperos, molhos, molhos para saladas e muito mais.

E algumas ervas e especiarias darão um toque especial em pratos doces como sobremesas, caldas e bebidas quentes.

MANJERICÃO PODE AJUDAR A PREVENIR OU TRATAR:

Acne	Estresse
Câncer	Gota
Colesterol Alto (total, LDL e triglicerídeos elevados)	Inflamação
Doença Cardiovascular	Taxa Elevada de Açúcar no Sangue

MANJERICÃO COMBINA COM:

Açafrão	Pimenta-da-Jamaica
Alecrim	Pimenta-Preta
Alho	Salsa
Capim-Limão	Sálvia
Gengibre	Semente de Aipo
Hortelã	Tomate Seco
Manjerona	Tomilho
Orégano	

Adaptado de Aggarwal, B, e Yost, D. *Healing Spices: How to Use 50 Everyday and Exotic Spices to Boost Health and Beat Disease*. Nova York: Sterling; 2011.

COMO USAR O MANJERICÃO:

Lentilhas Quentes com Ervas, p. 234
Muffin Facinho de Tofu para o Café da Manhã, p. 146
Plantástico Ziti de Forno com Cogumelos, p. 164
Salada de Farro, Manjericão e Limão, p. 198
Salada de Morango Fresco e Menta, p. 202
Salada Farta de Arroz Selvagem, Cogumelo e Brócolis, p. 200
Sopa Cremosa dos Deuses de Rúcula e Feijão-Branco, p. 218
Sopa de Espinafre e Lentilhas com Pimenta no Capricho, p. 210

COMINHO PODE AJUDAR A PREVENIR OU TRATAR:

Alergias	Dor
Asma	Eczema/Comichão
Colesterol Alto (total, LDL e triglicerídeos elevados)	Inflamação/Dor
Dermatite	Sintomas de Colite (doença do intestino irritável)
Doença Cardiovascular e Pressão Alta	

COMINHO COMBINA COM:

Baunilha	Cúrcuma
Cacau	Gengibre
Canela	Noz-Moscada
Cardamomo	Semente de Abóbora
Cravo	

Adaptado de Aggarwal, B, e Yost, D. Healing Spices: *How to Use 50 Everyday and Exotic Spices to Boost Health and Beat Disease*. Nova York: Sterling; 2011.

COMO USAR O COMINHO:

Kitchari Reconfortante de Couve-Flor e Lentilhas, p. 156
Abóbora-Bolota Aromática com Recheio de Legumes, p. 168
Torres de *Tostadas* de Feijão-Preto, p. 172
Hambúrgueres de Feijão-Preto com Toque Mexicano, p. 176
(Traga La) Batata-Doce *Fiesta* Assada, p. 182
Almoço de Lentilhas para o Dia a Dia, p. 184
Deliciosos *Nachos* de Batata para Toda a Família, p. 190
Sopa de Amendoim Doce e Temperada, p. 214
Sopa Vegetariana Luz do Entardecer com Sementes de Girassol Tostadas, p. 220
Chili de Abóbora Nutritivo, p. 222

GENGIBRE PODE AJUDAR A PREVENIR OU TRATAR:

Artrite (osteoartrite e reumatoide)	Derrame
Asma	Doença Cardiovascular
Azia/Problemas Gastrointestinais e Indigestão	Enxaqueca
Câncer	Náusea e Tontura
Colesterol Alto (total, LDL e triglicerídeos elevados)	

GENGIBRE COMBINA COM:

Alho	Coentro	Gergelim
Baunilha	Cominho	Pimenta
Canela	Cravo	Salsa
Cardamomo	Cúrcuma	Semente de Erva-Doce
Cebola	Folha de *Curry*	Tamarindo

Adaptado de Aggarwal, B, e Yost, D. *Healing Spices: How to Use 50 Everyday and Exotic Spices to Boost Health and Beat Disease*. Nova York: Sterling; 2011.

COMO USAR O GENGIBRE:

Mingau de Aveia com Maçã e Nozes, p. 152
Kitchari Reconfortante de Couve-Flor e Lentilhas, p. 156
Refogado Simples de *Umami* Tricolor, p. 162
Entrada de *Kimchi* com Arroz "Frito" e Vegetais, p. 186
Salada de Couve com *Tempeh* que Sacia e Aquece, p. 194
Sopa de Amendoim Doce e Temperada, p. 214
Bolo de Cenoura Doce Vitalidade, p. 260
Limonada Brilho Radiante, p. 264
Leite Dourado para Acalmar a Alma, p. 268
Encantador *Masala Chai*, p. 270
Sidra Aquece Tudo, p. 274
Vitamina Paraíso Roxo, p. 277

ORÉGANO PODE AJUDAR A EVITAR OU TRATAR:

Doença de Alzheimer	Doença Cardiovascular e Pressão Alta
Candida, infecções sistêmicas por fungos e Candidíase	Infecções Parasitárias e Infecções Bacterianas
Câncer	Síndrome Metabólica
Colesterol Alto (total, LDL e triglicerídeos elevados)	Resistência à Insulina
Sintomas de Colite (doença intestinal inflamatória)	Sapinho (candida oral)

ORÉGANO COMBINA COM:

Alecrim	Manjericão	Sálvia
Alho	Manjerona	Tomate Seco
Cebola	Pimenta	Tomilho
Cominho	Salsa	
Folha de Louro	Semente de Abóbora	

Adaptado de Aggarwal, B, e Yost, D. *Healing Spices: How to Use 50 Everyday and Exotic Spices to Boost Health and Beat Disease*. Nova York: Sterling; 2011.

COMO USAR O ORÉGANO:

Wraps Rock'n'Rollinhos de Salsicha de Lentilhas, p. 142
Muffin Facinho de Tofu para o Café da Manhã, p. 146
Plantástico Ziti de Forno com Cogumelos, p. 164
Caçarola Saborosa com Reconfortante Sabor de Queijo, p. 174
Hambúrgueres de Feijão-Preto com Toque Mexicano, p. 176
Salada Revigorante de Lentilhas, p. 204
Supersalada de Sementes de Outono com Molho Picante de Romã, p. 206
Chili de Abóbora Nutritivo, p. 222
Saboroso *Gumbo* Vegano com Quiabo, p. 224

CÚRCUMA PODE AJUDAR A EVITAR OU TRATAR:

Acne/Manchas	Doença do Fígado
Alergias	Dor
Artrite (osteoartrite e reumatoide)	Eczema/Coceiras Psoríase
Asma	Gota
Colesterol Alto (total, LDL e triglicerídeos elevados)	Inflamação
Doença Cardiovascular e Pressão Alta	Taxa Elevada de Açúcar no Sangue
Doença de Alzheimer	

CÚRCUMA COMBINA COM:

Alcaravia	Coentro	Semente de Erva-Doce
Alho	Cominho	Semente de Mostarda
Canela	Gengibre	Tomate Seco
Cardamomo	Pimenta-da-Jamaica	
Cebola	Pimenta-Preta	

Adaptado de Aggarwal, B, e Yost, D. *Healing Spices: How to Use 50 Everyday and Exotic Spices to Boost Health and Beat Disease*. Nova York: Sterling; 2011.

COMO USAR A CÚRCUMA:

Muffin Facinho de Tofu para o Café da Manhã, p. 146	Sopa de Amendoim Doce e Temperada, p. 214
Sem Dolo nem Rolo, *Burrito* de Café da Manhã, p. 148	Sopa Vegetariana Luz do Entardecer com Sementes de Girassol Tostadas, p. 220
Kitchari Reconfortante de Couve-Flor e Lentilhas, p. 156	Bolo de Cenoura Doce Vitalidade, p. 260
Abóbora-Bolota Aromática com Recheio de Legumes, p. 168	Limonada Brilho Radiante, p. 264
Caçarola Saborosa com Reconfortante Sabor de Queijo, p. 174	Leite Dourado para Acalmar a Alma, p. 268
Almoço de Lentilhas para o Dia a Dia, p. 184	Momento de Atenção Plena com Chá de *Matcha*, p. 272
Salada de Couve Crocante Descomplicada, p. 196	Sidra Aquece Tudo, p. 274
Sopa de uma Panela Só de Feijão-Manteiga, p. 212	

ERVAS E ESPECIARIAS Receitas

CAFÉ DA MANHÃ

Wraps Rock'n'Rollinhos de Salsicha de Lentilhas
Muffin Facinho de Tofu para o Café da Manhã
Sem Dolo nem Rolo, *Burrito* de Café da Manhã
Tigela de Batata-Doce e Picante Tudo de Bom
Mingau de Aveia com Maçã e Nozes
Tigela de Grãos e Vegetais para o Café da Manhã
Kitchari Reconfortante de Couve-Flor e Lentilhas
Pudim Quente de Banana e Chia para o Café da Manhã

PRATOS PRINCIPAIS

Plantástico Ziti de Forno com Cogumelos
Hambúrgueres de Cogumelo e Feijão Prontos para Grelhar
Abóbora-Bolota Aromática com Recheio de Legumes
Torres de *Tostadas* de Feijão-Preto
Caçarola Saborosa com Reconfortante Sabor de Queijo
Hambúrgueres de Feijão-Preto com Toque Mexicano
(Traga La) Batata-Doce *Fiesta* Assada
Almoço de Lentilhas para o Dia a Dia
Entrada de *Kimchi* com Arroz "Frito" e Vegetais
Pad Thai Vegetariano de Tofu
Deliciosos *Nachos* de Batata para Toda a Família

SALADAS

Salada de Couve com *Tempeh* que Sacia e Aquece
Salada de Couve Crocante Descomplicada
Salada de Farro, Manjericão e Limão
Salada Farta de Arroz Selvagem, Cogumelo e Brócolis
Salada de Morango Fresco e Menta
Salada Revigorante de Lentilhas

SOPAS/ENSOPADOS

Sopa de Espinafre e Lentilhas com Pimenta no Capricho
Sopa de uma Panela Só de Feijão-Manteiga
Sopa de Amendoim Doce e Temperada
Sopa Simplesinha de Cogumelo e Batata
Sopa Cremosa dos Deuses de Rúcula e Feijão-Branco
Sopa Vegetariana Luz do Entardecer com Sementes de Girassol Tostadas
Chili de Abóbora Nutritivo
Saboroso *Gumbo* Vegano com Quiabo

ACOMPANHAMENTOS

Arroz Selvagem com Cogumelos
Lentilhas Quentes com Ervas

LANCHES

Chips de Couve com Limão e Pimenta Picante
Pecãs com Temperos Doces e Salgados
Granola "Sementuda"

SOBREMESA

Bolo de Cenoura Doce Vitalidade

BEBIDAS

Limonada Brilho Radiante
Matcha Refrescante de Pepino
Leite Dourado para Acalmar a Alma
Encantador *Masala Chai*
Momento de Atenção Plena com Chá de *Matcha*
Sidra Aquece Tudo
Vitamina Paraíso Roxo
Vitamina de Cânhamo e Torta de Morango Fantástica

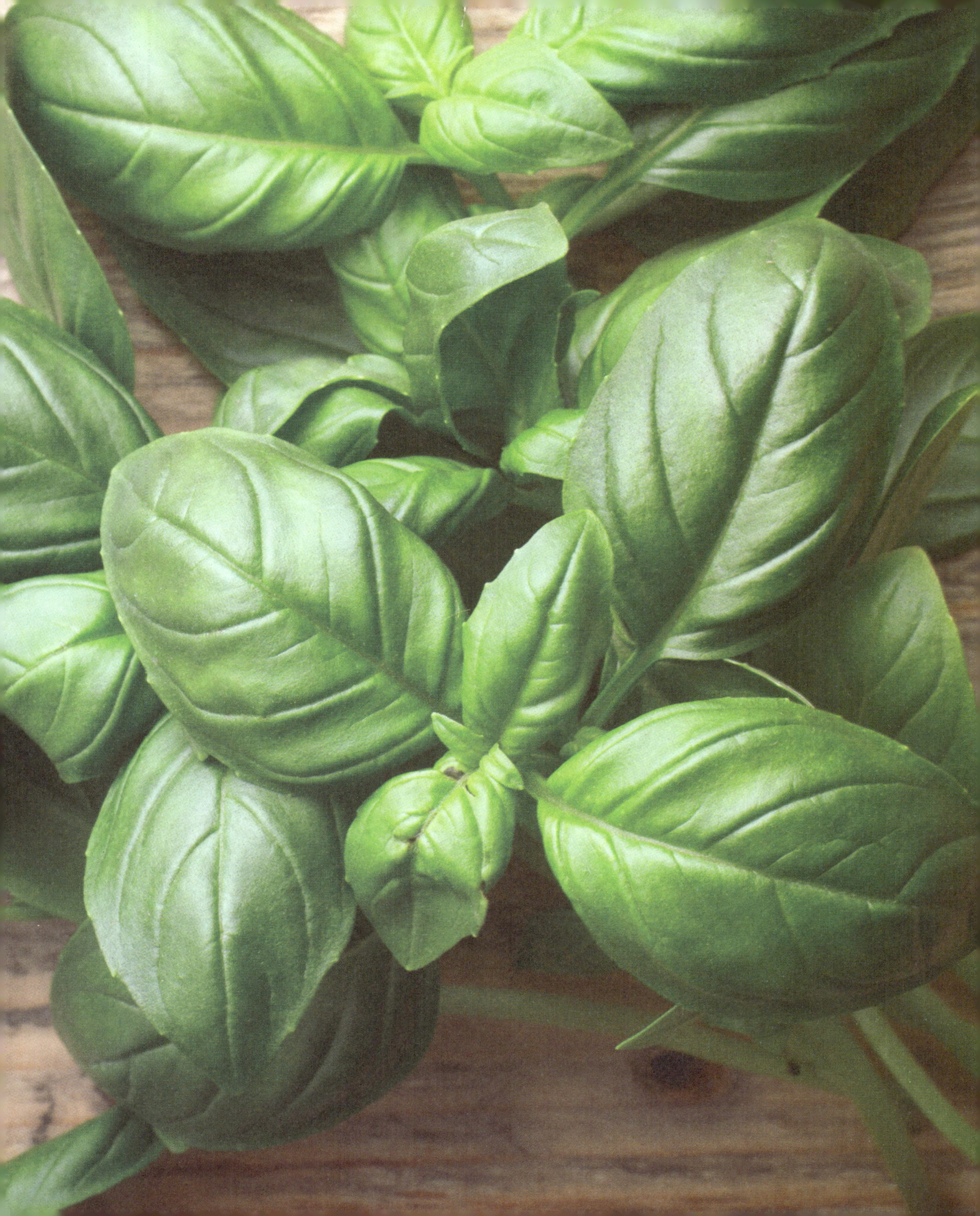

CAPÍTULO 7

BATATA-DOCE

Quando criança, quase não tive contato com açúcar ou alimentos açucarados. Frutas silvestres eram a coisa mais próxima que eu tinha de sobremesa. Claro, eu não me importava porque não sabia o que estava perdendo; puxa, couve e nabos tinham um gosto muito bom para mim! Mas algumas vezes por ano, em ocasiões realmente especiais, acendíamos o pequeno fogão em nossa cabana de madeira (uma maravilha naquele inverno da Colúmbia Britânica, acredite!) e assávamos algumas batatas-doces.

O cheiro, por si só, me dava água na boca – assim como a lembrança dele enquanto escrevo isso. Enquanto os açúcares caramelizados borbulhavam e pingavam no papel-alumínio que colocávamos no forno, eu mal conseguia conter meu entusiasmo. Esperava, ansioso, que a batata-doce cozinhasse do mesmo modo como algumas pessoas ficam à espera que um bolo de chocolate, recheado e enfeitado, fique pronto.

Apesar de tudo que aprendi sobre os benefícios da batata-doce para a saúde – que abordaremos daqui a pouco –, uma parte de meu cérebro ainda acredita que uma coisa assim tão doce tem de ser prejudicial à saúde. Quando descobri que ela pode realmente estabilizar o açúcar no sangue e, portanto, pode ser boa para pessoas com diabetes tipo 2, fiquei abismado.

Há um ditado no mundo dos negócios que diz que todo produto ou serviço apresenta três aspectos essenciais – qualidade, rapidez e preço – e que podemos tirar proveito de dois deles, sejam quais forem, mas nunca dos três. Em outras palavras, podemos obter algo bom e rápido, mas teremos de pagar muito por isso. Podemos obter algo rápido e barato mas à custa da qualidade. E assim por diante. As empresas que descobrem como criar ofertas boas, rápidas e baratas são extremamente raras.

No mundo da comida, as duas qualidades que em geral demandam o sacrifício de uma

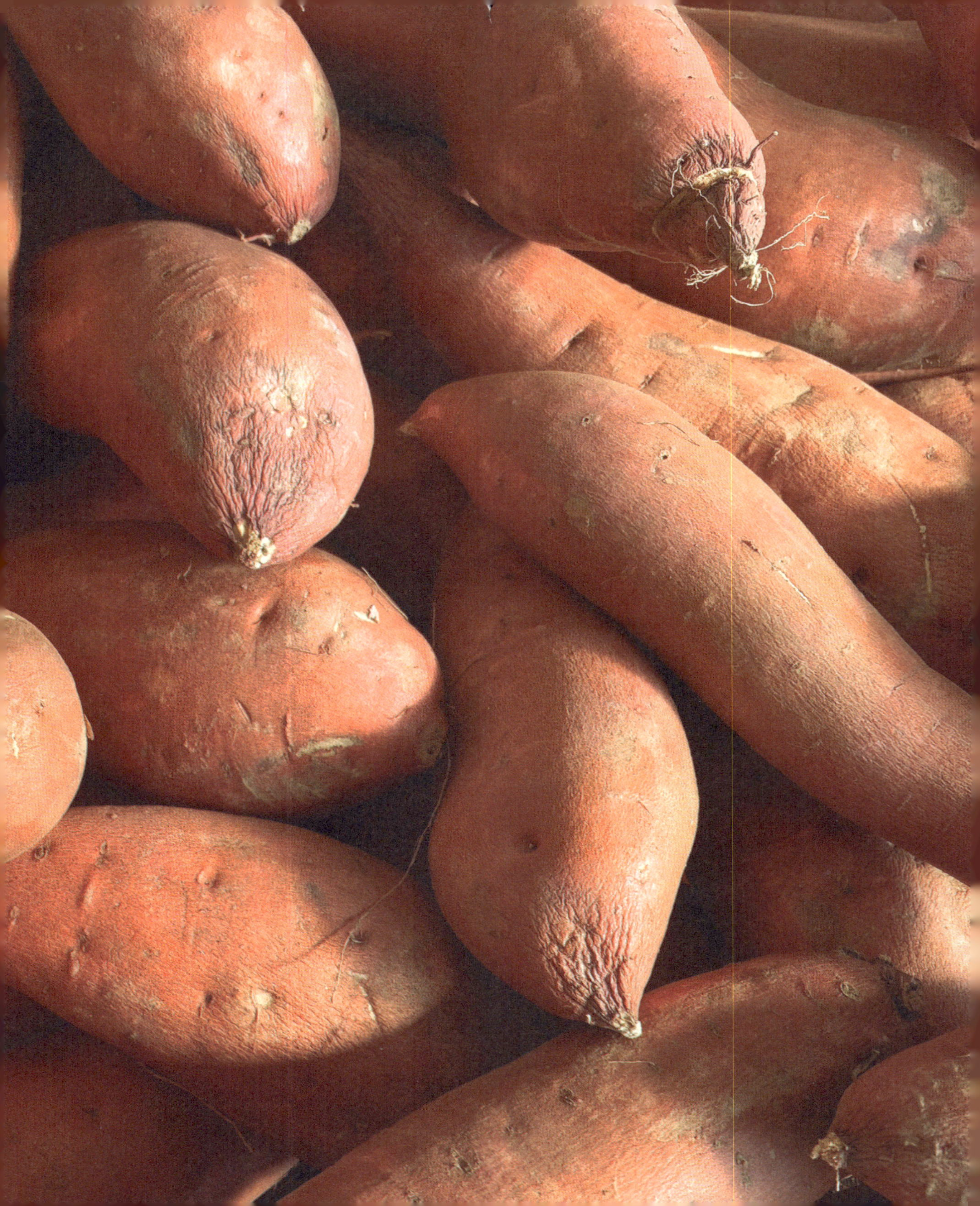

coisa por outra, pelo menos na mente de muitas pessoas, são sabor e saúde. "Comida saudável" é, na melhor das hipóteses, insossa. E comida deliciosa faz mal e provavelmente engorda. Isso, é claro, não é verdade – eu diria que alimentos que promovem a saúde podem ser extremamente gostosos se você souber prepará-los. Mas não há como negar que folhas de dente-de-leão, por exemplo, não vão estimular suas papilas gustativas exatamente da mesma forma que uma rosquinha.

Dito isso, quem quer que tenha inventado a batata-doce encontrou o mapa do tesouro: um superalimento que tem gosto de uma sobremesa realmente doce. As diferentes variedades preenchem muitos requisitos nutricionais – vitaminas, antioxidantes, fibras, minerais vitais como o cobre e o manganês –, além de ter um sabor bem doce e delicioso!

Em termos de nomes, tenho de esclarecer alguns equívocos. Primeiro, batata-doce não é a mesma coisa que inhame, embora os comerciantes da década de 1930 tenham pegado emprestado a palavra para descrever variedades desconhecidas de polpa alaranjada e distingui-las das batatas-doces de tom branco às quais as pessoas estavam acostumadas[1].

Segundo, elas não são realmente batatas; não são sequer da mesma família. Em termos de sabor e textura, a batata-doce é em geral mais doce e suculenta que as batatas comuns que conhecemos.

Agora que sabemos que ela não é inhame nem batata, surgem algumas perguntas: o que exatamente é a batata-doce? Por que ela faz tão bem a você? Como ela pode ajudar na sua saúde? E como acrescentar uma quantidade maior desse incrível superalimento à sua dieta?

O que são batatas-doces?

A batata-doce, *Ipomoea batatas*, é um tubérculo de raiz, semelhante à beterraba, à cenoura e ao nabo. Parente da glória-da-manhã ou trepadeira, ela se originou em regiões tropicais da América Central e da América do Sul – ou pelo menos é essa a crença. Embora evidências fósseis revelem que a planta já crescia nas Américas há 35 milhões de anos, cientistas descobriram recentemente folhas fossilizadas de glória-da-manhã 12 milhões de anos mais velhas que isso na região que hoje corresponde à Índia[2].

Seja qual for sua origem inicial, a batata-doce se espalhou com rapidez pelo mundo graças a humanos que valorizaram seu sabor, seu perfil nutricional e sua capacidade de se desenvolver em condições variadas.

Há duas classes principais de batata-doce, a firme e a macia. As firmes se assemelham às batatas verdadeiras na forma como cozinham, pois se mantêm firmes e secas mesmo quando assadas. As macias recebem esse nome porque amolecem bastante (e retêm água) enquanto cozinham.

Só é possível encontrar apenas algumas variedades de batata-doce em nossos mercados locais. A mais comum nos Estados Unidos é a *beauregard*, com casca laranja-avermelhada e polpa em um alaranjado forte. Nos mesmos matizes laranja, variedades comuns incluem a granada (a que eu mais gostava quando era criança) e a joia.

Na maioria das vezes, encontramos a batata-doce branca, que tem uma polpa mais farelenta e uma casca marrom-dourada. Ela tem um sabor mais suave que as de tom laranja (e – é preciso mencionar – possui menos antioxidantes).

Temos ainda a deslumbrante batata-doce roxa, também chamada batata-doce de Okinawa, que foi importada das Américas pelo Japão no século XVI e se tornou um elemento básico da dieta extremamente saudável de Okinawa. A ilha é uma das "Zonas Azuis", onde se verifica índices impressionantes de saúde e longevidade humana e muitos residentes atribuem seu extenso "período de vida saudável" – o maior do mundo – a um consumo diário dessas raízes ricas em antioxidantes. Pesquisadores confirmam a correlação: tradicionalmente, os okinawanos obtêm mais de 60% de suas calorias desse único alimento.

Se você considera isso um comportamento extremo, espere até encontrar os *highlanders* de Papua-Nova Guiné, que obtêm 90% de suas calorias da batata-doce. E eles também colhem seus benefícios para a saúde: um estudo de 1994 descobriu que raramente são acometidos por doença cardíaca, derrames ou quaisquer outras doenças crônicas atuais[3].

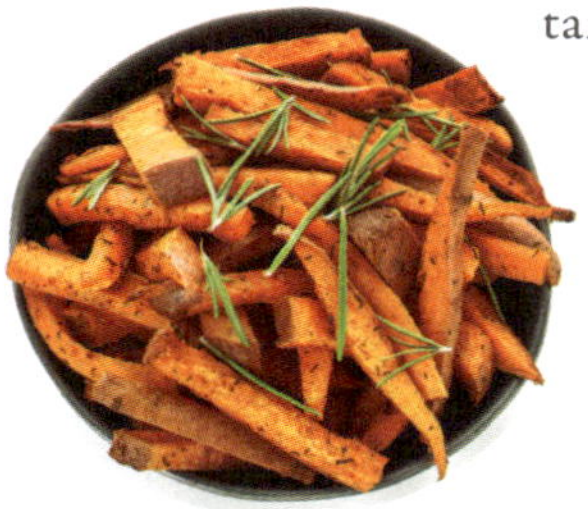

Esses grupos não são atípicos – muitas outras culturas ao redor do mundo confiam há muito tempo na batata-doce. Sem sombra de dúvida, ela pode ser um dos alimentos mais antigos conhecidos pela humanidade.

Nutrição da batata-doce

Comparada à batata comum, a batata-doce contém mais vitaminas e antioxidantes. Para extrair o máximo benefício nutricional da batata-doce, coma as cascas, que podem conter 10 vezes mais poder antioxidante do que a polpa.

Batatas-doces são ricas em betacaroteno, vitamina C e várias vitaminas do complexo B, incluindo ácido pantotênico, niacina e vitamina B6. O betacaroteno, que confere a sua cor alaranjada, é convertido por nosso corpo na importantíssima vitamina A. Uma simples batata-doce contém, em média, o dobro da vitamina A de que seu corpo precisa. E, como ela está na forma de caroteno, o corpo pode facilmente eliminar o excesso, acabando com qualquer preocupação sobre a toxidade da vitamina A, que pode se manifestar quando obtemos a vitamina por meio de suplementos ou de fontes animais como peixe ou fígado de vaca.

Podemos obter o betacaroteno, o mais "famoso" dos carotenoides, de alimentos vegetais integrais, como a batata-doce, e também na forma de suplementos. Porém, os pesquisadores descobriram que isolar o betacaroteno de seus primos carotenoides pode causar desequilíbrios capazes de comprometer severamente sua saúde. Um estudo feito com 29.000 fumantes finlandeses revelou que aqueles que tomaram suplementos de betacaroteno apresentaram uma probabilidade muito maior de desenvolver câncer de pulmão do que os que tomaram uma pílula placebo. Um estudo norte-americano semelhante, com 18.000 fumantes e pessoas que trabalhavam com amianto, também verificou maior incidência de câncer de pulmão no grupo do suplemento de betacaroteno, bem como uma taxa de mortalidade 17% mais elevada[4].

Mas quando ingerido em alimentos, onde está sempre acompanhado e em equilíbrio com um conjunto completo de carotenoides, mostrou-se extremamente benéfico para a saúde, em especial prevenindo o câncer e melhorando a visão (o que abordaremos mais adiante).

Procure algumas dessas deliciosas variedades de batata-doce em sua próxima visita à feira ou à cooperativa de produtores!

Carolina Rubi	**Casca:** Roxo-avermelhado forte **Polpa:** Laranja-escuro
Covington	**Casca:** Rosada **Polpa:** Laranja forte
Excel	**Casca:** Bronze-alaranjado **Polpa:** Laranja cor de cobre
Granada Vermelha	**Casca:** Roxo-avermelhado **Polpa:** Laranja
Joia	**Casca:** Castanho-avermelhado **Polpa:** Laranja-brilhante
Okinawa	**Casca:** Roxa **Polpa:** Roxo-claro

A batata-doce também é rica em fibras, como o amido resistente, e é uma boa fonte de muitos minerais essenciais, como o potássio, o manganês, o magnésio, o ferro e o cobre. Ela também possui uma quantidade modesta, mas útil, de proteína (cerca de 4 gramas por xícara de batata-doce cozida). Além disso, batatas-doces roxas são ricas em uma família potente de antioxidantes chamados antocianinas.

Por que a batata-doce merece um *status* de superalimento

Na próxima vez que você olhar para uma batata-doce (principalmente aquelas que são alaranjadas ou roxas), quero que imagine uma farmácia totalmente abastecida. A seguir listo apenas alguns dos benefícios para a saúde de comer batatas-doces regularmente.

Batata-doce auxilia na saúde digestiva

A batata-doce, sobretudo a sua casca, é uma excelente fonte de fibras. A fibra é importante para nossa saúde digestiva, ajudando a evitar constipação e doenças graves, como o câncer de cólon. Algumas dessas fibras vêm na forma de amido resistente, assim chamado porque resiste à digestão em nosso intestino delgado.

Os cientistas pensavam que esse amido agia simplesmente como uma "vassoura" mecânica para manter as coisas em movimento, mas descobertas recentes sobre a natureza e função do microbioma alteraram essa visão. Agora sabemos que o amido resistente é alimento para as bactérias benéficas que existem no cólon e desempenham uma série de funções essenciais para que possamos viver bem.

Batata-doce ajuda a manter o coração saudável

A batata-doce é rica em potássio, que trabalha em equilíbrio com o sódio em nosso corpo para manter uma pressão arterial saudável. Ela também é rica em cobre, um metal essencial para a produção de glóbulos vermelhos. Baixos níveis de cobre foram associados a vários fatores de risco cardiovascular, incluindo altos níveis de LDL, colesterol considerado "ruim".

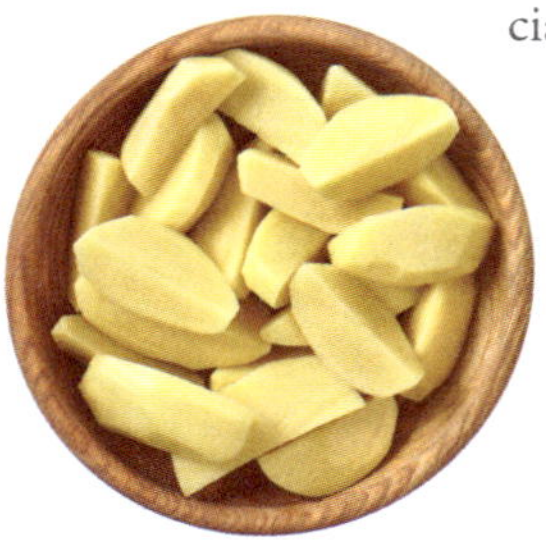

O alto teor de fibras da batata-doce também pode baixar o colesterol LDL, que é visto como o principal fator de risco para a doença cardíaca.

Batata-doce ajuda a estabilizar os níveis de açúcar no sangue

A fibra e os carboidratos complexos presentes na batata-doce podem ajudar a manter os níveis de açúcar no sangue estáveis, o que é importante para prevenir e controlar o diabetes. Vários ensaios clínicos randomizados revelaram que os participantes que adicionaram batata-doce às dietas reduziram seus níveis de hemoglobina glicada HbA1c[5] (A1c é um marcador de quanto açúcar estava presente no sangue nos três meses anteriores.)

Um bônus adicional de estabilizar os níveis de açúcar no sangue é que isso pode ajudá-lo a manter um peso saudável, já que você não experimenta as quedas que dizem ao seu corpo para comer imediatamente.

Batata-doce pode aumentar sua imunidade

A batata-doce é rica em antioxidantes que previnem os danos que os radicais livres podem causar ao seu corpo. Uma simples porção de batata-doce assada fornece mais da metade da dose diária necessária de vitamina C, ajudando na cicatrização de feridas e no reparo de tecidos.

Os altos níveis de betacaroteno na batata-doce ajudam seu corpo a produzir células imunológicas que evitam infecções e doenças, além de terem efeitos antitumorais. A batata-doce roxa, em particular, contém antioxidantes particularmente potentes chamados antocianinas.

Batata-doce é boa para os olhos

A batata-doce contém vários nutrientes associados à melhora da saúde ocular e da visão. Alguns dos mais poderosos são os carotenoides, incluindo o alfacaroteno, o betacaroteno, a luteína e a zeaxantina.

A batata-doce alaranjada (assim como outros vegetais alaranjados, incluindo as cenouras) tem concentrações particularmente elevadas de carotenoides.

Mas não é só a batata-doce alaranjada que é boa para sua visão. Uma classe de antocianinas chamada PSPA*, derivada das raízes da batata-doce roxa, também pode beneficiar seus olhos ao estimular a saúde e o crescimento das células epiteliais pigmentares da retina (EPR).

As células EPR ajudam os olhos a absorver a luz (o que é crucial para a visão). Elas também desencadeiam uma resposta imunológica a qualquer ameaça à saúde ocular.

* Purple Sweet Potato Anthocyanin ou Antocianina da Batata-Doce Roxa. (N. do T.)

Batata-doce alimenta o cérebro

A batata-doce também possui compostos, como colina e manganês, de que o cérebro precisa para funcionar da melhor maneira possível. Colina é um nutriente essencial para o crescimento e desenvolvimento do cérebro. Também podemos encontrá-lo no nome do neurotransmissor acetilcolina que envia mensagens entre as células. A insuficiência de acetilcolina pode prejudicar a cognição, a memória e inclusive o movimento[6].

O manganês também é importante para a saúde do cérebro. Ele se liga aos neurotransmissores e ajuda a mover, com mais rapidez, os impulsos elétricos pelo nosso corpo.

As antocianinas exclusivas da batata-doce roxa também podem ter propriedades que potencializam a memória.

Batata-doce pode ajudar a diminuir o estresse e a ansiedade

A batata-doce pode ajudá-lo a relaxar. É rica em magnésio, que desempenharia um papel de acalmar o cérebro. A deficiência de magnésio tem sido associada à depressão, aos distúrbios de humor e às dores de cabeça.

Batata-doce pode ajudar a estimular a fertilidade

A batata-doce é uma excelente fonte de vitamina A e ferro, dois nutrientes essenciais para uma reprodução saudável.

Batata-doce pode ajudar a combater o câncer

A batata-doce é rica em antioxidantes que combatem o câncer, em especial na própria casca. Elas têm ainda outras propriedades anticancerígenas.

Até 80% da proteína presente na batata-doce é um tipo de proteína de armazenamento conhecida como esporamina. Essa proteína singular ajudaria a inibir vários cânceres incluindo os de língua, vesícula biliar, cólon e reto. Também teria sido capaz de retardar o crescimento de células cancerígenas e de reduzir a migração e invasão celulares em cânceres metastáticos.

Cascas de batata-doce, em particular as da variedade roxa, podem ser especialmente poderosas quando se trata da prevenção de cânceres de mama, de cólon, de ovário, de pulmão e de cabeça/pescoço.

Uma curiosidade sobre a esporamina: ela age como uma "proteína defensiva" na raiz e folhas da batata-doce, tornando a planta menos saborosa para predadores. Além disso, as plantas de batata-doce cuidam umas das outras; quando suas folhas são mordidas, a planta emite sinais químicos pedindo que as plantas vizinhas produzam mais esporamina[7].

Alguns agrônomos estão querendo "pedir emprestado" genes da batata-doce e transferi-los por meio de técnicas de bioengenharia para outras plantas, como a couve-flor e o tabaco, na esperança de que reforcem a resistência dessas colheitas a pragas. Felizmente você não precisa se alterar geneticamente para obter o benefício imunológico da esporamina; basta comer batatas-doces!

A Batata-doce é anti-inflamatória

Comer batatas-doces também pode ajudar a reduzir a inflamação, uma condição que está ligada a praticamente todas as doenças crônicas já estudadas. Além dos combatentes comuns da inflamação, como o betacaroteno, a vitamina C e o magnésio, a potente coleção de antioxidantes da batata-doce também desempenha um papel importante aqui. Um dos antioxidantes que é encontrado com maior fartura na polpa da batata-doce roxa chama-se cianidina, e pode reduzir a inflamação especificamente no trato digestório.

Como comprar e armazenar batata-doce

Da próxima vez que comprar batata-doce, procure por aquelas com casca de cor uniforme, que não estejam rachadas ou manchadas. Dê uma apertada rápida (ou não tenha pressa; não vou julgar) para ter certeza de que não há nenhuma maciez que possa indicar apodrecimento.

Armazene a batata-doce em sua bancada ou em uma despensa; elas gostam de local fresco e seco, mas não refrigerado. Colocá-las em uma cesta de vime estimulará o fluxo de ar, o que pode mantê-las frescas por mais tempo. Mas não as deixe paradas por muito tempo; dependendo da temperatura e da umidade em sua cozinha, e do quão maduras estavam quando chegaram, elas devem durar por algumas semanas. Se alguma começar a apodrecer, livre-se dela, pois o gás que ela libera pode fazer com que as outras também comecem a se decompor.

Como preparar e servir a batata-doce

Batatas-doces são melhores cozidas. A batata-doce crua tem um inibidor enzimático que dificulta a digestão da esporamina e de outras proteínas pelo nosso corpo. Mas podemos cozinhá-las de várias maneiras: fervendo, no vapor, no micro-ondas, assando inteiras, assando ou grelhando pedaços cortados (como em cubos, fatias ou rodelas). Um dos meus métodos favoritos é cortá-las no sentido do comprimento e assar as metades viradas para baixo em uma bandeja forrada com papel-manteiga. Em seguida, você pode usar as metades como "barcos" para várias recheios – ou simplesmente comê-las de imediato (eu com certeza já fiz isso mais de uma vez!).

BATATA-DOCE ALARANJADA	BATATA-BRANCA, DOURADA, CASTANHO-AVERMELHADA	BATATA-VERMELHA, ROXA/AZUL
Rica em fibras	Rica em fibras	Rica em fibras
Rica em Vitamina A	Amido resistente (em especial batatas cozidas e resfriadas)	Vitamina C
Antioxidantes: Carotenoides Alfacaroteno Betacaroteno Luteína • Zeaxantina	Vitamina C	Antioxidantes: Antocianinas Cianidina
Vitamina C	Potássio	Potássio
Potássio	Magnésio	Manganês
Ácido pantotênico (vitamina B5)	Vitamina B6	Magnésio
Vitamina B6	Fósforo	Cobre
Manganês	Niacina (vitamina B3)	Ferro
Magnésio	Folato	Vitamina B6
Cobre	Colina	Colina
Colina	4 gramas de proteína por xícara	4 gramas de proteína por xícara
4 gramas de proteína por xícara		

Embora as batatas-doces não sejam da mesma família botânica que as variedades da batata-branca e vermelha/roxa, elas sem dúvida compartilham alguns nutrientes. Essa tabela ilustra as similaridades e diferenças entre tubérculos e batatas, e por que consideramos a batata-doce como algo superior!

Usos culinários para a batata-doce

Ah, existem tantas maneiras maravilhosas de adicionar batata-doce à sua vida! Além de recheadas com feijão-preto, guacamole, queijo vegetal ou cebolas e cogumelos refogados, as batatas-doces são uma ótima opção de acompanhamentos sazonal – pense no purê de batata-doce ou nos (erroneamente denominados) inhames cristalizados que enfeitavam muitas mesas americanas do século XX no Dia de Ação de Graças.

Elas também são um ótimo acompanhamento não sazonal quando cobertas por ervas e especiarias, assadas em fatias e servidas com um molho ou especiaria picantes – pense em batatas fritas realmente saudáveis.

Você pode cozinhar batata-doce em cubos ou picadas em uma frigideira, talvez com cebolas e

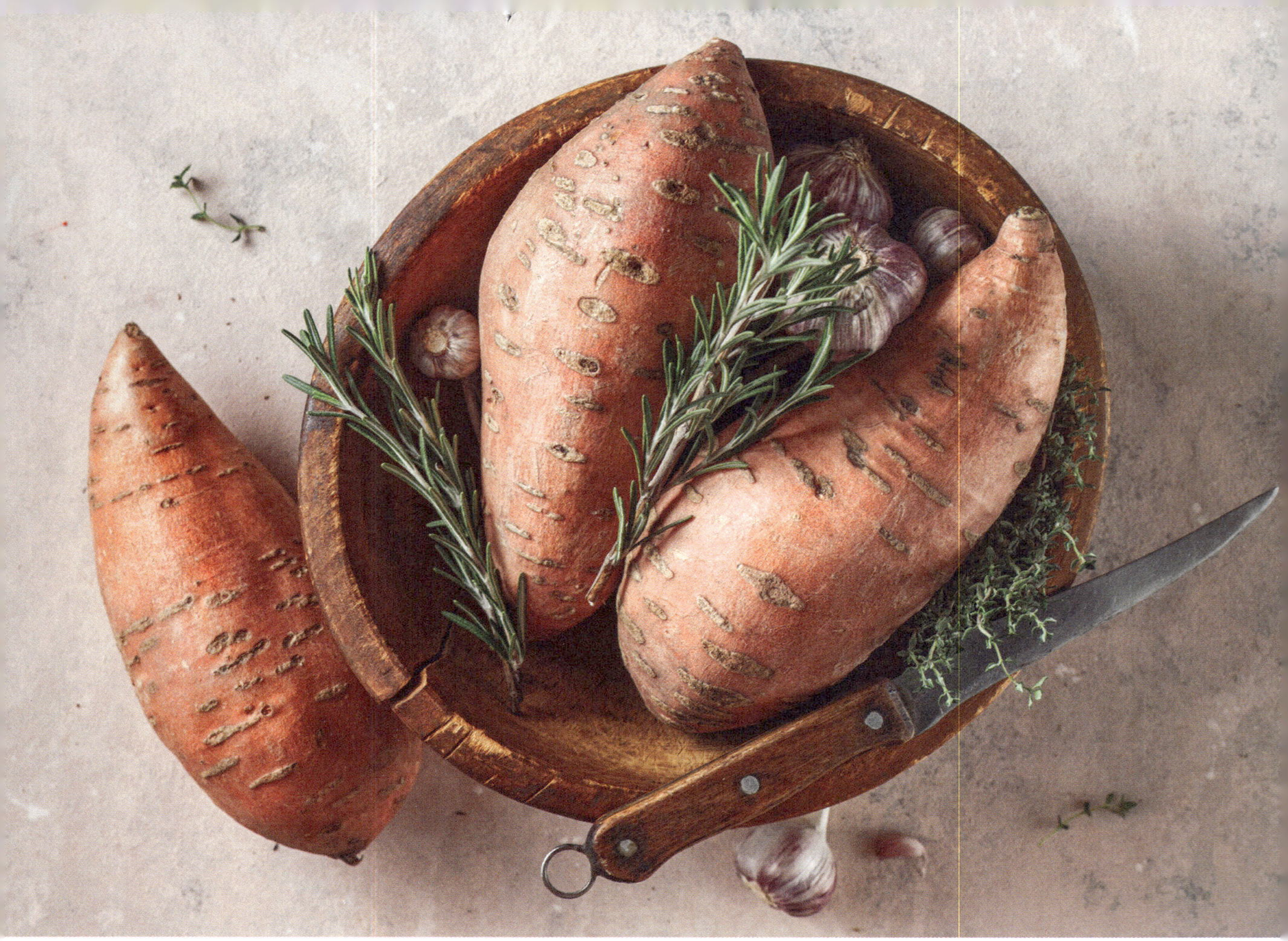

alho (palmas para as aliáceas – ver Capítulo 5), bem como suas especiarias favoritas (um viva para as especiarias – ver Capítulo 6). Se você tiver um espiralizador, poderá criar "macarrões" de batata-doce que poderá então ferver/cozinhar para usar como base nos seus pratos de massas favoritos.

Batatas-doces podem adoçar e adicionar textura a *chilis*, ensopados e caçarolas. Você pode acrescentar batatas-doces assadas e cortadas em cubo a tigelas de cereais e ovos mexidos no café da manhã. Além disso, em cubos ou raladas, podem ser o principal ingrediente em picadinhos.

E já que são tão doces, também podemos usá-las em sobremesas, desde tortas de batata-doce a *brownies* saudáveis à base de plantas e bolos sem óleo. O modo mais simples de aproveitar batatas-doces em sobremesas é pegar algumas batatas roxas cozidas, espalhar um pouco de manteiga de amendoim no topo e em seguida polvilhar cacau em pó. Se fecharmos os olhos, vamos jurar (ou afirmar, se não quisermos jurar) que estamos nos deliciando com um *brownie* de manteiga de amendoim incrivelmente delicioso.

BATATA-DOCE RECEITAS

CAFÉ DA MANHÃ

Tigela de Batata-Doce e Picante Tudo de Bom

PRATOS PRINCIPAIS

Torres de *Tostadas* de Feijão-Preto
(Traga La) Batata-Doce *Fiesta* Assada

SOPAS/ENSOPADOS

Sopa de Amendoim Doce e Temperada
Sopa Vegetariana Luz do Entardecer com Sementes de Girassol Tostadas

ACOMPANHAMENTOS

Biscoitos de Batata-Doce Sublimes

CAPÍTULO 8

OLEAGINOSAS E SEMENTES

Oleaginosas e sementes podem ser pequenas, mas têm um grande impacto nutricional e de saúde. Como uma criança pequena, em constante movimento e curiosa, eu precisava de muita energia durante o dia. E entre as refeições, meu lanche mais comum e preferido, de alta energia, era uma mistura de petiscos. Não uma mistura comercial com biscoitos cobertos de iogurte e M&Ms[*]. Consistia principalmente de oleaginosas e sementes torradas e salgadas, talvez com algumas passas para adoçar.

Depois que nos mudamos para a Califórnia, quando eu tinha 10 anos, comprávamos a maioria de nossas oleaginosas diretamente de mercados de produtores e barracas de feira – incluindo sacos de 4,5 kg de nozes frescas com casca. Pela primeira vez, descobri de onde vinham as nozes e vi quanto esforço era necessário para tirar o fruto da casca. Eu chegava a ficar uma hora sentado com um quebra-nozes portátil, alimentando suas mandíbulas de metal com uma noz atrás da outra e jogando-as na minha boca. Por volta dessa idade, comecei a me imaginar um *chef* vegano, ansioso para mostrar às pessoas que tudo que elas podiam fazer com carne, eu poderia fazer melhor com vegetais. E um dos exemplos mais bem-sucedidos foi meu pão de nozes, um análogo ao bolinho de carne, que misturava nozes, tofu, vegetais e temperos, para criar uma refeição saudável, gostosa e rica em proteínas.

Algumas pessoas ficam surpresas ao saber que oleaginosas e sementes fazem parte da minha dieta saudável – pensando, sem dúvida, em latas ou potes cheios de oleaginosas fritas e cobertas de açúcar e aromatizantes artificiais. Não há dúvida de que aromatizar e assar oleaginosas e sementes tem o potencial de diminuir seus benefícios nutricionais; mas, com certeza, elas se

[*] Marca comercial de confeitos, em geral de chocolate. (N. do T.)

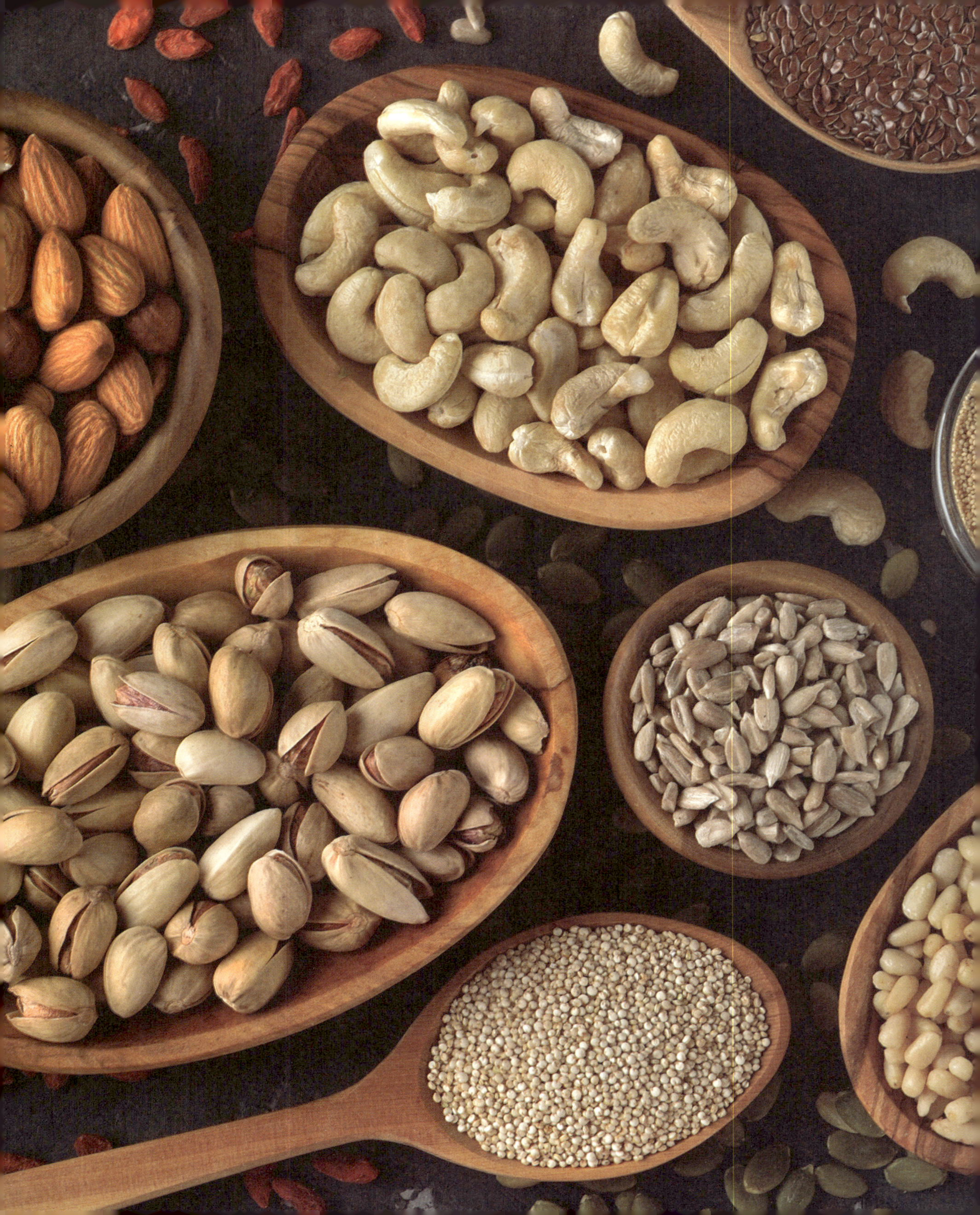

tornam opções mais gostosas e atraentes de lanches, sem deixar de fornecer uma boa quantidade de benefícios nutricionais.

Em relação à densidade calórica e nutricional, mesmo os produtos mais temperados e salgados feitos com oleaginosas não se tornam, por incrível que pareça, assim tão ricos em sódio. O fato é que quando o sal está do lado de fora de um alimento – pense em oleaginosas sortidas ou *chips* de tortilha –, um pouco só de sal já faz uma grande diferença.

O que torna oleaginosas e sementes tão poderosas em termos nutricionais? No meu modo de pensar, elas são a expressão máxima do potencial da vida para continuar. Cada oleaginosa ou semente carrega as instruções – o DNA – literalmente dentro dela, para construir uma árvore ou um arbusto inteiro. E essa nova planta pode produzir dezenas de milhares ou mesmo milhões de oleaginosas ou sementes, cada uma delas contendo a informação genética necessária para fazer mais plantas, e assim por diante.

A abundância de oleaginosas e sementes representa uma estratégia calculada de sobrevivência para a planta. Como a maioria será comida ou acabará em um solo inóspito, a planta superproduz como louca para fornecer a si mesma as melhores chances de se reproduzir.

Ao participar dessa combinação entre inteligência e abundância, você está consumindo a própria força criativa da vida. E todos os nutrientes presentes na oleaginosa ou semente que são necessários para nutrir uma nova vida ficam ao seu alcance.

Embora a ciência esteja descobrindo muitos dos benefícios para a saúde das oleaginosas e sementes, isso não é exatamente uma novidade, pois elas são a base das dietas humanas há mais tempo do que a maioria de nós pode imaginar. Restos arqueológicos encontrados em Israel de uma refeição que alguém supostamente consumiu há cerca de 780.000 anos revelaram que as oleaginosas faziam parte de sua dieta[1].

O que são oleaginosas e sementes?

Uma semente é o óvulo maduro fertilizado de uma planta, consistindo de três partes: um embrião, uma fonte de alimento e uma casca protetora. Uma oleaginosa é uma semente com uma casca externa dura que não se abriu quando a semente amadureceu. Então todas as oleaginosas são sementes; mas nem todas as sementes são oleaginosas, pois algumas não têm essa casca dura.

As coisas ficam mais complicadas a partir daí. As sementes de girassol têm uma casca dura, mas ainda são sementes. Pinhões são sementes, não oleaginosas; amendoins não são nenhuma das duas coisas (lembra-se do capítulo sobre leguminosas?). E tecnicamente caroços de pêssego são sementes (e talvez até oleaginosas), mas não recomendo adicioná-los à sua mistura de petiscos ou transformá-los em manteiga de caroço de pêssego.

Tentar entender tudo isso pode fazer você se sentir um pouco confuso. Vamos, então, nos ater às categorias do senso comum e não nos preocupar demais em saber onde uma determinada oleaginosa ou semente se encaixa. Dentro dessa estratégia, aqui está uma lista de oleaginosas comuns: pecãs, nozes, castanhas-de-caju, amêndoas, avelãs, castanhas-do-pará, macadâmias, pistaches, pinhões e castanhas. E aqui estão algumas sementes comuns: gergelim, girassol, chia, linhaça, cânhamo, abóbora e papoula.

Nutrição de oleaginosas e sementes

Variadas oleaginosas e sementes oferecem diferentes benefícios nutricionais, mas compartilham aqueles relacionados à tarefa de se transformarem em plantas. Todas são ricas em proteínas e gorduras vegetais de alta qualidade e boas fontes de fibras alimentares e vitaminas do complexo B, como a B6 e a B9. A maioria das oleaginosas e sementes é rica em minerais, incluindo magnésio, ferro, fósforo, cálcio e zinco. Além disso, contêm antioxidantes altamente poderosos, como tocoferóis (basicamente a família da vitamina E) e fitoesteróis.

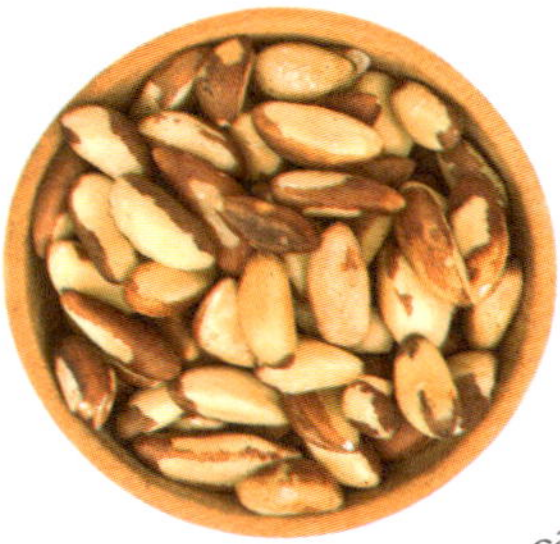

Algumas oleaginosas e sementes são particularmente ricas em ácidos graxos ômega-3. A linhaça e as sementes de chia são todas ricas nessas gorduras anti-inflamatórias que ajudam na função cerebral. Em termos de potencial antioxidante, as principais são nozes, pecãs e castanhas.

E temos também a castanha-do-pará, que é a mais rica fonte conhecida de selênio em alimentos, um traço mineral que costuma ser difícil de encontrar em uma dieta à base de plantas. Uma única castanha contém o dobro de nossa necessidade de consumo diária[2].

Por que oleaginosas e sementes merecem o *status* de superalimento

Como os outros superalimentos apresentados neste livro, oleaginosas e sementes não operam maravilhas em uma única área, ou no tratamento de uma única doença ou condição. A seguir, apresento uma (breve) lista dos benefícios para a saúde do consumo regular (moderado) dessas guloseimas crocantes e saborosas.

Oleaginosas e sementes podem ajudá-lo a viver mais tempo

Em 2013, pesquisadores reuniram os resultados dos mais ambiciosos estudos de saúde já realizados: o Nurses' Health Study [Estudos sobre a Saúde de Enfermeiros] acompanhou mais de 76.000 mulheres de 1980 a 2010, e o Health Professionals Follow-Up Study [Estudo de Acompanhamento de Profissionais de Saúde], que avaliou a saúde de mais de 42.000 homens de 1986 a 2010. Cada participante foi questionado sobre seu consumo de oleaginosas quando se juntou ao estudo e novamente entre 2 a 4 anos. Embora não houvesse dúvidas de que existiam outros fatores envolvidos (como quase sempre acontece em estudos observacionais), também é fato que aqueles que comiam 30 gramas de oleaginosas pelo menos sete vezes por semana apresentaram 20% menos probabilidade de morrer durante o curso do estudo do que aqueles que evitavam oleaginosas[3].

Outro estudo descobriu que os Adventistas do Sétimo Dia em Loma Linda, na Califórnia, que comiam oleaginosas pelo menos cinco vezes por semana ganharam, em média, dois anos extras de expectativa de vida[4].

Oleaginosas e sementes podem prevenir doenças cardíacas

Talvez você não consiga imaginar que um grupo de alimentos relativamente ricos em gordura fosse

OLEAGINOSAS/SEMENTES	PORÇÃO	PROTEÍNA NA PORÇÃO
Amêndoas	⅓ de xícara	7 gramas
Amendoins	⅓ de xícara	8 gramas
Castanhas-de-Caju	⅓ de xícara	8 gramas
Castanhas-do-Pará	6 castanhas	4 gramas
Nozes	⅓ de xícara	5 gramas
Sementes de Abóbora	2 colheres de sopa	5 gramas
Sementes de Cânhamo	2 colheres de sopa	6 gramas
Sementes de Chia	2 colheres de sopa	4 gramas
Sementes de Gergelim	2 colheres de sopa	4 gramas
Sementes de Girassol	2 colheres de sopa	4 gramas
Sementes de Linhaça	2 colheres de sopa	3 gramas

capaz de ajudar a prevenir doenças cardíacas, mas oleaginosas e sementes podem fazer exatamente isso – pelo menos quando consumidas com moderação. Foi demonstrado que as nozes reduzem os níveis de colesterol LDL, diminuem a inflamação, previnem coágulos sanguíneos que poderiam causar ataques cardíacos e derrames, e reduzem a pressão arterial[5].

Em um estudo iraniano de 2021 realizado com 6.500 adultos, os que comiam mais oleaginosas apresentaram um risco menor de desenvolver doença cardiovascular que aqueles que consumiam menos[6]. E os Adventistas do Sétimo Dia que comiam oleaginosas pelo menos cinco vezes por semana reduziram seu risco de doença cardíaca pela metade[7].

E não vamos nos esquecer das sementes. As sementes de linhaça, em particular, fazem muito bem para a saúde do coração. Um estudo de 2015 revelou que pessoas com artérias comprometidas que comiam farinha de linhaça enquanto tomavam medicamentos à base de estatinas apresentaram menores taxas de colesterol, tanto o LDL "ruim" quanto o total, que aquelas que faziam uso apenas do medicamento[8]. E alguns compostos da linhaça parecem não apenas ajudar a impedir e a deter a aterosclerose, como também realmente podem contribuir para reverter o processo[9].

As sementes de cânhamo também podem beneficiar o seu coração. Estudos mostram que elas podem ajudar a prevenir bloqueios arteriais, baixando os níveis de colesterol, protegendo o coração após um evento cardíaco e reduzindo a pressão alta, considerada um importante fator de risco para a doença cardíaca[10].

As sementes de chia também ajudam nesse sentido, graças em parte a suas ricas concentrações de ALA, um dos ácidos graxos ômega-3. Um ensaio controlado randomizado de 2014 descobriu que a farinha de chia reduziu a pressão arterial de pessoas com hipertensão preexistente[11].

Oleaginosas e sementes combatem o câncer

As oleaginosas contêm nutrientes que podem bloquear a progressão dos cânceres de próstata[12] e de mama[13]. Também a linhaça é um poderoso supressor de câncer. Além de suas gorduras ômega-3, elas contêm uma classe de antioxidantes chamados lignanas, que foram estudados por sua capacidade de reduzir o tamanho, o crescimento e a disseminação das células do câncer de mama, bem como causar a morte dessas células[14].

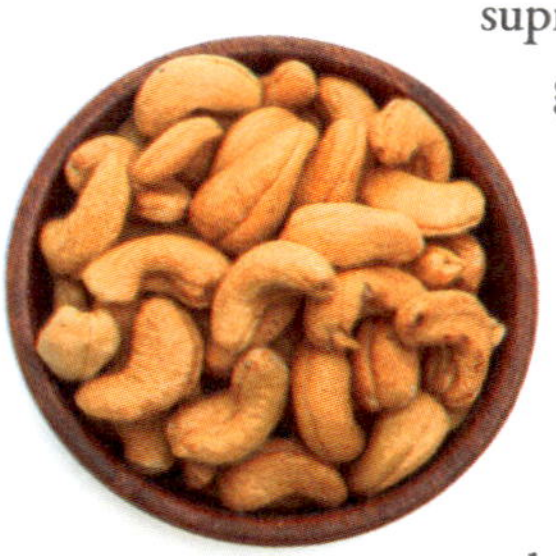

Há motivos para acreditar que as sementes de chia também ajudariam a diminuir o risco de desenvolvermos certos cânceres. Elas são ricas em ácido graxo ALA, que comprovadamente reduz a viabilidade das células cancerígenas tanto do câncer de mama quanto do cervical[15].

Oleaginosas e sementes podem prevenir o diabetes tipo 2

Como são ricas em gorduras e proteínas, as oleaginosas podem ajudar a regular os níveis de açúcar no sangue e prevenir os tipos de picos que ocorrem com o diabetes. As amêndoas, em particular, têm sido estudadas por sua capacidade de impactar positivamente os níveis de açúcar no sangue em pessoas com o diabetes tipo 2. Um estudo realizado durante 24 semanas foi longo o suficiente para verificar os benefícios do consumo de amêndoas, que incluíam a redução do A1c, um marcador de longo prazo da glicose no sangue[16].

Outro estudo perguntou a 34.000 norte-americanos se eles haviam consumido oleaginosas nas 24 horas anteriores à pesquisa. Os que disseram "sim" apresentaram a metade da probabilidade de desenvolver diabetes tipo 2[17].

Sementes também ajudam a prevenir e controlar o diabetes. Um estudo revelou que, quando os voluntários comeram pão branco feito com sementes de chia inteiras ou moídas, seus níveis de açúcar no sangue aumentaram muito menos do que quando os mesmos participantes comeram pão sem chia. Quanto mais chia era adicionada, mais forte era o efeito[18]. Também existem evidências de que sementes de linhaça ajudam a melhorar o controle dos níveis de açúcar no sangue, mesmo em pacientes obesos em estágio avançado de diabetes tipo 2.[19]

Oleaginosas e sementes podem reduzir a incidência de cálculos biliares

Apesar do seu alto teor de gordura, oleaginosas e sementes podem ajudar a prevenir a formação de cálculos biliares. Um estudo de 2004 revelou que homens que consumiam oleaginosas, incluindo amendoins, apresentavam um risco 30% menor de desenvolver cálculos biliares do que homens que não comiam oleaginosas[20].

Oleaginosas e sementes podem melhorar a saúde sexual

Durante um estudo realizado em 2011, 17 homens sofrendo de disfunção erétil receberam, diariamente, durante 3 semanas, 100 gramas de pistache. Os participantes que consumiram pistaches não só baixaram seu colesterol total e seu colesterol LDL, ao mesmo tempo que aumentaram o seu colesterol bom, HDL, como também melhoraram de forma significativa a sua capacidade de alcançar e manter ereções[21].

RECEITA FÁCIL DE MANTEIGA DE AMÊNDOA

3 xícaras de amêndoas cruas ou secas e torradas
¼ de uma colher de chá de sal marinho (opcional)

INSTRUÇÕES

Adicione as amêndoas e o sal a um processador de alimentos e bata até que as amêndoas fiquem granuladas. Elas devem ficar com uma textura de farinha. Raspe as laterais do copo do processador, torne a colocar a tampa e bata até ficar homogêneo. Dependendo da qualidade das amêndoas e da potência de seu processador de alimentos, a mistura pode levar de 3 a 8 minutos para atingir uma consistência cremosa e uniforme.

Guarde em um recipiente fechado por 2 semanas na mesa da cozinha ou por até 4 semanas no refrigerador.

Todo ano, a Pfizer ganha mais de um bilhão e meio vendendo Viagra. A empresa teme a competição de medicamentos rivais, como Cialis e Levitra. Talvez também devesse se preocupar um pouco com a concorrência dos produtores rurais de pistache!

Armazenando oleaginosas e sementes

Depois de comprar oleaginosas e sementes, armazene-as em recipientes herméticos no refrigerador ou no *freezer* para impedir que seus óleos fiquem rançosos. Oleaginosas frescas geralmente são melhores. Se tiver um quebra-nozes (e algum tempo e energia), compre oleaginosas com casca e quebre-as conforme a sua necessidade. Você também pode comprá-las descascadas, caso queira comê-las de imediato ou mantê-las refrigeradas.

É uma boa ideia manter suas sementes também refrigeradas ou congeladas. Você pode desfrutar de sementes de cânhamo tirando-as diretamente da embalagem, mas se comprar sementes inteiras de linhaça, talvez seja melhor moê-las para permitir que seu corpo tenha acesso à toda a sua generosidade nutricional. Eu uso um moedor barato de café para fazer isso. Depois de moer um lote, guardo-o na geladeira em um recipiente hermético.

Usos culinários de oleaginosas e sementes

Você pode saborear oleaginosas cruas ou assadas, inteiras, picadas ou moídas.

Procure comê-las cruas, com uma pitada de sal ou como parte de uma mistura de petiscos caseira.

Elas são deliciosas adicionadas a um pão ou caçarola de oleaginosas, misturadas a leites de oleaginosas e vitaminas, e usadas como base para um "queijo de oleaginosas".

Você pode polvilhá-las sobre saladas e refogados, usá-las em sobremesas (são ótimas quando seus pedaços ajudam a formar uma crosta natural de torta) ou misturá-las a molhos, pastas e patês. Pode comprar manteigas de oleaginosas e sementes já prontas ou fazê-las com um processador de alimentos ou liquidificador de alta velocidade.

OLEAGINOSAS E SEMENTES RECEITAS

CAFÉ DA MANHÃ

Elixir da Vida Cremoso
Wraps Rock'n'Rollinhos de Salsicha de Lentilhas
Panquecas Caprichadas de Mirtilo e Nozes
Tigela de Batata-Doce e Picante Tudo de Bom
Mingau de Aveia com Maçã e Nozes
Pudim Quente de Banana e Chia para o Café da Manhã

PRATOS PRINCIPAIS

Plantástico Ziti de Forno com Cogumelos
Tigela Verde Energética e Poderosa
(Traga La) Batata-Doce *Fiesta* Assada
Almoço de Lentilhas para o Dia a Dia
Entrada de *Kimchi* com Arroz "Frito" e Vegetais
Pad Thai Vegetariano de Tofu

SALADAS

Salada de Couve com *Tempeh* que Sacia e Aquece
Salada de Couve Crocante Descomplicada
Salada de Farro, Manjericão e Limão
Salada Farta de Arroz Selvagem, Cogumelo e Brócolis

Salada de Morango Fresco e Menta
Salada Revigorante de Lentilhas
Supersalada de Sementes de Outono com Molho Picante de Romã

SOPAS/ENSOPADOS

Sopa de uma Panela Só de Feijão-Manteiga
Sopa de Amendoim Doce e Temperada
Sopa Cremosa dos Deuses de Rúcula e Feijão-Branco
Sopa Vegetariana Luz do Entardecer com Sementes de Girassol Tostadas
Chili de Abóbora Nutritivo

ACOMPANHAMENTOS

Arroz Selvagem com Cogumelos
Brócolis com Parmesão e Alho

LANCHES

Muffins de *Matcha* Iluminadores
Chips de Couve com Limão e Pimenta Picante
Pecãs com Temperos Doces e Salgados
Granola "Sementuda"

SOBREMESAS

Sorvete de Chá Verde e Pistache
Barrinhas de Limão e Mirtilo
Crocante de Morango e Ruibarbo Perfeito para o Verão
Bolo de Cenoura Doce Vitalidade

BEBIDAS

Vitamina Verde Tropical Revigorante
Vitamina de Cânhamo e Torta de Morango Fantástica
Vitamina de *Mocha* com Banana e Nozes

CAPÍTULO 9

CAFÉ E CHÁ

Era uma vez um monge etíope que tinha um problema. Segundo a lenda[1], ele simplesmente não conseguia ficar acordado durante as orações, causando uma má impressão em seus irmãos monásticos. Um dia, ele estava viajando por um campo quando se deparou com uma visão estranha e maravilhosa – um pastor dando piruetas e um rebanho de cabras saltitando.

A dança do pastor e seu rebanho tinha a agitação de uma tempestade. Até o velho cervo pulava como uma criança. O monge interrogou o pastor sobre a fantástica festa que testemunhava e logo descobriu que tanto o homem quanto as cabras estavam se banqueteando com os pequenos frutos de um pé de café que havia por lá.

O monge, percebendo que tinha encontrado a solução para sua sonolência, pegou punhados das frutinhas, entupiu os bolsos com elas e continuou sua jornada. Retornando ao mosteiro, reconstituiu os frutos agora secos fervendo-os e bebendo o líquido.

Como resultado, aquele monge tornou-se um modelo de piedade energética e não demorou muito para que os outros monges também começassem a usar aqueles frutos maravilhosos para alimentar suas próprias buscas espirituais.

Separado do monge etíope por muitos quilômetros e muitos séculos, o imperador chinês Shen Nung estava viajando com sua comitiva quando decidiu acampar sob uma árvore de chá. O calor de um fogo de cozinha secou algumas folhas, que caíram em uma panela de água fervente e produziram um aroma celestial. Ao beber a água, o imperador ficou impressionado pelo sabor delicioso e o efeito revigorante em seu corpo. E assim foi descoberto o chá[2].

Gosto de pensar que essas narrativas contam as origens das duas bebidas mais populares do mundo.

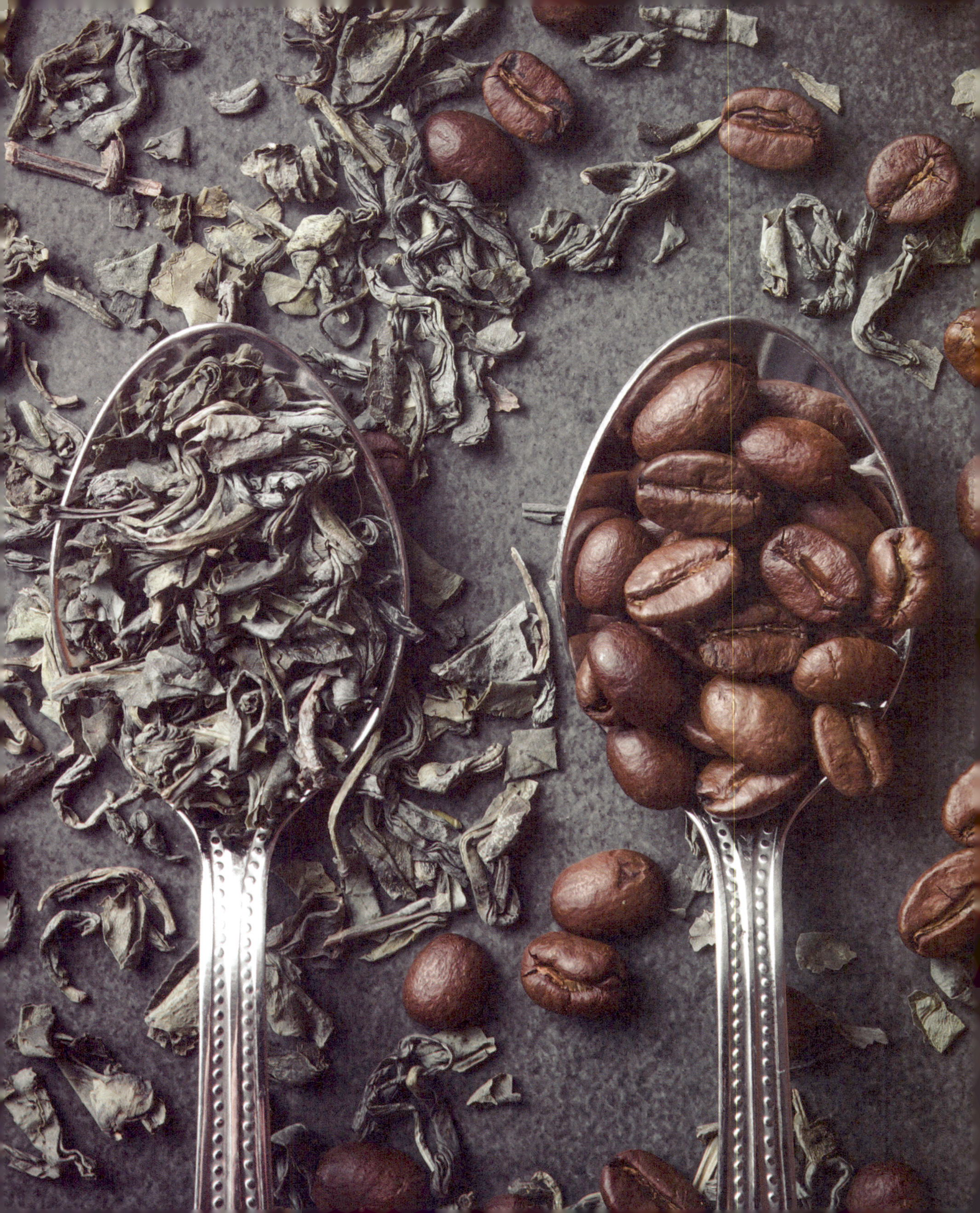

Mas ao contrário de alguns dos superalimentos presentes neste livro, o café e o chá não precisam de uma agência de *marketing* para fazer as pessoas consumi-los. Bilhões de pessoas ao redor do mundo usam o café como combustível para suas vidas, enquanto o chá é a segunda bebida mais popular em termos de litros bebidos por dia, sendo superado apenas pela água.

Apesar da popularidade, com frequência café e chá ficam com uma má reputação entre quem se preocupa com a saúde. Não há dúvida de que ambos fazem com que a pessoa se sinta bem ao bebê-los, e que trazem energia e foco (pelo menos nas variedades cafeinadas). Mas em uma cultura que ensina que tudo que parece bom (estou me referindo aos *donuts* fritos) deve ser ruim para nós, todos os prazeres são vistos como vilões.

Então, fico feliz em informar que a preponderância de dados científicos é bastante clara: tanto o café quanto o chá, consumidos com moderação, podem ser superalimentos promotores de saúde para a maioria das pessoas.

Levei muitos anos para aceitar a evidência. Não fui criado tomando café ou chá cafeinado e, durante muito tempo, achei que a única xícara de café que meu pai tomava toda manhã era sua única "escorregada" alimentar; uma indulgência especial desfrutada por um homem com autodisciplina e determinação. Mas o fato é que sempre adorei as conversas que tínhamos depois que ele bebia seu café da manhã. Sei que sou parcial, mas esse homem incrível e brilhante é ainda mais incrível e brilhante quando energizado por uma bebida de alta qualidade.

Agora vejo essa xícara como parte integrante de sua alimentação saudável, que estimula os centros cognitivos e de humor do cérebro. No auge dos seus mais de 70 anos, meu pai continua astuto e amoroso como sempre foi, e a ciência diz que o café pode ajudá-lo a continuar assim ainda por muitos anos.

Eu também aprecio os prazeres do café, embora raramente o tome, porque acho que, embora goste das sensações iniciais, tenho tendência a ficar tenso e até irritado algumas horas depois. Assim, embora haja muitas razões para tomar café, claramente existem pessoas – como eu – para quem isso não é uma boa ideia. Se seu corpo não se dá bem com café, você pode obter a maioria dos benefícios, senão todos eles, a partir das variedades descafeinadas ou de outros alimentos e bebidas.

O chá – ou melhor, os "chás", pois há enormes diferenças entre chá preto, verde e branco; ou *matcha* e uma variedades de ervas – também funciona como estimulante para a saúde e o humor. Existem chás com cafeína, todos provenientes da *Camellia sinensis*, a planta do chá. E existem chás feitos de folhas e flores de outras plantas, incluindo camomila, hibisco, lavanda e hortelã. Cada planta oferece seu próprio conjunto de propriedades que fazem bem à saúde.

O café fornece combustível para atividades, objetivos e motivações, por isso é mais adequado como bebida matinal. Especialistas em saúde geralmente aconselham evitar o café depois das 15h (para os que trabalham em turnos diurnos), pois a cafeína pode permanecer durante horas em nosso sistema e interferir no sono.

O chá, por outro lado, pode ser uma bebida maravilhosa para a parte da tarde e da noite. Seja o britânico chá da tarde (apreciado pelas elites que relaxavam em confortáveis poltronas), o *high tea* (o lanche feito pelos trabalhadores após o término de seus trabalhos) ou as elaboradas cerimônias de atenção plena japonesas, veremos que as pessoas tradicionalmente usam o chá para desacelerar, saborear a vida e simplesmente desfrutar do que já têm.

Ambos os tipos de bebidas podem contribuir com a nossa saúde física, mental e emocional de diferentes maneiras e em diferentes momentos do dia. O café nos lembra de que somos criaturas de ação, capazes de mudar o mundo. O chá nos permite fazer uma pausa, refletir e apreciar o mundo como ele é.

O que é o café e o chá?

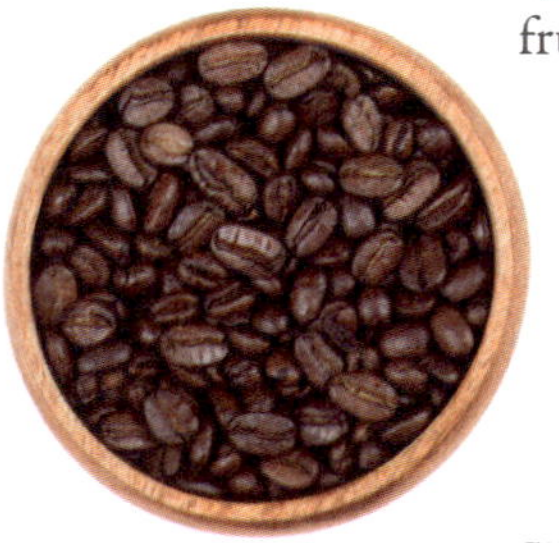

O café é uma bebida feita de grãos de café torrados, que são na verdade sementes de frutos de uma variedade da planta chamada *Coffea*, que é nativa de regiões tropicais da Ásia e da África. Há duas variedades principais da planta *Coffea:* arábica e robusta[3]. O café arábica é considerado de maior qualidade que o robusta. Infelizmente, as plantas são mais delicadas e mais difíceis de serem cultivadas, exigindo, portanto, trabalho mais intensivo, o que as deixa mais caras. O robusta é mais rico em cafeína e atua como um repelente natural de pragas. Os grãos do café robusta geralmente costumam virar um tipo de café barato, incluindo muitas variedades com desconto instantâneo, onde o sabor "robusto" (alguns dizem "forte") pode ser mascarado pela adição de muito açúcar e creme.

A planta do chá é um arbusto perene nativo do Leste Asiático. Muitas variedades de chá vêm desta planta; as folhas e os brotos das folhas podem ser transformados em chás preto, branco, amarelo, *matcha* e chás verdes, bem como em variedades *pu-erh* e *oolong*. Eles variam com relação ao tempo que as folhas são deixadas na planta antes da colheita e no modo como são processados.

O processamento em geral implica permitir que as folhas oxidem, de modo parcial (como no caso do *oolong*) ou completo (como é feito com o chá preto), e na aplicação de vários tipos de calor em diferentes intensidades e diferentes momentos do processo. Chás de ervas são aqueles feitos de outras plantas e não da planta do chá. Chás de ervas populares incluem os que são feitos de flores (camomila, rosa, jasmim e lavanda), de folhas (hortelã, maracujá, limão, erva-cidreira e *rooibos*) e raízes (gengibre e dente-de-leão).

Na ilha onde eu cresci, era possível encontrar e colher ervas selvagens para fazer chás calmantes, ricos em nutrientes e deliciosos. Chás de camomila, hortelã e urtiga eram itens de primeira necessidade na minha infância.

Nutrição do café e do chá

O nutriente mais conhecido presente no café (e no chá que não é feito de ervas) é a cafeína, que age como estimulante em nosso sistema nervoso central. Também existem evidências de que ela reduz a inflamação, um sintoma que está na origem da maioria das doenças crônicas.

Tanto o café quanto o chá são ricos em antioxidantes como catequinas, polifenóis, vitamina C e taninos. O chá verde, em particular, é uma fonte poderosa de uma catequina com um nome com sonoridade heroica: epigalocatequina galato (EGCG), que pode impedir a formação de radicais livres em nossas células. O chá de *matcha*, que é em pó para que você consuma toda a folha em vez de obter apenas os nutrientes que se dissolvem em água quente, tem cerca de três vezes mais antioxidantes que o chá verde comum.

Adicionar limão ao seu chá pode aumentar a disponibilidade de antioxidantes, enquanto os laticínios podem diminuí-la.

Por que o café e o chá merecem *status* de superalimentos

Antes de compartilhar a pesquisa sobre os benefícios para a saúde do café e do chá, vou contextualizá-la. Muitos dos benefícios notáveis do café e do chá parecem resultar da grande variedade e quantidade de antioxidantes contidos nessas bebidas. O problema é que a maioria das pessoas que seguem a dieta industrializada atual não está obtendo antioxidantes de outras fontes. Na verdade, estima-se que o americano comum obtenha metade de seus antioxidantes somente do café.

Sendo assim, sabemos que pessoas que estão praticamente famintas por antioxidantes se beneficiam imensamente do café e do chá. O que não sabemos é até onde vai esse benefício para aqueles que já consomem uma abundância de antioxidantes em uma dieta variada, minimamente processada e baseada em vegetais.

Um segundo elemento importante nessa contextualização é que muita gente toma seu chá e café repletos de ingredientes que não são bons para a saúde: açúcar, adoçantes artificiais, leite, chantili e cremes artificiais. É possível, então, que café e chá possam ser ainda melhores para nossa saúde do que os estudos sugerem.

E em terceiro lugar, é importante afirmar, outra vez, que nem todo mundo se dá bem com cafeína. Algumas pessoas acham que isso as deixa nervosas, ansiosas e estressadas. E muitas acham que ela tem impacto negativo em seu sono. Então, como em todas as coisas, mas em especial no caso de bebidas com cafeína... ouça seu corpo e faça o que faz sentido e parece melhor para você.

Agora, feitas essas ressalvas, vamos ver o que os estudos nos dizem.

Café e chá ajudam na saúde cardiovascular

Como o café faz com que seus vasos sanguíneos se expandam, ele é bom para a circulação[4]. O que significa que o coração não precisa bombear com tanta força e as placas têm menos probabilidade de se transformarem em coágulos sanguíneos causadores de derrame. Um estudo de 2009, feito com 83.000 enfermeiras americanas, revelou que beber café pode "reduzir modestamente" o risco de derrame em mulheres[5]. Um estudo de 2011 realizado com 34.000 mulheres suecas replicou e corroborou esses resultados, concluindo que aquelas que bebiam menos de uma xícara de café por dia tinham um risco maior de derrame[6]. E um artigo de 2018 estimou que beber de 3 a 5 xícaras por dia podia reduzir em 15% o risco de ter uma doença cardiovascular[7].

O chá com cafeína também ajudaria a manter o coração e o sistema circulatório saudáveis[8]. Um estudo de 2009, publicado no *Journal of Hypertension* [Revista de Hipertensão] (consegue imaginar como seus editores devem ficar estressados à medida que a data de publicação se aproxima?), descobriu que o chá preto dado a homens saudáveis melhorou um índice denominado "dilatação mediada pelo fluxo[9]". Resumindo, o chá preto ajuda as artérias a se expandirem para acomodar um maior fluxo sanguíneo, o que é uma coisa boa se queremos evitar a pressão alta.

O chá verde também é um ajudante poderoso do coração. Seus polifenóis ajudam a manter o endotélio saudável, o importantíssimo revestimento dos vasos sanguíneos. Embora a função endotelial costume se degradar quando envelhecemos, beber copiosas quantidades de chá verde pode retardar espetacularmente esse declínio. Além disso, o chá verde pode ajudar a baixar o colesterol total bem como o colesterol "ruim", o LDL[10]. Um estudo japonês que acompanhou 40.000 homens saudáveis durante 11 anos descobriu que aqueles que bebiam chá verde tinham um risco significativamente reduzido de morrer de doenças cardiovasculares[11].

Os chás podem nos ajudar a descansar e relaxar

Assim como o café tende a nos animar, o chá pode nos ajudar a desacelerar. Vários chás populares feitos com ervas – camomila, lavanda, erva-cidreira e valeriana, entre outros – foram associados a um sono melhor[12].

E você pode se espantar ao saber que o *matcha*, que contém cafeína, também pode ajudá-lo a relaxar. Isso acontece graças aos seus altos níveis de L-teanina, um aminoácido que pode nos ajudar a manter um estado calmo e meditativo, perfeito para um foco profundo[13].

Café e chá podem ajudar seu sistema imune

Todos esses antioxidantes no café e no chá podem ajudar seu corpo a combater infecções e até mesmo a prevenir danos à pele causados pelo sol. O café contém um polifenol chamado ácido clorogênico que pode neutralizar os radicais livres e impedi-los de danificar suas células. Ele também protege o sistema imunológico de ataques de uma classe de compostos chamados espécies reativas de oxigênio[14].

O chá também não tem um mau desempenho quando se trata de ajuda ao sistema imune. Seu corpo pode converter o pacífico aminoácido L-teanina em etilamina, que pode preparar algumas das células T de seu sistema imune para reagir mais depressa e de forma mais agressiva a possíveis doenças e infecções[15].

Café e chá podem prevenir o câncer

O chá verde, rico em EGCG e outras catequinas, vem sendo há muito estudado por suas propriedades anticancerígenas. Um artigo de 2018 divulgou dados sugerindo que uma das formas pelas quais o chá verde ajudaria a prevenir o câncer é desativando a aptidão das células-tronco cancerígenas para se dividirem e se transformarem em outros tipos de células[16].

A cafeína também pode reduzir o risco de câncer suprimindo a inflamação, que é a causa de alguns tipos de câncer[17]. A Sociedade Americana do Câncer relata que o café pode diminuir a incidência de câncer de cabeça e pescoço, colorretal, de mama e do fígado[18].

Café e chá diminuem o risco de demência e doença de Parkinson

Um dos efeitos mais estudados do café e de outras bebidas com cafeína é sua capacidade de manter o cérebro saudável à medida que a pessoa envelhece. Como vasodilatador, a cafeína pode aumentar o fluxo sanguíneo para seu cérebro, estimulando-o a ser mais ativo no curto prazo e protegendo-o de danos no longo prazo.

Isso é mais do que apenas teoria. O estudo "The Cardiovascular Risk Factors, Aging and Dementia" [Fatores de Risco Cardiovascular, Envelhecimento e Demência], da Finlândia, que acompanhou mais de 1.400 pessoas por mais de duas décadas, descobriu que aqueles que na meia-idade tomavam de 3 a 5 xícaras de café por dia apresentavam um risco menor de desenvolver demência em impressionantes 65%[19].

Além da demência, café e chá protegeriam contra outra doença neurodegenerativa, o Parkinson. Um estudo de 2007 relatou que beber 5 ou mais xícaras de café por dia estava associado a uma redução de 60% na doença de Parkinson[20].

Três ou mais xícaras de chá alcançavam o mesmo resultado. Os pesquisadores não diziam o que aconteceria se alguém tomasse, todo dia, essas mesmas quantidades de café *e* chá; presumivelmente, as pessoas estariam muito ocupadas correndo para o banheiro em vez de completar o questionário.

Foi demonstrado, em particular, que o chá verde ajuda a reduzir o risco de doenças neurodegenerativas como o Alzheimer e o Parkinson. Revistas médicas costumam encerrar suas discussões sobre os benefícios sugerindo que os componentes do chá verde "podem ser úteis para o desenvolvimento de novos medicamentos[21]". Minha opinião é: por que esperar? Aproveite o que ele tem de bom e tome o chá verde agora.

A cafeína pode ajudá-lo a ser mais ativo

Se o exercício fosse uma pílula, ele seria considerado um dos medicamentos de maior sucesso de todos os tempos. É uma das formas mais estudadas e mais eficientes de intervenção na saúde. E, ao contrário do que acontece na medicação, os efeitos colaterais da atividade podem ser totalmente positivos (desde que você se ponha em movimento de modo responsável e não se machuque). O exercício pode ajudar a reduzir o risco de doença cardiovascular, derrame, câncer, diabetes tipo 2 e osteoporose. Melhora as funções cerebrais e a saúde mental. E estimula o humor e os níveis de energia.

Infelizmente para as empresas farmacêuticas (mas felizmente para você!), o exercício não é uma pílula ou algo que poderia ser coberto pelos planos de saúde – na verdade, ele não precisa custar um centavo. E uma boa notícia para as pessoas que sabem que "deveriam" se exercitar mas se sentem muito cansadas para fazê-lo é que a cafeína pode ajudá-las a ser mais ativas. Um estudo australiano de 2018 analisou o consumo de café e chá em um grupo de 7.500 mulheres de meia-idade e o correlacionaram com seus níveis de atividade física[22]. As mulheres que relataram tomar 1 ou 2 xícaras de café ou chá por dia apresentaram maior probabilidade de serem fisicamente ativas do que aquelas que tomavam menos. Curiosamente, só as que tomavam café relataram se sentir menos cansadas e mais cheias de energia; as que tomavam chá, embora estivessem se exercitando mais, não tinham a mesma experiência subjetiva de um acréscimo de energia. (Estou achando que o efeito placebo pode ter influenciado aqui; tendemos a pensar no café e não no chá como estimulante.)

Comprando e armazenando café e chá

Você pode comprar café de inúmeras maneiras diferentes. Há os instantâneos, grãos moídos a seco, grãos inteiros torrados e não torrados, enlatados, engarrafados e xícaras fumegantes de sua cafeteria local. Há máquinas que permitem que você compre os sachês, adicione água, aperte um botão e receba tudo na mão. Você também pode preparar e servir seu próprio café expresso usando uma cafeteira com filtro e jarra de vidro, ou equipamentos bem mais elaborados e caros. Se gosta realmente de café e tem uma boa renda disponível, pode obter sua própria máquina de café expresso por uma quantia que varia entre centenas e dezenas de milhares de dólares.

O método de preparo a frio, onde você deixa o café em infusão por até 24 horas em água fria ou temperatura ambiente e depois coa, é um ótimo meio de reduzir o amargor e acidez no café[23].

Armazene os grãos de café inteiros em um recipiente hermético, longe da umidade, do calor e da luz. Como os grãos torrados começam a perder imediatamente o sabor e o frescor, compre-os em pequenos lotes e procure usá-los em um espaço de poucas semanas. O grão moído se degrada ainda mais depressa, pois em pó ele fica exposto a mais oxigênio. Podemos congelar grãos e pó em um recipiente hermético para mantê-los frescos por mais tempo.

Há duas maneiras principais de comprar o chá: seco e engarrafado. Podemos obter o chá seco tanto em sachês quanto em folhas soltas. Se você realmente gosta do ritual de preparo do chá, as variedades em folhas soltas vão permitir uma participação maior no processo: medir as folhas e colocá-las em uma cesta de infusão ou passá-las pelo coador para deixar de molho. Alguns chás especiais vêm apenas em forma de folhas soltas. Para a maioria das pessoas, os saquinhos de chá são bons e exigem menos esforço, tempo e empenho no processo.

Armazene o chá em um recipiente hermético em um lugar escuro, fresco e seco[24]. O oxigênio é inimigo da longevidade da folha de chá, a não ser que as folhas tenham ficado totalmente oxidadas durante o processo de fabricação. O chá *oolong* e o chá preto vão demorar mais a estragar do que as variedades verdes e brancas, menos oxidadas. O calor e a luz também degradam as folhas com mais rapidez. Evite a umidade, pois isso deixará as folhas um pouco encharcadas, liberando sabor para o ar úmido, como se elas já estivessem de molho. E não guarde o chá perto de odores fortes, pois as folhas podem absorver esses aromas (a menos que queira experimentar um *oolong* de alho).

Em geral, o chá engarrafado é basicamente água com açúcar saborizada. O chá gelado de limão da Lipton [*Lipton's Lemon Iced Tea*], por exemplo, contém 32 gramas de açúcar adicionado para uma porção de 2,5 xícaras[25]. Se você

TANINOS: PRÓS E CONTRAS

Taninos são uma classe de substâncias químicas encontradas nas plantas. Fazem parte, especificamente, da família dos polifenóis, sendo muitos deles festejados por seus incríveis benefícios para a saúde.

PRÓS	CONTRAS
Capacidade Antioxidante: ajudam a reduzir o dano oxidativo	Capacidade de bloquear a absorção de nutrientes: Se você tomar seu café ou chá com uma porção de frutas ricas em vitamina C, os benefícios dessas frutas serão atenuados. Experimente tomar o chá entre as refeições, não junto com elas, para não bloquear a absorção de nutrientes.
Equilibra a Pressão Arterial e Reduz o Colesterol	Sensibilidade ao Tanino: aplique calor para reduzir as concentrações e deixe o chá em infusão por períodos mais curtos de tempo
Capacidade Antiviral e Antimicrobiana	
Anti-inflamatório	

costuma beber chás em garrafa, procure variedades com pouco ou nenhum açúcar adicionado.

Usos culinários para café e chá

Existem maneiras saudáveis e não saudáveis de tomarmos nosso café e chá. Um meio de tornar chá e café muito menos saudável é adicionar uma tonelada de açúcar e creme. Não esqueça que, para a maioria das pessoas, como ambos são gostos adquiridos, as papilas gustativas podem ser recondicionadas para saborear café ou chá sem açúcar ou levemente adoçados.

E se você realmente gosta da cremosidade que vem do leite, do chantili ou do aditivo sem origem láctea, procure usar um leite vegetal. Hoje há dezenas de tipos e marcas disponíveis, de soja a aveia, cânhamo, caju, amêndoa e coco. Mas como essas opções podem ser caras e virem cercadas por um dispendioso excesso de embalagem, você pode, se já está comprometido com o leite vegetal, começar a fazer o seu próprio leite. Um liquidificador e um coador de pano é tudo de que você precisa, embora possa automatizar o processo com um processador de leite vegetal, como o Almond Cow ou o ChefWave. Para o chá, experimente o leite vegetal puro, com um pouco de limão ou aromatizado com pedaços de gengibre ou outro chá de ervas. Se achar que isso o deixaria nada palatável, adicione uma pequena quantidade de seu adoçante favorito e veja se aos poucos, ao longo do tempo, consegue reduzi-la ainda mais. Gosto do meu *matcha* com um pouco de leite de soja sem açúcar. Isso me lembra que nem tudo haverá de ser doce e que posso aproveitar – e não apenas suportar – o amargo.

Para alcançar o ponto ideal em termos de benefícios para a saúde, tente tomar de 1 a 4 xícaras por dia; procure encontrar a quantidade e os tipos que melhor combinam com você.

Além de beber café e chá sozinhos, também poderá usá-los em uma variedade de receitas de bebidas, sobremesas e até molhos.

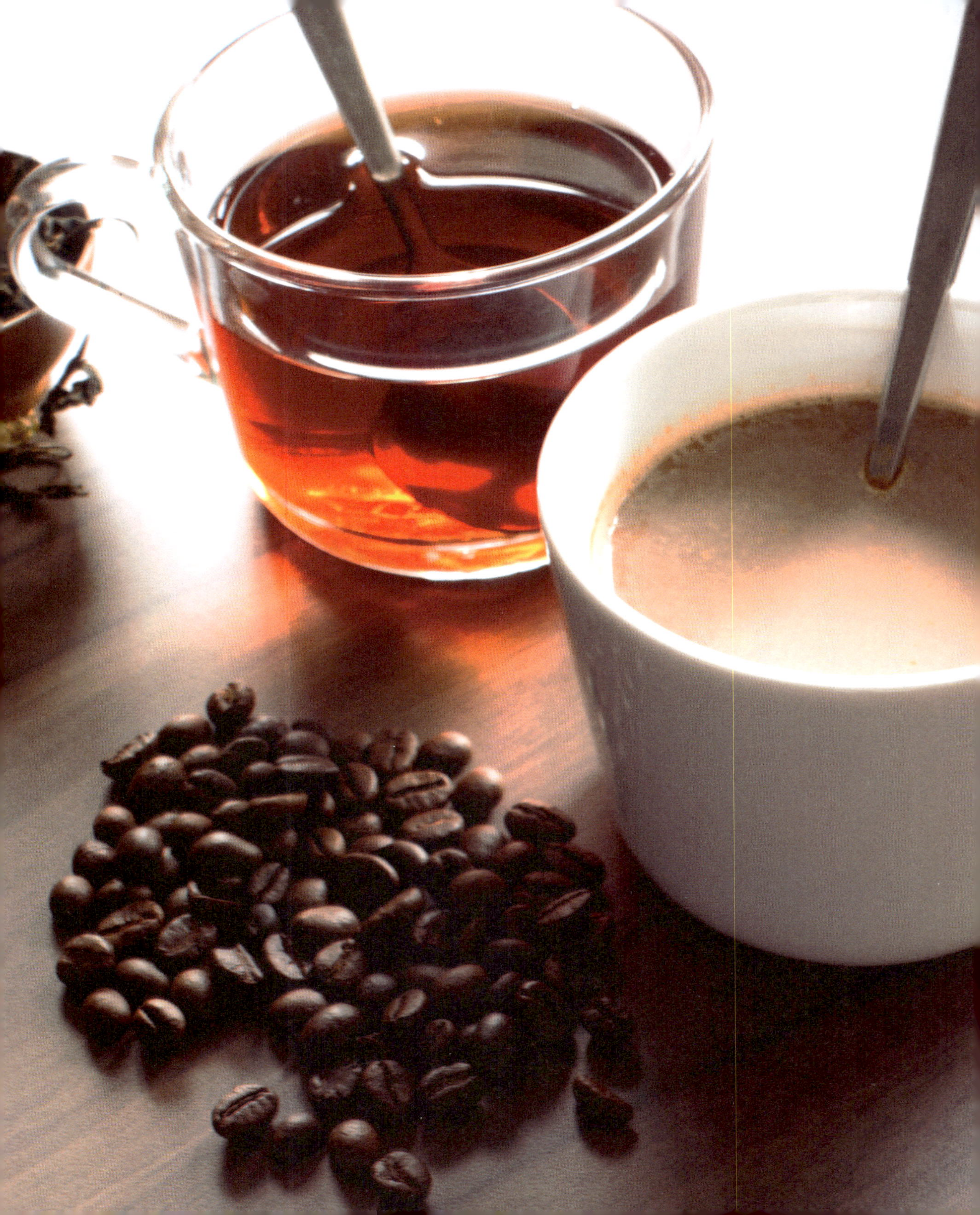

CAFÉ & CHÁ RECEITAS

LANCHES

Muffins de *Matcha* Iluminadores

SOBREMESAS

Sorvete de Chá Verde e Pistache

BEBIDAS

Matcha Refrescante de Pepino
Encantador *Masala Chai*
Momento de Atenção Plena com Chá de *Matcha*
Vitamina de *Mocha* com Banana e Nozes

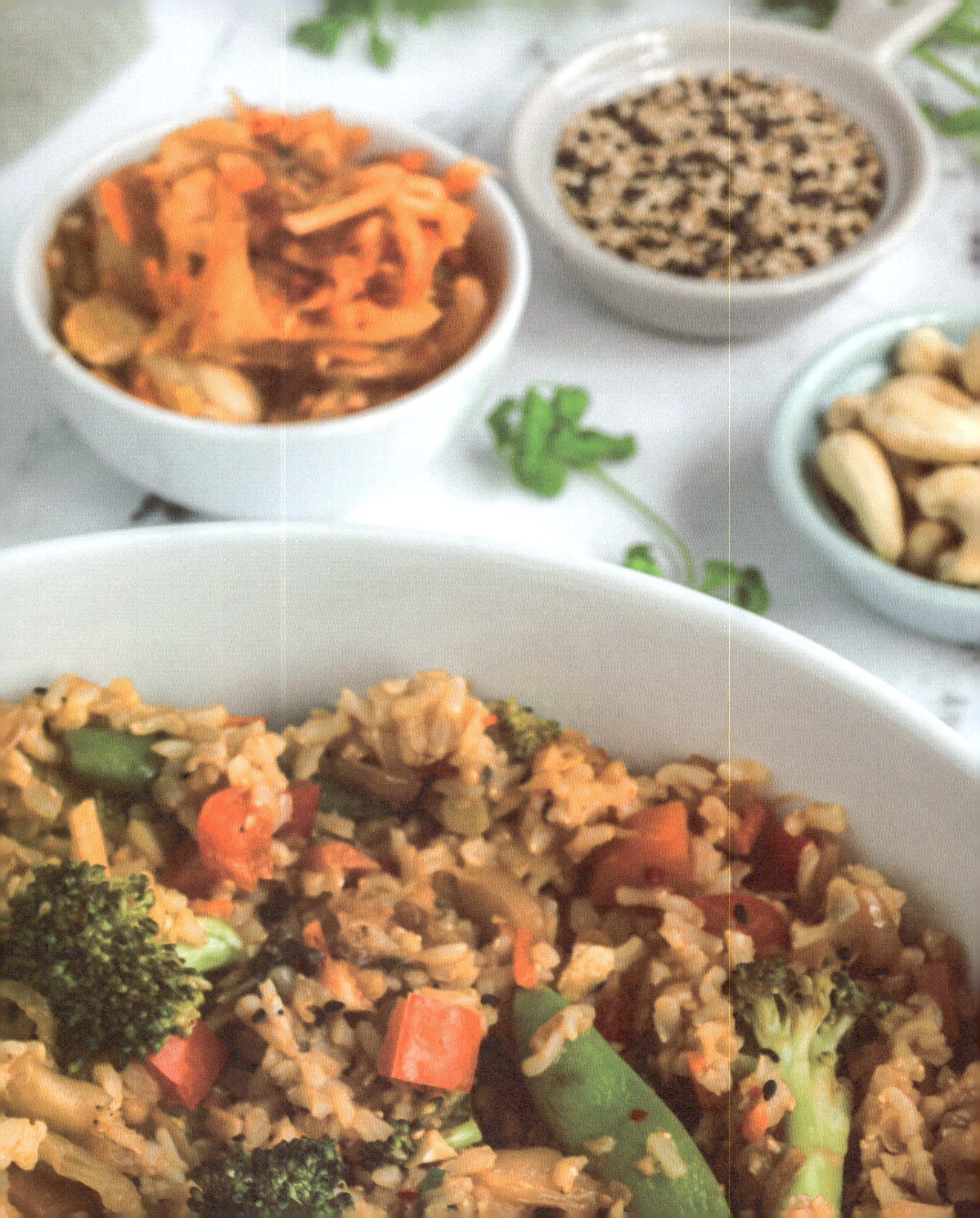

PARTE DOIS

RECEITAS COM OS VERDADEIROS SUPERALIMENTOS

GRUPOS DE SUPERALIMENTOS

GUIA

- VERDURAS
- COGUMELOS
- LEGUMINOSAS
- FRUTAS SILVESTRES
- ALHO E CEBOLA
- ERVAS E ESPECIARIAS
- BATATA-DOCE
- OLEAGINOSAS E SEMENTES
- CAFÉ E CHÁ

Agora que você já é um Perito em Superalimentos de Verdade, está na hora de colocar a mão na massa na cozinha. As receitas a seguir facilitarão ainda mais o consumo desses superalimentos para você e seus entes queridos. Elas são deliciosas (foi o que nossos degustadores nos disseram!) e cada uma coloca em destaque pelo menos um, mas no geral vários, Superalimento de Verdade.

Se um dos objetivos deste livro é aumentar o seu consumo de superalimentos, outro é manter ingredientes pouco saudáveis fora da sua dieta. É por isso que todas as receitas do livro são 100% à base de plantas. Não levam açúcar processado, contando em vez disso com adoçantes naturais como tâmaras e bananas (e ocasionalmente *maple syrup**). Você também pode fazer todas as receitas sem adição de óleo ou sal – mesmo em receitas onde eles aparecem em pequenas quantidades, esses ingredientes são totalmente opcionais. Se está evitando glúten, também temos o que precisa, com sugestões de substituições sem glúten em todas as receitas em que ele é utilizado.

Algumas observações culinárias

Várias receitas levam páprica defumada; que não é a mesma das variedades doces ou picantes húngaras. Para obter o máximo de sabor nesses pratos, vale a pena procurar o tempero defumado genuíno. Você também verá algo chamado "levedura nutricional" em algumas receitas salgadas. Se não está familiarizado com os flocos amarelos, pode pensar que algo com esse nome deve ter um gosto tão horrível quanto o nome. Mas ficará feliz ao descobrir que a "*nooch*", como é carinhosamente chamada por muitos *chefs*, tem um quê de queijo, é repleta de *umami* e igualmente deliciosa quando usada como condimento, tempero e cobertura.

Embora não falemos explicitamente em ingredientes orgânicos, você pode optar pelos orgânicos se puder encontrá-los e se eles se encaixarem no seu orçamento. Há cada vez mais evidências de que os produtos orgânicos são mais saudáveis que os convencionais para o consumidor e, com certeza, para o trabalhador rural que fica exposto a qualquer coisa que esteja sendo aplicada em suas plantações.

Também recomendamos que, nas receitas que pedem alimentos enlatados (normalmente tomates), você escolha, sempre que possível, latas sem BPA (Bisfenol A). O BPA é um produto químico conhecido por vazar dos revestimentos das latas, contaminando os alimentos e desregulando o sistema endócrino; escolher, então, latas (ou caixas) que não contenham esse produto químico nos protege de seus efeitos tóxicos.

Várias receitas incluem leite vegetal. Há muitos tipos diferentes atualmente: de soja, aveia, amêndoa, linhaça, cânhamo, arroz e caju. Variam em sabor, consistência e preço, mas procure escolher o que funcionar melhor para você. E não deixe de verificar o rótulo para ter certeza de que a versão que pegou não é adoçada.

Uma última coisa antes de começarmos a cozinhar: você verá ícones identificando cada um dos grupos de superalimentos usados em cada receita e rapidamente será capaz de identificar quais superalimentos estão ali. Os ícones estão reunidos na página 136, para que você possa se familiarizar com eles antes de pôr a mão na massa. Tudo bem, chega de conversa. É hora de começar a cozinhar!

* No Brasil, *maple syrup* também é conhecido como xarope de ácer ou xarope de bordo. (N. do T.)

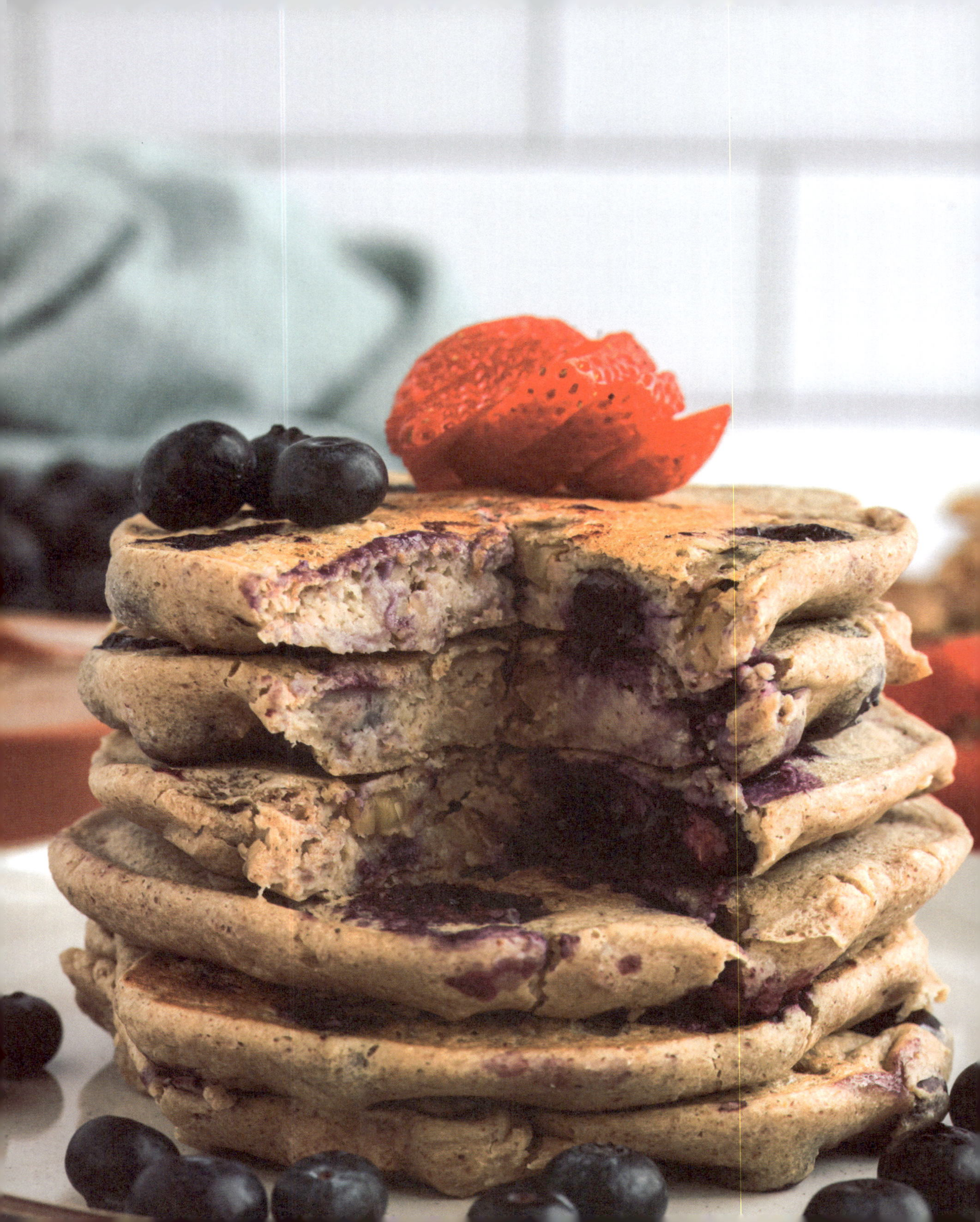

RECEITAS BALANCEADAS PARA O CAFÉ DA MANHÃ

ELIXIR DA VIDA CREMOSO

Prepare-se para ter um dia energizado e repleto de vegetais com espinafre orgânico, sementes de cânhamo ricas em proteínas, banana cremosa e *fudge* de tâmaras misturados em perfeita harmonia. O resultado é uma deliciosa tigela verde cremosa que o deixará com um sorriso no rosto e levará saúde até seu coração. Cubra com aveia em flocos, sementes de gergelim e até mesmo grãos de cacau para uma experiência achocolatada.

Rendimento 2 porções **Tempo de preparo** 10 minutos **Tempo de cozimento** nenhum

Base para o creme verde

- 2 bananas maduras frescas ou congeladas
- ¼ de xícara de sementes de cânhamo descascadas
- ¼ de xícara de leite vegetal sem açúcar, ou mais se necessário
- ¼ de xícara de *tahine*
- 4 tâmaras sem caroço
- 2 punhados de espinafre
- 1 colher de chá de canela em pó
- 2 pitadas de sal (opcional)

Coberturas

- 2 colheres de sopa de grãos de cacau sem açúcar (opcional)
- 2 colheres de sopa de sementes de gergelim
- ¼ de xícara de aveia crua em flocos

1. Bata os ingredientes da base do creme até que fique quase todo homogêneo. Pode acrescentar alguns pedacinhos de tâmaras, para torná-lo ainda mais delicioso; mas se quiser que ele fique realmente homogêneo, continue batendo. Adicione 1 ou 2 colheres de sopa de leite vegetal até atingir a consistência desejada.
2. Divida a mistura entre duas tigelas.
3. Polvilhe os grãos de cacau, as sementes de gergelim e depois os flocos de aveia.

SUGESTÕES DO *CHEF*

Substituições

Use sementes de chia no lugar de sementes de cânhamo (talvez precise acrescentar mais leite vegetal, pois a chia vai absorver bastante líquido).

Use manteiga de amêndoa, manteiga de amendoim ou manteiga de caju no lugar do *tahine*.

Coloque outra verdura de sua escolha no lugar do espinafre, como alface-romana ou couve.

Em vez de grãos de cacau, use coco ralado sem açúcar.

Coloque sementes de girassol, sementes de abóbora ou sementes de chia no lugar das sementes de gergelim.

Armazenamento

Prepare a base com antecedência e guarde-a no refrigerador, em um recipiente hermético, por até 3 dias. Observe que talvez será necessário bater novamente o creme e acrescentar mais leite ou água para atingir a consistência desejada.

Guarde a base que sobrar, sem as coberturas, em um recipiente hermético no refrigerador por até 3 dias.

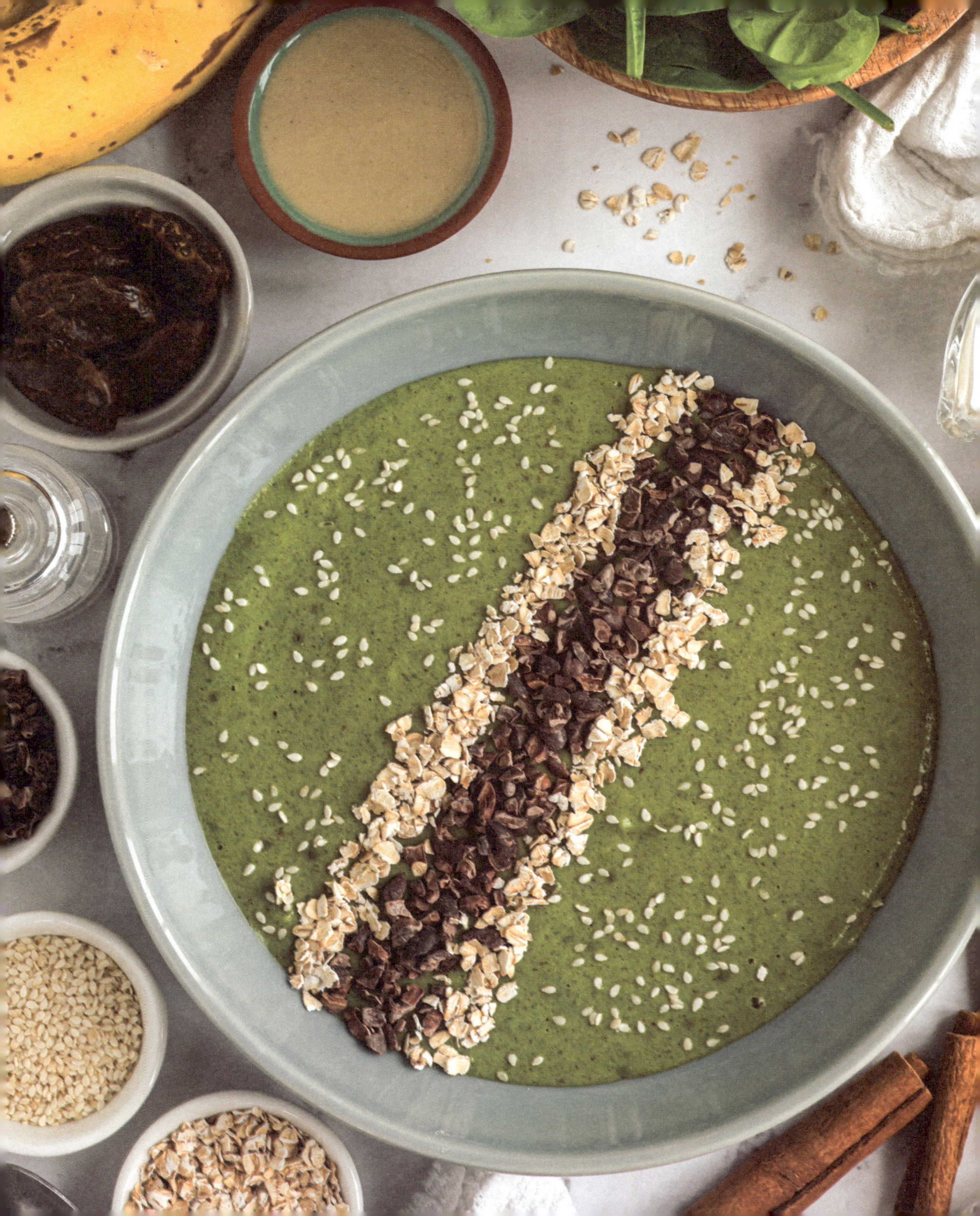

WRAPS ROCK'N'ROLLINHOS DE SALSICHA DE LENTILHAS

Se você gosta de consumir alimentos saborosos no café da manhã perfumados com diversos temperos, então esses *wraps* de preparo rápido podem se tornar a refeição de café da manhã ideal para o seu dia a dia. Recomendamos que utilize o molho picante para garantir umidade e tempero. Se não gostar de molho picante, experimente usar uma salsa mexicana mais suave ou de *pico de gallo*, ou um molho cremoso à base de plantas, como o Molho de Queijo com Abóbora e Couve-flor (p. 174).

Rendimento 2 porções **Tempo de preparo** 15 minutos **Tempo de cozimento** 5 minutos

Salsicha de Lentilhas

½ xícara de nozes (opcional)
2 xícaras de lentilhas marrons ou verdes cozidas
2 colheres de chá de sálvia fresca, picada grosseiramente
1 colher de chá de cebola em pó
½ colher de chá de alho em pó
1 colher de chá de orégano seco
2 colheres de chá de páprica defumada ou normal
¼ de colher de chá de sal (opcional)
¼ de colher de chá de pimenta-do-reino (opcional)
2 colheres de sopa de salsa fresca, picada

Wrap

4 folhas de couve
½ xícara de tomates picados
¼ de xícara de cebola-roxa picada
¼ de xícara de coentro fresco, picado grosseiramente (opcional)
Molho picante ou condimento de sua escolha

1. Torre as nozes, se optar por usá-las. Ponha as nozes em uma frigideira grande e aqueça em fogo médio por 2 minutos, mexendo de vez em quando para não queimar.
2. Adicione as lentilhas, a sálvia, a cebola em pó, o alho em pó, o orégano, a páprica, o sal (opcional) e a pimenta (opcional) à frigideira. Mexa até ficar bem misturado.
3. Adicione ¼ de xícara de água e salsa, mexa e continue a cozinhar os ingredientes da salsicha até que a água seja absorvida, cerca de 1 minuto.
4. Retire a mistura do fogo e transfira para um processador de alimentos. Bata 4 a 5 vezes até que as lentilhas e as nozes estejam quase, mas não completamente, transformadas em purê.
5. Estenda as folhas de couve e divida a "salsicha" de lentilha entre os quatro *wraps*, formando uma linha contínua com as lentilhas no meio dos *wraps*.
6. Divida os tomates, as cebolas e o coentro (opcional) entre as quatro folhas.
7. Adicione um pouco de molho picante, se desejar, ou seu molho vegetal ou de salsa favoritos sobre cada folha.
8. Dobre cada ponta do *wrap** em cerca de 2 centímetros e meio na direção do centro. Então, começando com uma borda longa das verduras, enrole firmemente os *wraps* ao redor do recheio para formar um rolinho.

* Isto é, cada ponta da couve que vai cobrir uma parte do recheio formando um rolinho (ver a foto). Esse rolinho (que é uma espécie de sanduíche aberto) também é conhecido como *wrap*. (N. do T.)

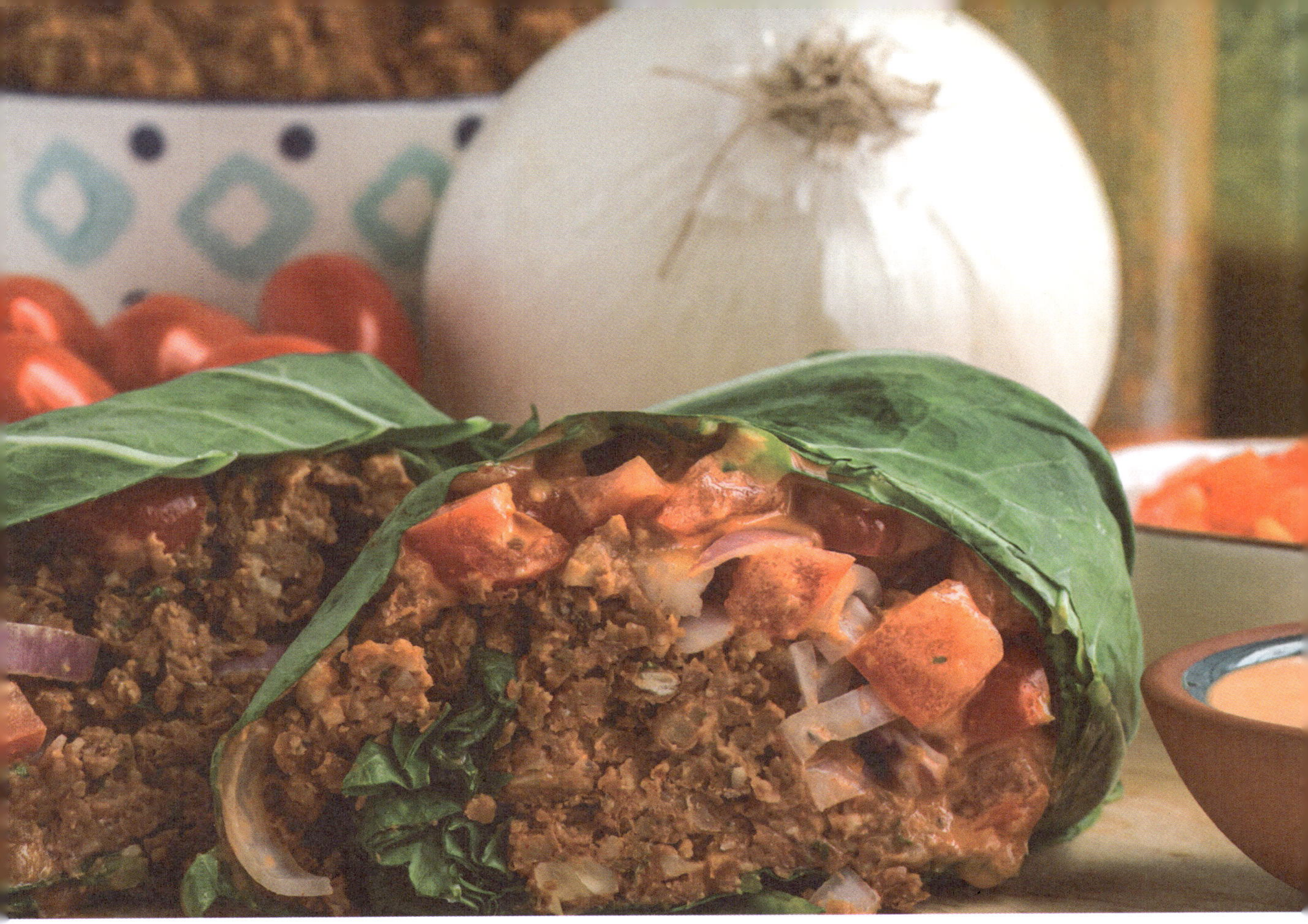

SUGESTÕES DO *CHEF*

Substituições

Substitua as lentilhas por uma leguminosa de sua preferência, como feijão-fradinho ou feijão--preto.

Use pimentões vermelhos no lugar de tomates.

Em vez de couve-galega, use acelga orgânica, alface-romana ou couve comum, de folhas curvas.

Use outra erva, como salsa, manjericão ou cebolinha, no lugar do coentro.

Para deixar mais picante

Adicione 1 ou 2 pitadas de pimenta-caiena ou flocos de pimenta vermelha à mistura antes de batê-la no processador de alimentos.

Opção sem nozes

Substitua as nozes por ½ xícara de sementes de girassol ou adicione ½ xícara de lentilhas.

Armazenamento

Guarde as sobras das salsichas de lentilha no refrigerador, em um recipiente hermético, por até 5 dias ou congele-as por até um mês.

PANQUECAS CAPRICHADAS DE MIRTILO E NOZES

Mirtilos fornecem doçura natural e nozes dão textura crocante e sabor a essas panquecas, que vão mantê-lo satisfeito durante toda a manhã graças às saudáveis gorduras ômega-3 da farinha de linhaça, à proteína das sementes de cânhamo e à fibra da aveia. Como a farinha de linhaça absorve líquido (e pode virar uma pedra se ficar muito tempo parada), é melhor fazer todas as panquecas logo depois de misturar a massa em vez de fazê-las aos poucos, à medida que a massa for sendo retirada da geladeira.

Rendimento 2 porções **Tempo de preparo** 10 minutos **Tempo de cozimento** 10 minutos

- 1 banana média
- 1 xícara de aveia em flocos
- ½ xícara de leite vegetal sem açúcar
- 1 colher de sopa de sementes de cânhamo
- 1 colher de sopa de farinha de linhaça moída
- 1 colher de sopa de *maple syrup*
- 1 colher de chá de fermento em pó
- 1 colher de sopa de vinagre de maçã
- 1 colher de chá de extrato de baunilha
- Pitada de sal (opcional)
- ½ xícara de mirtilos
- ¼ de xícara de nozes picadas

1. Adicione todos os ingredientes, exceto os mirtilos e as nozes, a um processador de alimentos ou liquidificador e bata por 2 a 3 minutos até ficar homogêneo.
2. Transfira a mistura para uma tigela média e misture os mirtilos e as nozes.
3. Coloque a mistura de panqueca em uma frigideira, em fogo médio, para formar panquecas redondas de 10 centímetros, o que dará, aproximadamente, 8 panquecas no total. Dependendo da sua frigideira, talvez você precise usar um pouco de óleo vegetal para evitar que as panquecas grudem.
4. Cozinhe de cada lado até que o fundo esteja dourado e as bolhas quebrem a superfície das panquecas.
5. Se quiser, cubra-as com mais ingredientes nutritivos. Veja as Sugestões do *Chef* para mais ideias!

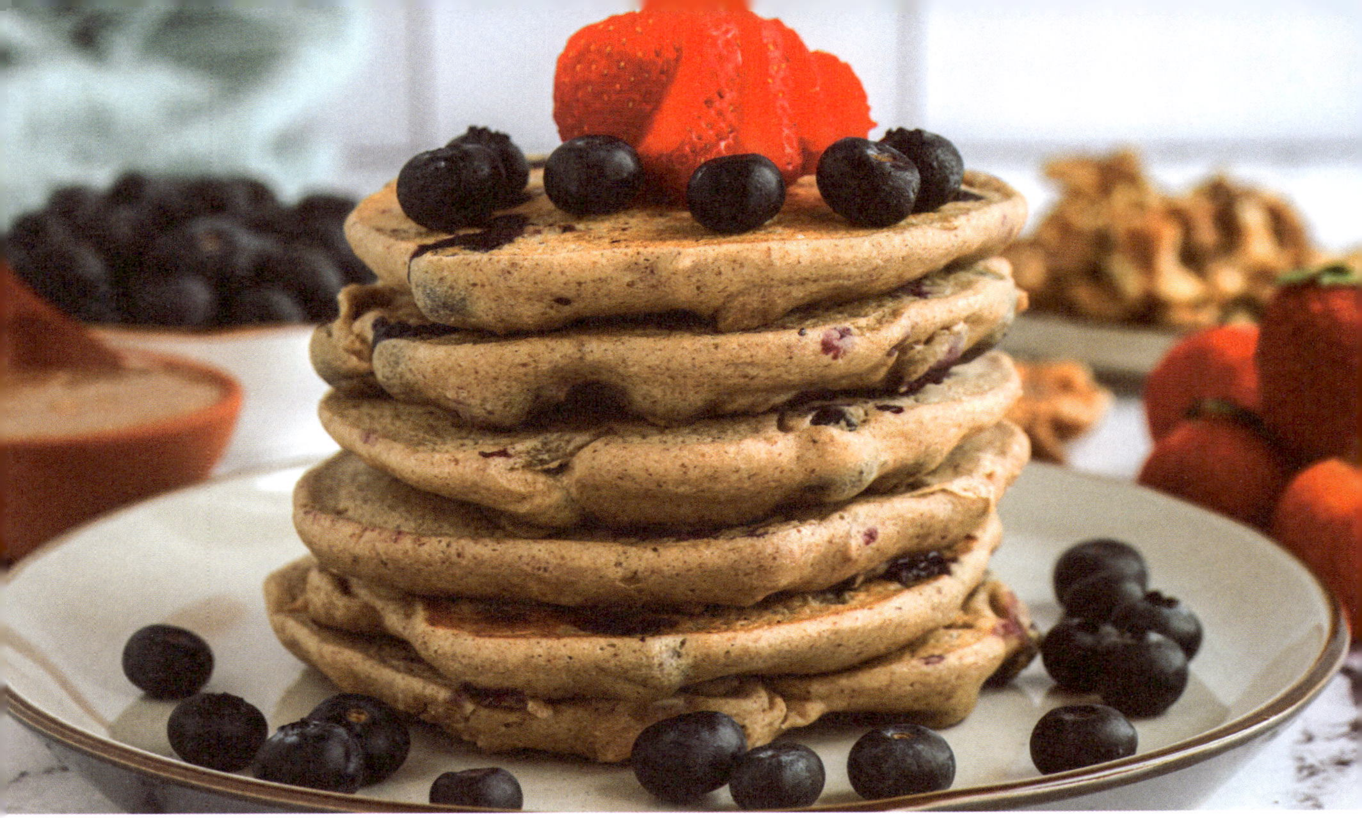

SUGESTÕES DO *CHEF*

Substituições

Use maçãs orgânicas, pêssegos orgânicos ou uma fruta orgânica diferente no lugar dos mirtilos.

Use pedaços de noz-pecã ou amêndoa no lugar das nozes tradicionais.

Simplifique

Se você não tiver mirtilos ou nozes, esta receita fica deliciosa sem eles. Mas eles adicionam mais valor nutricional!

Acrescente camadas

Adicione frutas frescas por cima.

Cubra com a manteiga de nozes ou sementes da sua preferência.

Adicione canela ou noz moscada à massa para ter um pouco de delícia picante.

Armazenamento

Como a farinha de linhaça absorve líquido, qualquer sobra de massa ficará bem grossa se for armazenada durante a noite, por exemplo. É melhor aproveitar toda a massa e armazenar as sobras das panquecas em um recipiente hermético na geladeira (por até 5 dias) ou no *freezer* (por até um mês). Se armazenar a massa durante a noite na geladeira, antes de cozinhar basta adicionar mais leite para obter a consistência desejada.

MUFFIN FACINHO DE TOFU PARA O CAFÉ DA MANHÃ

Esses pequenos *muffins* são leves, aerados e com uma dose extra de sabor de cogumelos, especiarias e ervas. Além disso, é muito divertido comer tofu em forma de *muffin*! Eles duram quase uma semana na geladeira e podem ser aquecidos rapidamente na torradeira ou no forno comum, para que você tenha um café da manhã rápido e nutritivo ou um lanche ao longo do dia.

Rendimento 24 porções **Tempo de preparo:** 10 minutos **Tempo de cozimento:** 35 minutos

Verduras refogadas

- 1 xícara de cebola-vermelha, branca ou amarela, picada
- 2 xícaras de cogumelos-de-paris, cremini ou portobello, picados
- 1 colher de chá de cúrcuma moída
- 1 colher de chá de cebola em pó
- 1 colher de chá de orégano
- ¼ colher de chá de sal (opcional)
- ¼ colher de chá de pimenta-do-reino (opcional)
- 2 xícaras de couve sem os talos picada
- 2 colheres de sopa de manjericão fresco, bem picado (opcional)

Tofu

- 400 gramas de tofu orgânico firme ou extra firme, escorrido
- ¼ xícara de leite vegetal sem açúcar
- 3 colheres de sopa de levedura nutricional
- 1 colher de sopa de molho *tamari* com sódio reduzido ou de *shoyu* de coco
- ¾ colher de chá de mostarda em pó
- ¼ colher de chá de sal (opcional)
- ¼ colher de chá de pimenta-do-reino (opcional)

1. Pré-aqueça o forno a 190 °C. Forre as forminhas de *muffins* com papel-manteiga.
2. Aqueça uma panela grande em fogo médio-alto. Adicione as cebolas, mexendo com frequência, e deixe cozinhar por cerca de 2 a 3 minutos até ficarem translúcidas.
3. Adicione 2 a 4 colheres de sopa de água para soltar o que ficou grudado no fundo da panela, baixe o fogo para médio, misture os cogumelos e cozinhe por mais 2 a 3 minutos, mexendo de vez em quando.
4. Adicione a cúrcuma, a cebola em pó, o orégano, o sal (opcional) e a pimenta-do-reino (opcional). Misture bem para que os temperos cubram os vegetais.
5. Misture a couve e o manjericão (opcional) até que a couve fique levemente murcha (cerca de 30 a 60 segundos). Desligue o fogo e reserve.
6. Em um processador de alimentos, adicione o tofu, leite, levedura nutricional, *tamari*, mostarda em pó e sal e pimenta (opcionais). Misture até ficar homogêneo.
7. Despeje a mistura de tofu na mistura de vegetais e mexa até que o tofu e os vegetais estejam combinados.
8. Encha cada forminha de *muffin* até o topo com a mistura de tofu e vegetais. Esta receita deve render aproximadamente 24 *muffins* pequenos.
9. Asse os *muffins* por 30 a 35 minutos até que fiquem dourados por cima. Deixe que descansem por 10 minutos antes de servir.

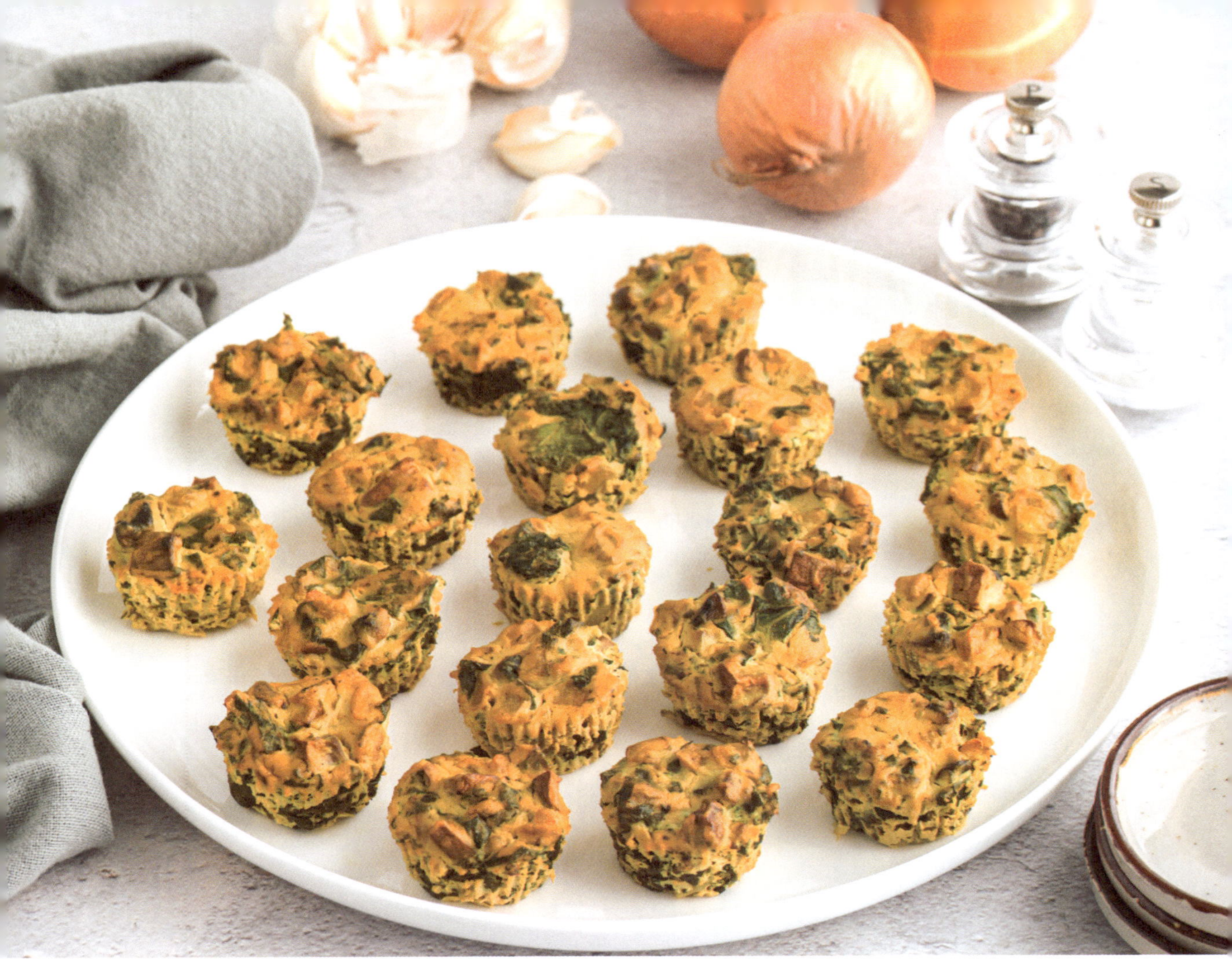

SUGESTÕES DO *CHEF*

Substituições

Use outros vegetais de sua escolha, como brócolis, pimentão vermelho ou espinafre no lugar dos cogumelos e da couve.

Use cebolinhas picadas no lugar da cebola picada.

Use grânulos de cebola no lugar de cebola em pó.

Prepare com antecedência

Faça a mistura de tofu com antecedência e guarde na geladeira por até 24 horas antes de usar.

Armazenamento

Guarde as sobras na geladeira, em um recipiente hermético, por até 5 dias.

SEM DOLO NEM ROLO, *BURRITO* DE CAFÉ DA MANHÃ

Refeições com pão tipo tortilha estão na moda por um bom motivo: são simples de preparar e não sujam muitas vasilhas, o que as torna opções de café da manhã eficientes e (normalmente) sem estresse. Se você é fã de refeições matinais substanciosas, este *burrito* de café da manhã é o ideal. Ele é repleto de proteína (do tofu e do feijão); de fibras (da tortilha integral, do abacate e dos feijões); e de fitonutrientes (das ervas, das especiarias, das folhas verdes e... dos feijões!). É um café da manhã completo em termos nutricionais para ajudá-lo a ter energia a manhã inteira.

Rendimento 2 porções **Tempo de Preparação** 15 minutos **Tempo de cozimento** 25 minutos

Recheio

240 gramas de tofu orgânico firme ou extra--firme, escorrido
1½ colher de chá de açafrão moído
½ colher de chá de cebola em pó
½ colher de chá de páprica defumada
¼ de colher de chá de sal (opcional)
¼ de colher de chá de pimenta-do-reino (opcional)
½ pimentão vermelho grande, sem talo, sem sementes e cortado em tiras finas
½ cebola-roxa pequena, cortada em tiras finas

Burrito

2 pães do tipo tortilha integrais do tamanho de um *burrito* ou tortilhas sem glúten de sua escolha
1 xícara de espinafre orgânico, picado
1 xícara de feijão-preto caseiro ou enlatado, lavado e escorrido
½ abacate grande, cortado em tiras
Salsa orgânica ou molho picante de sua escolha
¼ de xícara de coentro fresco, picado grosseiramente (opcional)

1. Pré-aqueça o forno a 190 °C e forre uma assadeira com papel-manteiga.
2. Esfarele o tofu em uma tigela média. Adicione o açafrão, a cebola em pó, a páprica defumada, o sal e a pimenta (opcionais). Mexa bem até que o tofu esteja coberto com a mistura de especiarias.
3. Em uma metade da assadeira, espalhe uniformemente a mistura de tofu.
4. Na outra metade, espalhe uniformemente os pimentões e as cebolas. Polvilhe com um pouco de sal e pimenta, se desejar.
5. Asse por 25 minutos, misturando o tofu e os vegetais na metade do tempo.
6. Assim que o tofu e os vegetais estiverem assados, aqueça as tortilhas em uma frigideira em fogo baixo-médio. Aqueça cada lado por cerca de 1 a 2 minutos antes de transferir as tortilhas para dois pratos separados.
7. Divida o espinafre entre as duas tortilhas, depois coloque o tofu, os pimentões e as cebolas, os feijões, o abacate, a salsa ou o molho picante, e o coentro (opcional) no centro de cada tortilha.
8. Para fazer um *burrito*, primeiro dobre a parte inferior da tortilha em direção ao centro. Depois dobre a parte superior para baixo em direção ao centro. Dobre um lado para o centro e enrole para fazer um *burrito*!

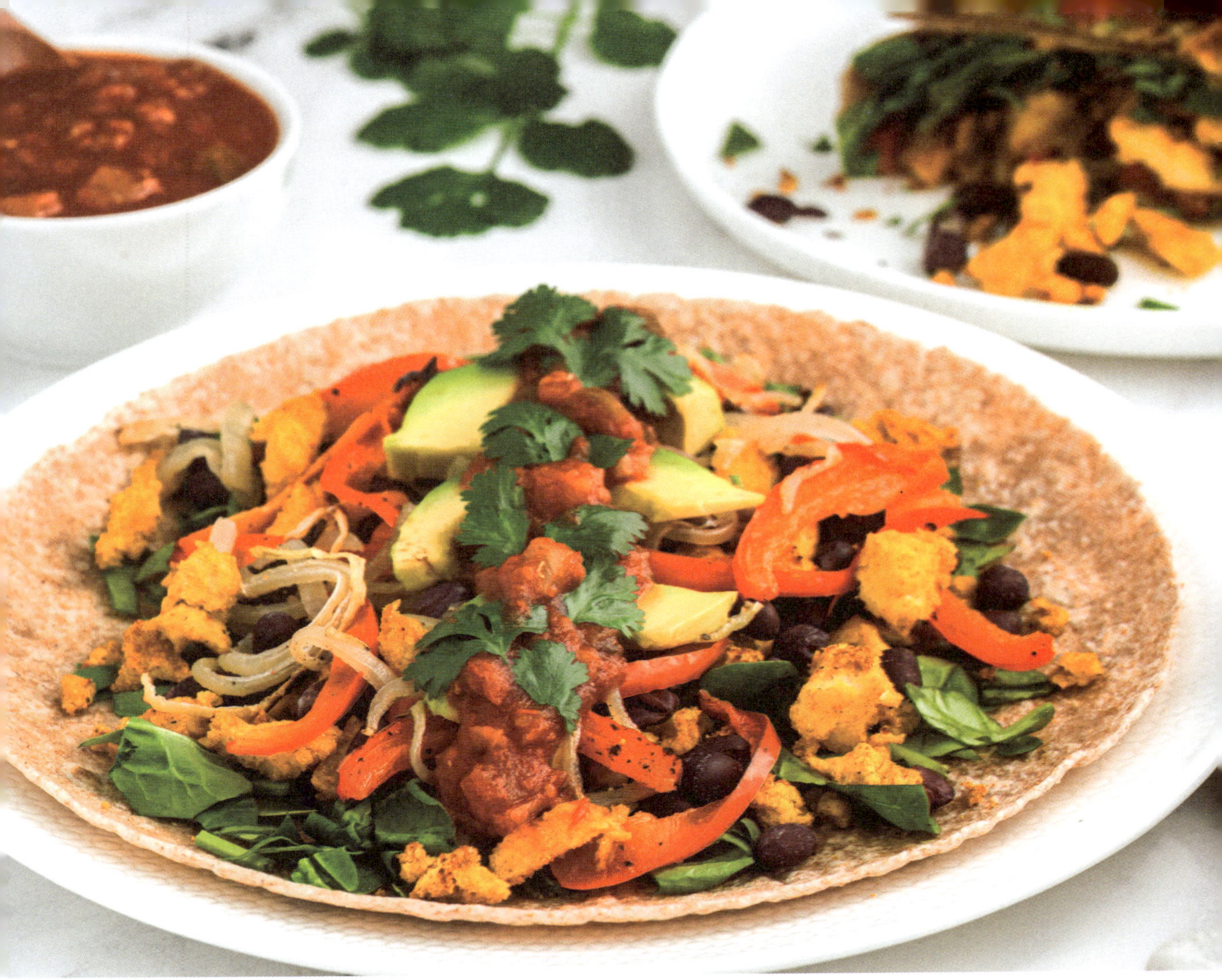

SUGESTÕES DO *CHEF*

Substituições

Em vez de espinafre, use outra folha verde de sua preferência.

No lugar do pimentão vermelho, use pimentões amarelos, verdes ou alaranjados.

Em vez de cebola-roxa, use cebola-amarela ou branca.

Substitua o pão do tipo tortilha por couve ou folhas de alface-romana.

Armazenamento

Guarde o recheio que sobrar no refrigerador, em um recipiente bem fechado, por até 3 dias.

TIGELA DE BATATA-DOCE E PICANTE TUDO DE BOM

Este não seria um livro de receitas de superalimentos sem batata-doce. Essas joias alaranjadas naturalmente doces estão cheias do poder transformador dos carotenos e das fibras. Gostamos de banana, canela, nozes-pecãs e manteiga de amêndoa como coberturas, mas é aqui que você pode deixar sua criatividade brilhar e escolher qualquer coisa que lhe pareça deliciosa (aveia, sementes de abóbora e tâmaras vêm à mente). Esta tigela é super-reconfortante em um dia fresco de outono!

Rendimento 2 porções **Tempo de preparo** 10 minutos **Tempo de cozimento** 60 minutos

Base de batata-doce

- 2 batatas-doces médias
- ½ xícara de leite vegetal sem açúcar
- 2 colheres de sopa de farinha de linhaça moída
- 2 colheres de chá de extrato de baunilha
- 1 colher de chá de canela em pó
- 2 pitadas de noz-moscada moída
- Pitada de sal (opcional)

Coberturas

- 1 banana grande, fatiada
- ½ colher de chá de canela em pó
- 1 colher de chá de *maple syrup*
- 2 a 4 colheres de sopa de nozes-pecãs picadas
- 2 colheres de sopa de manteiga de amêndoa ou manteiga de nozes de sua preferência

1. Pré-aqueça o forno a 200 °C. Fure as batatas-doces 3 a 4 vezes com um garfo e coloque-as em uma assadeira forrada com papel-manteiga.
2. Asse por 45 a 60 minutos ou até ficarem macias (o tempo total vai depender do tamanho das batatas). Como alternativa, poderá fervê-las ou colocá-las no micro-ondas, mas elas não vão ficar tão naturalmente doces.
3. Quando as batatas estiverem macias, retire-as do forno e as deixe esfriar antes de remover as cascas.
4. Adicione 2 xícaras de batatas-doces a um liquidificador ou processador de alimentos, juntamente com o leite, a linhaça, a baunilha, a canela, a noz-moscada e o sal (opcional). Bata até ficar homogêneo. Reserve.
5. Aqueça uma panela média em fogo médio-alto. Adicione a banana fatiada e cozinhe mexendo sem parar por 30 a 60 segundos.
6. Adicione a canela e o *maple syrup* à panela. Mexa bem para que as bananas fiquem completamente cobertas. Reduza o fogo para baixo-médio e cozinhe as bananas por mais 3 a 4 minutos, mexendo de vez em quando.
7. Divida a mistura cremosa de batata-doce em duas tigelas. Cubra com as bananas, as nozes-pecãs e a manteiga de amêndoas. Misture e aproveite!

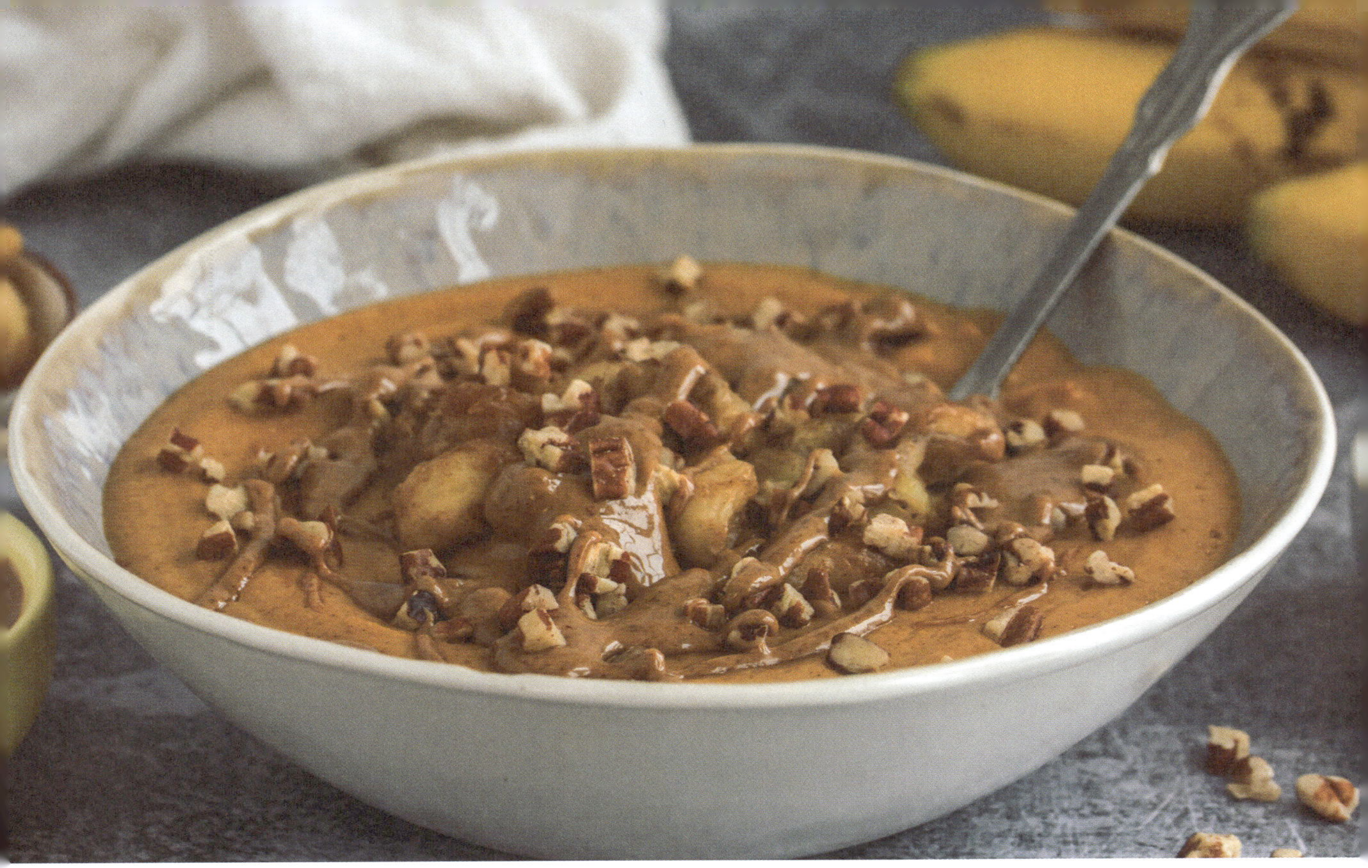

SUGESTÕES DO *CHEF*

Substituições

Em vez de batata-doce, use abóbora ou abobrinha.

No lugar de manteiga de amêndoa, use manteiga de amendoim, manteiga de caju ou manteiga de girassol.

Use outra noz de sua preferência, como nozes comuns, amêndoas ou pistaches em vez de pecãs.

Adicione mais delícias

Polvilhe coco ralado sem açúcar por cima. Adicione sementes de cânhamo ou chia.

Adicione mirtilos ou figos picados.

Opção sem nozes

Use sementes de abóbora ou sementes de girassol em vez de pecãs. Use manteiga de girassol em vez de manteiga de amêndoa.

Prepare com antecedência

Asse as batatas-doces com antecedência e guarde-as na geladeira por até 3 dias.

Armazenamento

Guarde a base de batata-doce na geladeira, em um recipiente bem fechado, por até 3 dias. Recomendamos só adicionar as coberturas quando estiver na hora de servir o prato.

MINGAU DE AVEIA COM MAÇÃ E NOZES

Este prato tem uma textura única – algo entre aveia e bolo! É um pouco viscoso (no bom sentido) no centro ao sair quente do forno. Se deixarmos descansar por 10 a 15 minutos depois de assar, ele cozinha um pouco mais. Planeje-se, então, conforme a sua preferência: meio viscoso ou completamente cozido!

Rendimento 4 porções **Tempo de preparo** 10 minutos **Tempo de cozimento** 30 minutos

Alternativa ao ovo

2 colheres de sopa de sementes de chia
6 colheres de sopa de água

Ingredientes líquidos

1 xícara de leite vegetal sem açúcar
2 colheres de sopa de vinagre de maçã
½ xícara de banana madura, amassada
½ xícara de purê de maçã sem açúcar
2 colheres de chá de extrato de baunilha

Ingredientes secos

2 xícaras de aveia em flocos
¼ de xícara de farinha de amêndoa
¼ de xícara de açúcar de coco
2 colheres de chá de fermento em pó
2 colheres de chá de canela em pó
¼ de colher de chá de gengibre em pó
¼ de colher de chá de noz-moscada moída
2 pitadas de sal (opcional)
1 xícara de maçãs orgânicas, picadas
1 xícara de nozes, picadas

1. Pré-aqueça o forno a 190 °C. Forre quatro ramequins de 10 centímetros com pedaços de papel-manteiga, borrife-os levemente ou cubra-os com óleo. Como alternativa, você pode usar formas de silicone para *muffins* ou formas de *muffins* forradas com papel-manteiga.
2. Adicione as sementes de chia e 6 colheres de sopa de água a uma tigela pequena, misture e reserve. Essa mistura atua como um aglutinante no lugar dos ovos.
3. Em uma tigela média, misture o leite, o vinagre de maçã, a banana, o purê de maçã e a baunilha.
4. Em uma tigela grande, misture a aveia em flocos, a farinha de amêndoa, o açúcar de coco, o fermento em pó, a canela, o gengibre, a noz-moscada e o sal (opcional).
5. Misture os ingredientes líquidos com os ingredientes secos. Misture até que os ingredientes secos sejam incorporados, mas não misture demais.
6. Adicione a mistura de chia e em seguida as maçãs e as nozes.
7. Divida a massa de modo uniforme nos ramequins e asse por 30 minutos (ou 25 minutos se estiver usando formas de *muffin*).
8. Deixe esfriar por 5 minutos antes de servir.

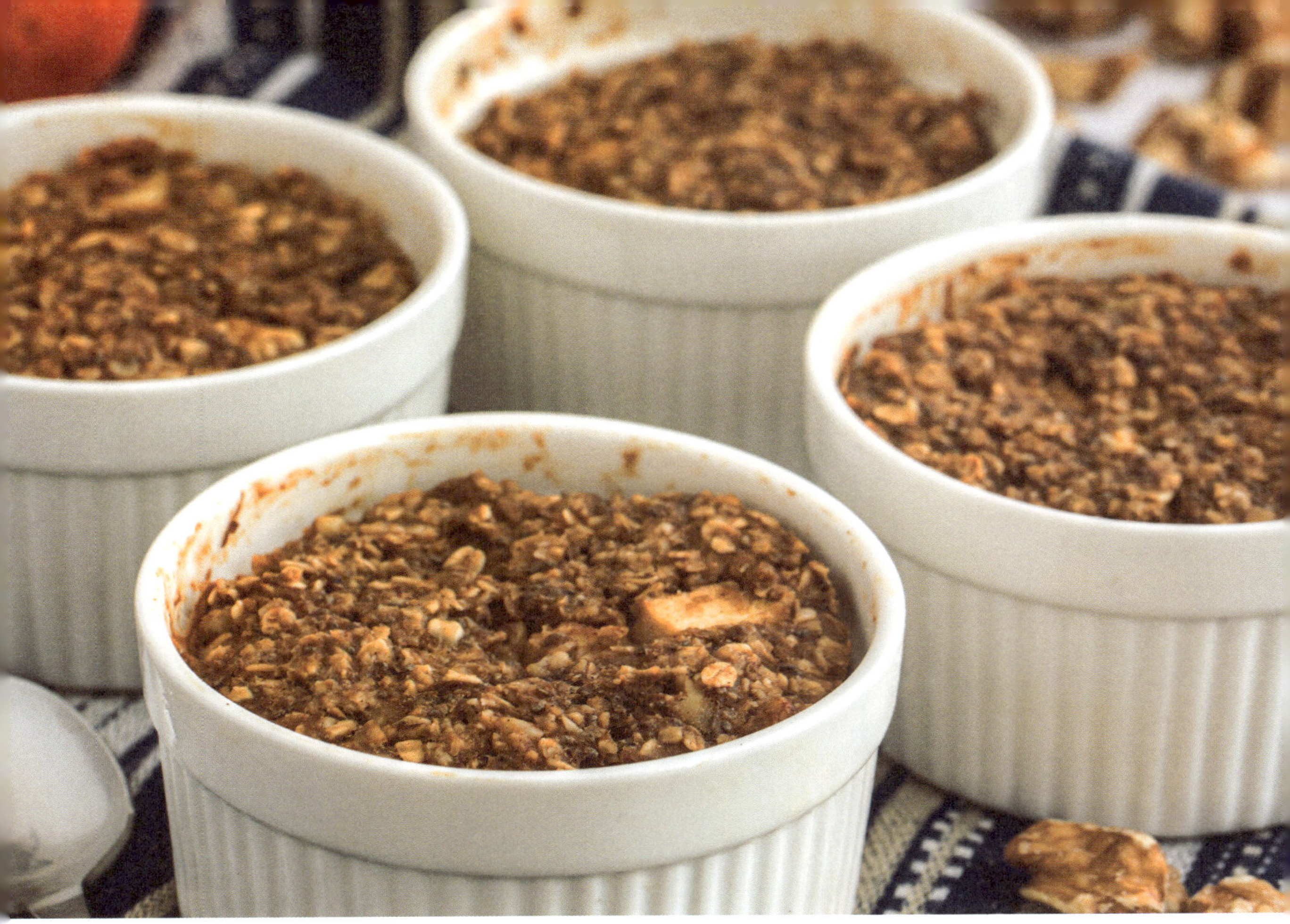

SUGESTÕES DO *CHEF*

Substituições

Em vez de substituir o ovo por uma mistura de chia, use uma mistura de linhaça (1 colher de sopa de farinha de linhaça para 3 colheres de sopa de água).

No lugar da farinha de amêndoa, use farinha de aveia.

Use peras ou outra fruta da estação, de sua escolha, no lugar da maçã.

Opção sem nozes

Você pode simplesmente não usar nozes ou substituí-las por frutas secas ou sementes de abóbora.

Adoçante natural

Substitua a pasta de tâmaras por açúcar de coco, mas adicione-o aos ingredientes líquidos. Reduza a quantidade de leite vegetal para ¾ de xícara.

Armazenamento

Coloque as sobras na geladeira, em um recipiente hermético, por até 3 dias.

TIGELA DE GRÃOS E VEGETAIS PARA O CAFÉ DA MANHÃ

As tigelas de café da manhã são uma maneira deliciosa de incorporar vegetais às refeições matinais. São fáceis de preparar quando se tem os grãos integrais cozidos, prontos para usar, e vão sustentá-lo durante toda a manhã. Bônus: são visualmente atraentes, em especial quando adicionamos uma variedade de alimentos coloridos à base de plantas. Considere a receita abaixo como um guia e sinta-se à vontade para personalizá-la, trocando o milheto por outro grão integral ou substituindo cenouras, beterrabas ou brócolis por seus vegetais favoritos. O mais importante: divirta-se enquanto experimenta!

Rendimento 4 porções **Tempo de preparo** 25 minutos **Tempo de cozimento** 30 minutos

Vegetais

¾ de xícara de cenouras, cortadas em cubos
¾ de xícara de beterrabas, cortadas em cubos
1 xícara de ramos de brócolis
½ xícara de cebola-roxa, cortada em cubos

Milheto

1 xícara de milheto orgânico seco
2 xícaras de caldo de legumes ou água sem sal ou com baixo teor de sódio
¼ de colher de chá de sal (opcional)

Molho

1 laranja média, descascada (ver as Sugestões do *Chef*)
1 colher de sopa de *tahine*
1 colher de sopa de vinagre de maçã
¼ de colher de chá de sal (opcional)
¼ de xícara de coentro fresco, picado grosseiramente (opcional)

Coberturas

¼ de xícara de *cranberries* secas sem açúcar e sem enxofre
¼ de xícara de sementes de abóbora cruas

1. Pré-aqueça o forno a 200 °C. Forre uma assadeira com papel-manteiga.
2. Ferva 2 xícaras de água em uma panela grande. Adicione as cenouras, as beterrabas e os brócolis, e deixe cozinhar por 5 a 7 minutos ou até ficar levemente macio.
3. Escorra a panela e transfira os vegetais e a cebola-roxa para a assadeira. Asse por 25 minutos ou até ficar macio.
4. Em uma panela grande e seca, torre o milheto em fogo médio por 4 a 5 minutos ou até que ele adquira um intenso tom marrom-dourado e fique perfumado. Mexa com frequência para não queimar.
5. Adicione 2 xícaras de caldo de legumes ou água ao milheto e deixe ferver. Coloque em fogo baixo, tampe e deixe cozinhar por 30 minutos. Reserve por 10 minutos antes de soltá-lo com um garfo.
6. Em um processador de alimentos, bata todos os ingredientes do molho, exceto o coentro, até a mistura ficar homogênea. Em seguida, adicione o coentro, use a função pulsar do processador algumas vezes e reserve. Se o molho estiver grosso demais, acrescente um pouco d'água conforme a necessidade.
7. Divida o milheto entre duas tigelas e cubra com os vegetais assados e o molho. Misture bem e cubra com *cranberries* e sementes de abóbora.

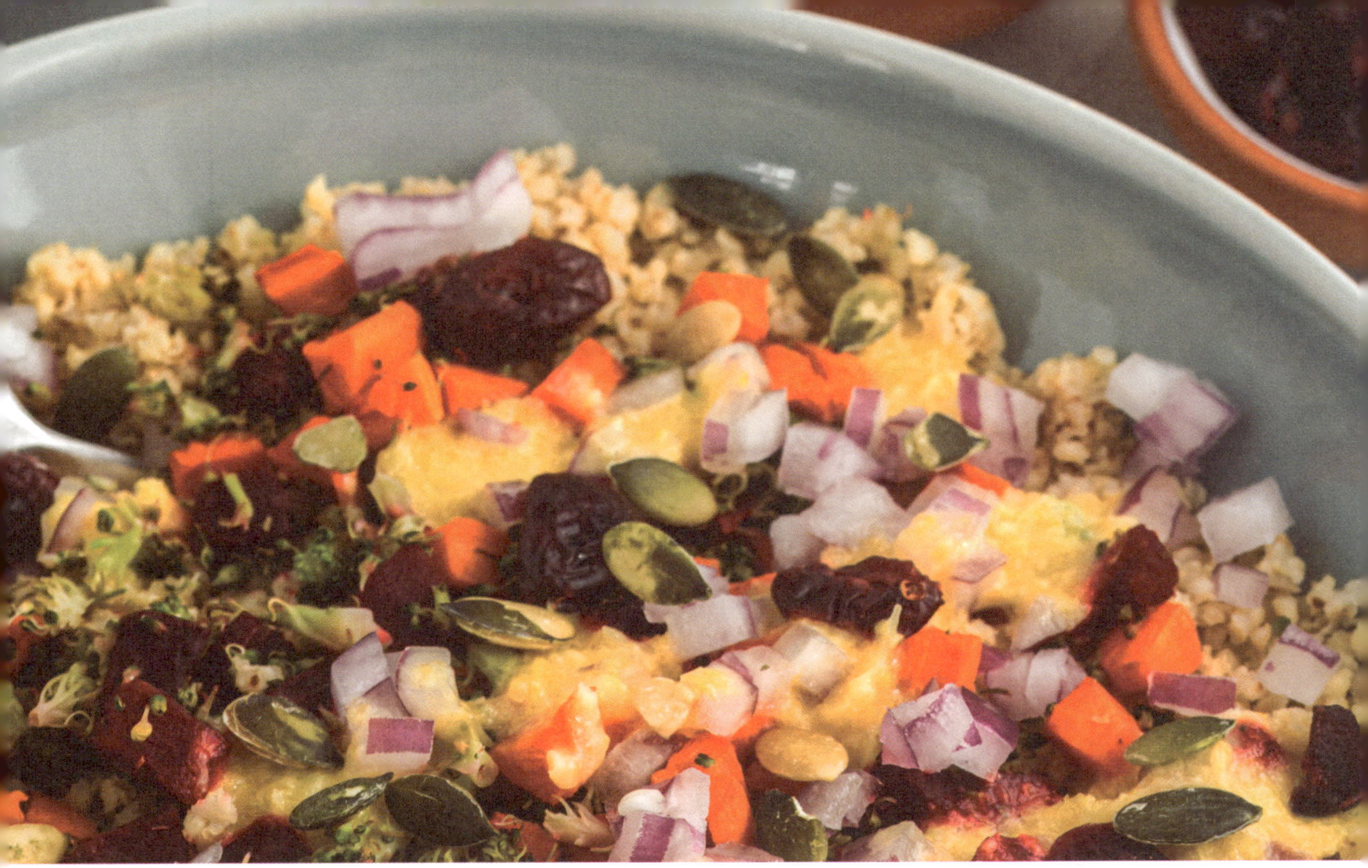

SUGESTÕES DO *CHEF*

Substituições

Em vez de milheto, use quinoa, arroz integral ou algum outro grão integral e orgânico de sua preferência.

Substitua as cenouras por batata-doce ou abobrinha.

Substitua brócolis por couve-flor ou couve-de-bruxelas.

Em vez de beterrabas e cenouras assadas, experimente beterrabas e cenouras cruas raladas.

Em vez de coentro, experimente cebolinha ou salsa.

Tipo de laranja

Nesta receita, usamos uma laranja suculenta e sem sementes para o molho. Usar uma laranja doce sem sementes seria o ideal uma vez que você estará misturando a laranja inteira.

Prepare com antecedência

Prepare o milheto com antecedência e guarde em um recipiente hermético na geladeira por até 5 dias (ou congele por até um mês).

Prepare o molho com antecedência e guarde-o na geladeira por até 5 dias.

Prepare os vegetais assados com antecedência e guarde-os em um recipiente hermético na geladeira por até 3 dias.

Armazenamento

Guarde as sobras na geladeira, em um recipiente hermético, por até 5 dias ou congele-as por até um mês.

KITCHARI RECONFORTANTE DE COUVE-FLOR E LENTILHAS

Este é um favorito aqui na Food Revolution Network por seus sabores divinos, reconfortantes e ingredientes nutritivos. Além disso, leva apenas 10 minutos para preparar e, enquanto está cozinhando, deixará sua casa repleta de aromaterapia natural. A palavra *kitchari* significa "mistura" e é tradicionalmente uma combinação de arroz e feijão-mungo em um prato fundo de sopa, embora uma variedade de grãos e legumes também possa ser usada, como as lentilhas que usamos abaixo. Bônus: se você quer comer mais feijão, mas teme as consequências (gasosas), o *kitchari* é conhecido por seu bom comportamento digestivo!

Rendimento 4 porções **Tempo de preparo** 10 minutos **Tempo de cozimento** 35 a 40 minutos

- 1 xícara de arroz basmati marrom seco, bem lavado
- 2 colheres de chá de sementes de mostarda
- 1 colher de chá de sementes de cominho
- ½ colher de chá de sementes de erva-doce
- 1 xícara de cebola-amarela, picada
- 1 xícara de ramos de couve-flor picados em pedaços de pouco mais de um centímetro a 2,5 cm
- 1 colher de sopa de gengibre fresco, ralado
- 1 xícara de lentilhas vermelhas, bem lavadas
- 1 colher de chá de açafrão moído
- ¼ de colher de chá de coentro moído
- 4 xícaras de caldo de legumes sem sal ou com baixo teor de sódio
- ½ colher de chá de sal (opcional)
- ¼ de colher de chá de pimenta-do-reino moída (opcional)
- 1 a 2 colheres de sopa de suco de limão espremido na hora
- Coentro fresco picado a gosto (opcional)
- Pitada de pimenta vermelha amassada (opcional)

1. Coloque 2 xícaras de água em uma panela média e aqueça em fogo alto até ferver. Adicione o arroz e deixe ferver por 5 minutos.
2. Desligue o fogo após 5 minutos e escorra o arroz. Reserve.
3. Aqueça uma panela grande em fogo médio-alto. Adicione a mostarda, o cominho e as sementes de erva-doce e cozinhe, mexendo sempre, até as sementes começarem a estourar, dentro de aproximadamente 2 minutos.
4. Reduza o fogo para médio. Adicione a cebola, a couve-flor, o gengibre e refogue por cerca de 3 a 4 minutos até que a cebola esteja macia e translúcida. Deglaceie* a panela com água ou caldo de legumes conforme necessário.
5. Misture o arroz, as lentilhas, a cúrcuma, o coentro, o caldo de legumes, o sal e a pimenta em 2 xícaras de água. Deixe ferver em fogo alto. Abaixe o fogo, tampe e deixe cozinhar por 20 minutos.
6. Misture bem o *kitchari* e deixe cozinhar, sem tampa, por 10 a 15 minutos ou até que fique parecido com uma sopa ou *curry* de lentilhas. Para uma textura mais leve, diminua o tempo de cozimento. Para uma textura mais espessa, cozinhe um pouco mais. Prove e ajuste os temperos conforme desejado.
7. Acrescente suco de limão fresco à mistura e cubra com coentro picado e, se desejar, a pimenta vermelha moída.

* Deglacear a panela é diluir e transformar em caldo os restos de alimentos que ficaram grudados nela. (N. do T.)

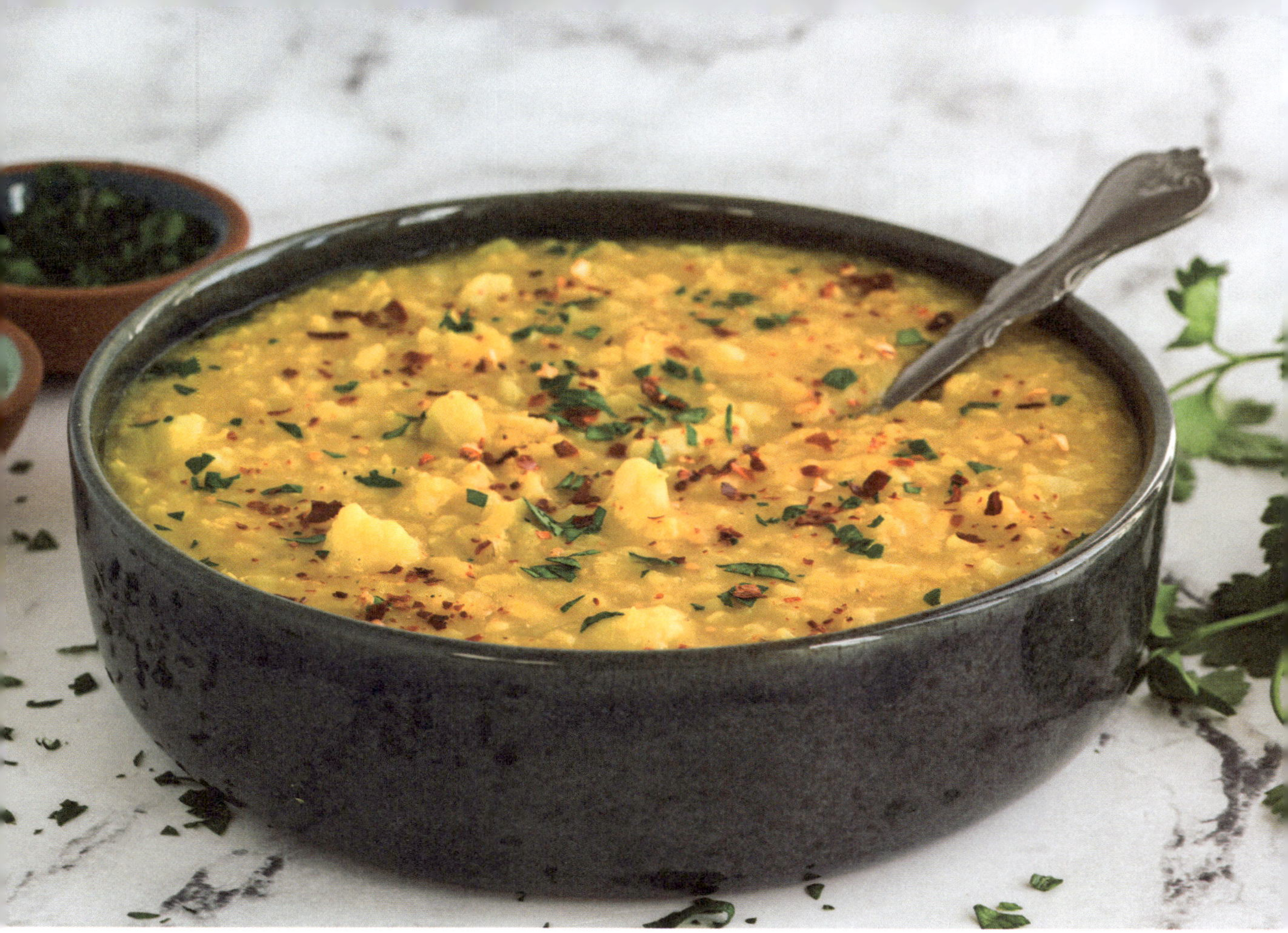

SUGESTÕES DO *CHEF*

Substituições

Use qualquer grão de sua preferência, mas certifique-se de que ele tenha o mesmo tempo de cozimento das lentilhas (cerca de 20 a 30 minutos). Se o grão exigir um tempo de cozimento maior, pré-cozinhe o grão, deixando-o *al dente* antes de adicioná-lo à panela com as lentilhas.

Em vez de lentilhas, use feijão-mungo.

No lugar da couve-flor, use brócolis, aspargos, cenouras ou outros vegetais de sua preferência.

Adicione mais nutrição

Adicione verduras picadas antes de servir.

Adicione outro vegetal junto com a couve-flor (como cenouras, pimentões ou aspargos).

Armazenamento

Guarde as sobras na geladeira, em um recipiente hermético, por até 5 dias.

PUDIM QUENTE DE BANANA E CHIA PARA O CAFÉ DA MANHÃ

Incluímos esse pudim na categoria de café da manhã por causa de suas fibras, suas proteínas e da composição de gordura saudável das sementes de chia, da aveia e das nozes. Ele também poderia se encaixar facilmente na categoria de sobremesas – bananas levemente cozidas são uma delícia!

Rendimento 2 porções **Tempo de preparo** 5 minutos **Tempo de cozimento** 10 minutos

Cobertura de Banana

2 bananas médias maduras, fatiadas
2 colheres de sopa de *maple syrup*
1 colher de chá de extrato de baunilha
¼ de colher de chá de canela em pó
Pitada de noz-moscada moída
Pitada de sal (opcional)

Pudim

2 xícaras de leite vegetal sem açúcar
⅓ de xícara de sementes de chia
½ xícara de aveia em flocos
1 colher de chá de extrato de baunilha
Pitada de sal (opcional)
½ xícara de morangos cortados ao meio
¼ de xícara de nozes picadas (opcional)

1. Comece com a cobertura de banana: Aqueça uma panela média em fogo médio-alto. Adicione as bananas fatiadas, mexendo por 30 a 60 segundos.
2. Adicione o *maple syrup*, a baunilha, a canela, a noz-moscada e o sal (opcional). Mexa bem para que as bananas fiquem completamente cobertas. Reduza o fogo para médio-baixo e deixe as bananas cozinharem por mais 5 minutos, mexendo de vez em quando. As bananas podem começar a amolecer, e isso é bom! Você vai querer que fiquem macias e cremosas. Reserve.
3. Faça o pudim de chia. Despeje o leite em uma panela média. Misture a chia, a aveia, a baunilha e o sal (opcional). Aqueça a mistura em fogo médio, mexendo continuamente até obter uma consistência de pudim (cerca de 2 a 3 minutos).
4. Divida o pudim de chia entre duas tigelas.
5. Misture as bananas. Cubra com morangos e nozes.

SUGESTÕES DO *CHEF*

Substituições

Em vez de morangos, use sua fruta preferida, como mirtilos, framboesas ou kiwi.

No lugar das nozes comuns, use pecãs ou amêndoas laminadas.

Adoçante natural

Use pasta de tâmaras no lugar de *maple syrup* puro.

Armazenamento

Guarde as sobras na geladeira, em um recipiente hermético, por até 3 dias. Como as sementes de chia adoram absorver líquidos, talvez você precise adicionar mais leite vegetal ao reaquecer este prato.

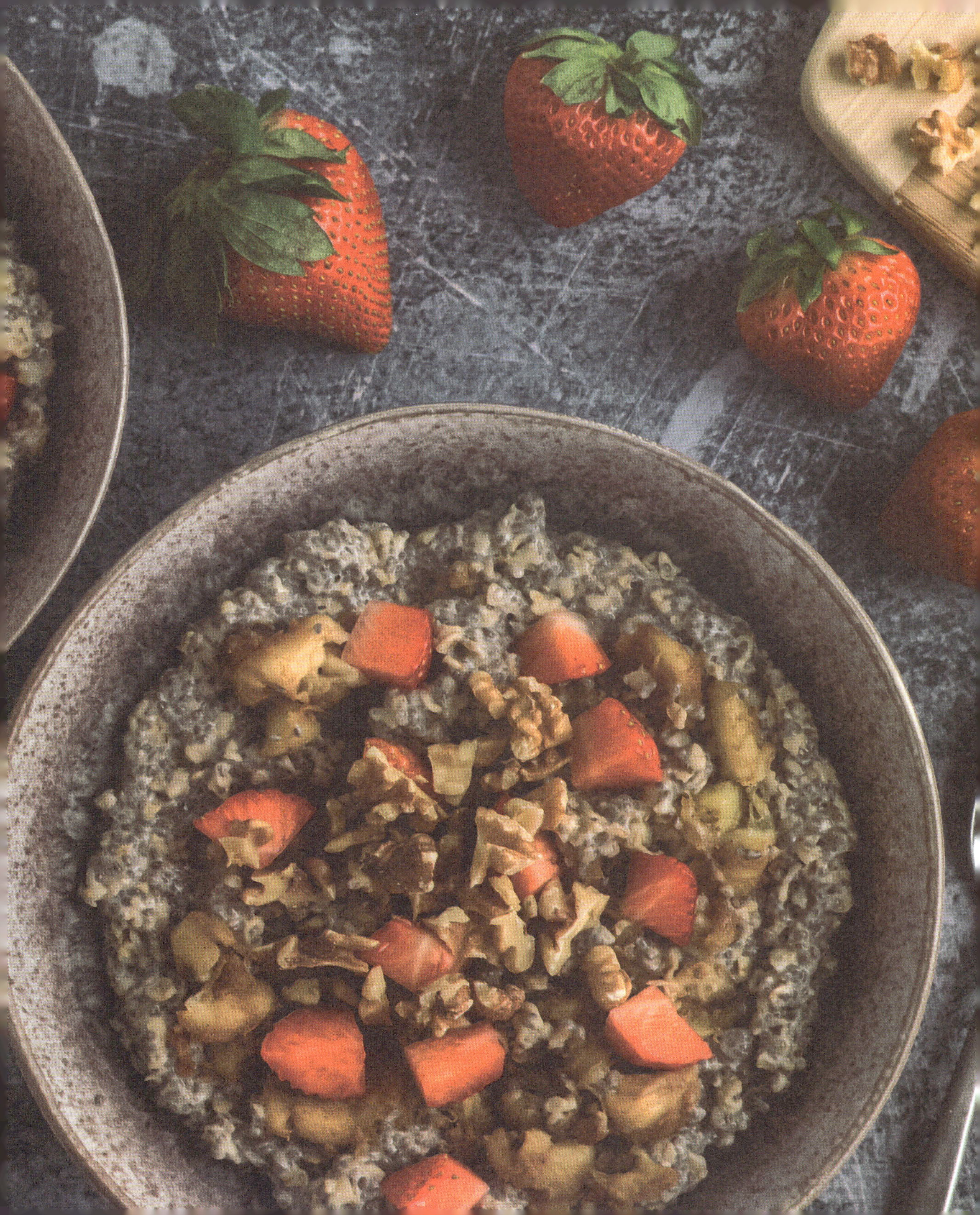

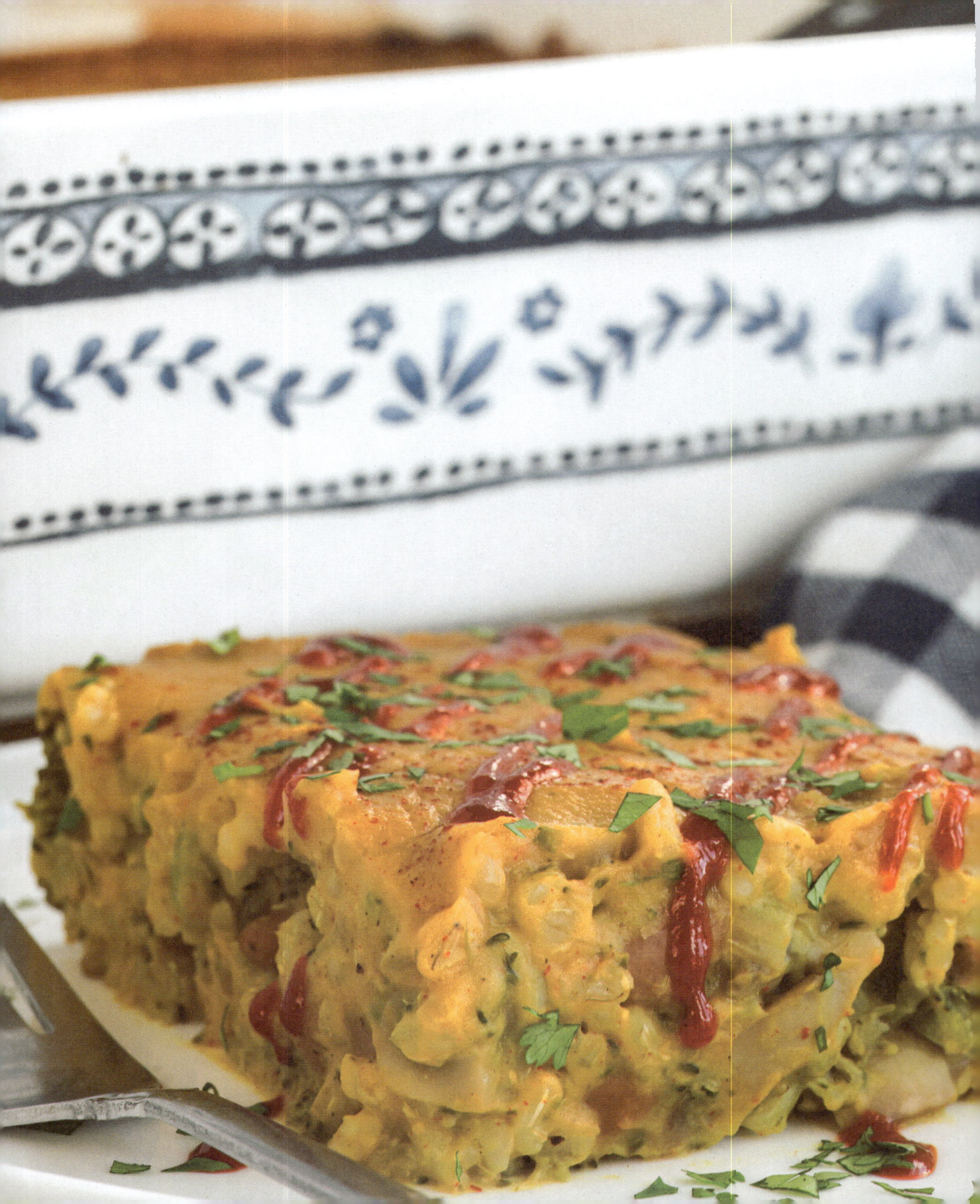

PRATOS PRINCIPAIS DE DAR ÁGUA NA BOCA

REFOGADO SIMPLES DE *UMAMI* TRICOLOR

Cenouras, cogumelos e espinafre são um banquete colorido para os olhos. Este saboroso almoço ou jantar tem um toque de especiarias (sinta-se à vontade para deixar de lado se não for sua praia) e aromatizantes que farão sua cozinha ter um cheiro acolhedor e convidativo. Sirva o refogado com arroz integral ou preto para ter uma refeição saudável, cheia de sabor, cor e muitos vegetais.

Rendimento 4 porções **Tempo de preparo** 15 minutos **Tempo de cozimento** 8 minutos

Molho

1 colher de sopa de óleo de canola extravirgem ou missô de grão-de-bico
2 colheres de sopa de *tamari* com teor reduzido de sódio ou *shoyu* de coco
2 colheres de sopa de vinagre de arroz
1 colher de sopa de suco de limão espremido na hora
1 colher de sopa de *maple syrup*
1 colher de chá de *gochujang*, *sriracha* ou pasta de pimenta (opcional)
¼ de colher de chá de alho em pó
¼ de colher de chá de gengibre em pó
2 colheres de chá de pó de araruta

Refogado

¼ de xícara de caldo de legumes sem sal ou com baixo teor de sódio
2 cenouras grandes, cortadas em rodelas ou em tiras curtas e finas (aproximadamente 4 xícaras)
230 gramas de cogumelos picados (aproximadamente 3 xícaras)
4 dentes de alho médios, moídos
2 xícaras de espinafre picado
1 xícara de *edamame* orgânico, congelado e descascado
½ xícara de cebolinha, picada

1. Misture todos os ingredientes do molho em uma tigela média até que o missô e a araruta estejam dissolvidos. Reserve.
2. Aqueça uma panela grande em fogo médio-alto. Adicione o caldo de legumes, as cenouras e os cogumelos. Cozinhe, mexendo de vez em quando, por cerca de 5 minutos, até que as cenouras comecem a amolecer.
3. Diminua o fogo para médio e acrescente o alho. Cozinhe por 1 minuto. Adicione 1 a 2 colheres de sopa de água ou de caldo de legumes, conforme necessário, para deglaçar a panela.
4. Misture o espinafre e o *edamame*. Cozinhe até que o espinafre murche, por cerca de 30 segundos.
5. Acrescente o molho, mexendo até engrossar, por cerca de 30 a 60 segundos.
6. Transfira o refogado para uma tigela e cubra com cebolinha verde.
7. Ao dividir o refogado entre os pratos, se desejar, coloque-o sobre uma camada de arroz orgânico integral ou preto.

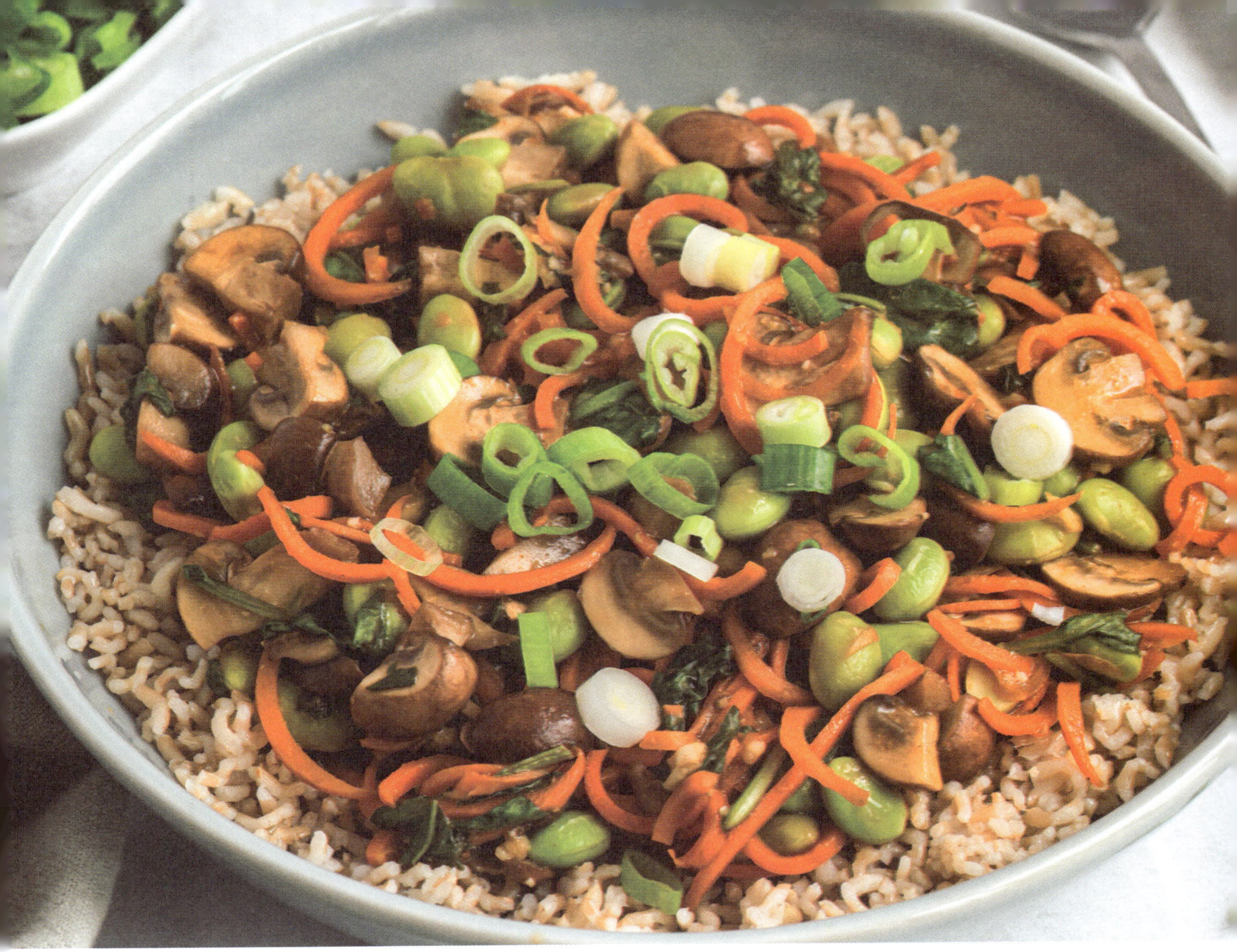

SUGESTÕES DO *CHEF*

Substituições

Para os cogumelos, use cremini, paris, portobello ou cogumelos de sua preferência.

Substitua o espinafre por outras verduras de sua preferência.

Em vez de *edamame* orgânico, use grão-de-bico ou outros feijões brancos de sua preferência.

Adoçante natural

Use pasta de tâmaras no lugar do *maple syrup*.

Prepare com antecedência

Faça o molho com antecedência e guarde na geladeira, em um recipiente hermético, por até 7 dias.

Armazenamento

Guarde as sobras na geladeira, em um recipiente hermético, por até 5 dias.

PLANTÁSTICO ZITI DE FORNO COM COGUMELOS

Os cogumelos são o diferencial nesta nossa versão superalimentar e à base de plantas do clássico ziti de forno. Além de serem um substituto ideal quando você deseja comer algo com uma textura semelhante à da carne, os cogumelos têm muitas fibras, vitaminas e fitonutrientes que enriquecem ainda mais esse prato. É perfeito para uma grande reunião familiar ou festa em que cada convidado contribui com um prato [*potluck*] e ideal para ser dividido em porções para que você possa aproveitar o que sobrou no almoço ou jantar em outro dia da semana.

Rendimento 4 porções **Tempo de preparo** 25 minutos **Tempo de cozimento** 55 minutos

Molho de tomate

800 gramas de tomates italianos
1 xícara de cebola-amarela ou branca, picada
5 dentes de alho cortados em pedacinhos
2 xícaras de cogumelos, fatiados
¼ de xícara de caldo de legumes sem sal ou com baixo teor de sódio
425 g de extrato de tomate
1 colher de chá de orégano seco
1 xícara de manjericão fresco, picado
½ xícara de salsa fresca, picada
¼ de colher de chá de sal (opcional)
2 xícaras de espinafre picado

Queijo de castanha-de-caju

1 xícara de castanhas-de-caju deixadas de molho (ver as Sugestões do *Chef*)
¼ de xícara de levedura nutricional
2 colheres de sopa de suco de limão espremido na hora
1 colher de chá de alho em pó
½ colher de chá de sal (opcional)

Macarrão

450 g de ziti orgânico integral
(cozinhe de acordo com as instruções da embalagem)

1. Pré-aqueça o forno a 180 °C.
2. Em uma tigela média, amasse os tomates italianos inteiros para reduzir seu volume e reserve. Você os misturará com os tomates picados mais tarde.
3. Em uma frigideira grande, em fogo médio-alto, cozinhe as cebolas, mexendo-as continuamente até ficarem translúcidas, por cerca de 2 a 3 minutos.
4. Misture o alho e os cogumelos. Deglaceie a panela com caldo de legumes. Mexa e cozinhe por mais 2 a 3 minutos.
5. Adicione os tomates italianos e a lata de tomates em pedaços à frigideira. Misture o orégano, o manjericão, a salsa e o sal. Deixe ferver por 15 minutos para engrossar o molho, mexendo de vez em quando.
6. Adicione todos os ingredientes do queijo com ½ xícara de água a um liquidificador ou processador de alimentos e bata até ficar homogêneo. Reserve.
7. Assim que o molho engrossar, misture o espinafre e cozinhe até ficar macio.
8. Adicione metade do queijo ao molho e mexa bem.
9. Adicione o macarrão cozido ao molho, mexa bem e despeje a mistura em uma assadeira de 20 × 35 centímetros. Coloque o queijo restante em cima do ziti.
10. Asse por 30 minutos e deixe descansar por 5 minutos antes de servir.

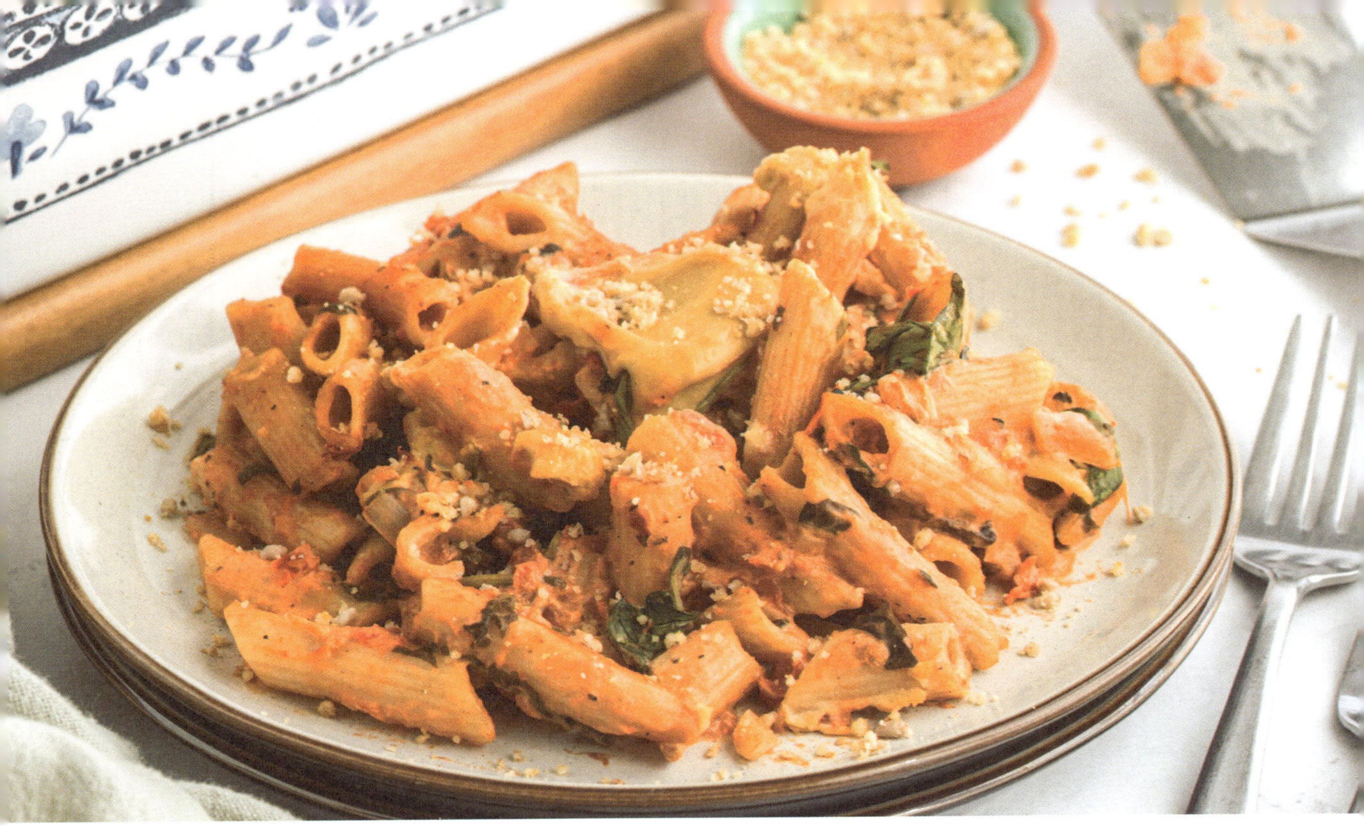

SUGESTÕES DO *CHEF*

Substituições

Use cebolinhas no lugar da cebola.

Para os cogumelos, use cremini, paris, portobello ou outro de sua preferência.

Em vez de espinafre, use outra verdura de sua preferência.

Opção sem castanhas

Substitua castanhas-de-caju por sementes cruas de girassol (podem ser substituídas em uma proporção de 1:1).

Prepare com antecedência

Deixe as castanhas-de-caju de molho em água quente por 30 minutos ou em água em temperatura ambiente por 1 a 2 horas. Escorra e lave as castanhas-de-caju antes de adicioná-las ao liquidificador para fazer o molho de queijo.

Faça o queijo de castanha-de-caju com antecedência e guarde-o em um recipiente hermético na geladeira por até 3 dias (ou congele no *freezer* por até 30 dias e leve à geladeira por 24 horas antes de usá-lo na receita).

Faça o molho de tomate com antecedência e guarde-o em um recipiente hermético na geladeira por até 3 dias (ou no *freezer* por até 30 dias).

Armazenamento

Guarde as sobras em um recipiente hermético na geladeira por até 5 dias.

HAMBÚRGUERES DE COGUMELO E FEIJÃO PRONTOS PARA GRELHAR

Hambúrgueres veganos têm má reputação por não terem sabor nem a consistência necessária para serem grelhados, o que é um engano; eles não só podem ficar na consistência adequada para a grelha como também podem ser bem saborosos. Esses hambúrgueres de cogumelos têm uma textura firme, mas úmida, para uma mordida perfeita. Prepare-se para construir camadas (ainda que, por si só, esse hambúrguer já seja uma explosão de sabor) e experimentar um hambúrguer à base de plantas que é realmente imperdível.

Rendimento 6 a 8 porções **Tempo de preparo** 20 minutos **Tempo de cozimento** 40 minutos

- 1 xícara de cebola-branca ou amarela, picada
- 1½ xícara de cogumelos brancos, portobello ou cremini, picados
- 2 colheres de sopa de alho, picado
- 1 colher de sopa de *tamari* com baixo teor de sódio ou de *shoyu* de coco
- 2 colheres de sopa de molho inglês vegano tipo Worcestershire
- ½ xícara de nozes
- ¼ de xícara de sementes de cânhamo descascadas
- 2 colheres de chá de cebola em pó
- 2 colheres de chá de páprica defumada
- 1½ xícaras de feijão-branco caseiro ou enlatado, feijão-fradinho, *cannellini* ou feijão da marinha lavado e escorrido
- ¾ de xícara de farinha de aveia
- ¼ de xícara de salsa fresca, picada (opcional)

1. Pré-aqueça o forno a 200 °C e forre uma assadeira com papel-manteiga.
2. Refogue os vegetais. Aqueça uma panela grande em fogo médio-alto. Adicione as cebolas e os cogumelos e cozinhe por 3 a 4 minutos ou até que as cebolas fiquem translúcidas.
3. Reduza o fogo para médio e misture o alho. Cozinhe por 1 minuto. Adicione 1 a 2 colheres de sopa de água ou caldo de legumes para deglaçar a panela* quando necessário.
4. Misture o *tamari* e o molho inglês e cozinhe por mais 1 a 2 minutos até que o molho seja absorvido pelos cogumelos. Retire a panela do fogo e reserve.
5. Adicione as nozes, as sementes de cânhamo, a cebola em pó e a páprica defumada a um processador de alimentos e bata até ficar na consistência de massa.
6. Acrescente a mistura de cebolas e cogumelos às nozes e cânhamo, e bata até que as cebolas e cogumelos estejam quase incorporados à massa de nozes e cânhamo (alguns pedaços inteiros são bons e desejáveis). Reserve.
7. Em uma tigela grande, adicione o feijão-branco e amasse-o com um espremedor de batatas ou garfo até que ¾ do feijão esteja amassado e ¼ fique inteiro.

* Ir soltando o que vai ficando dos lados e no fundo. (N. do T.)

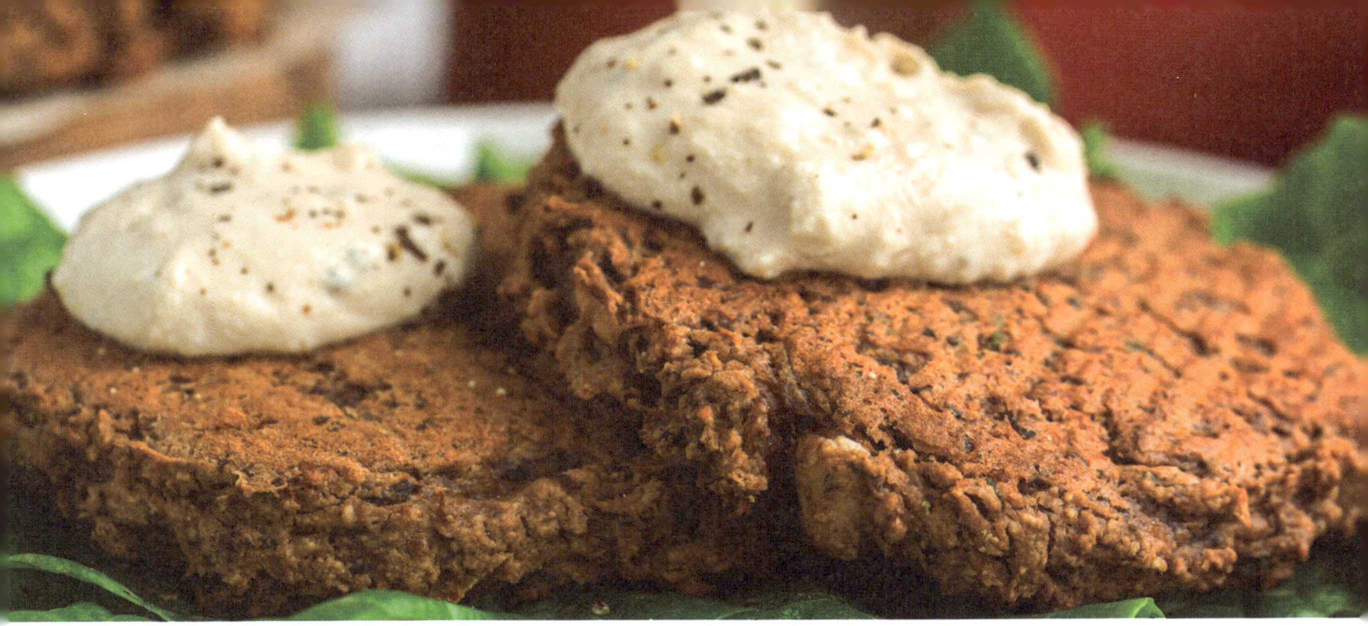

8. Transfira a mistura de cogumelos e nozes para a tigela com o feijão. Acrescente a farinha de aveia. Misture bem até que todos os ingredientes sejam incorporados.
9. Se for usar, adicione a salsa e misture.
10. Retire um punhado da massa de hambúrguer de feijão, forme um hambúrguer e coloque-o em uma assadeira forrada com papel-manteiga. Faça o mesmo com a massa restante. A receita rende de 6 a 8 hambúrgueres.
11. Asse os hambúrgueres por 30 minutos, virando-os na metade do tempo.
12. Monte o hambúrguer usando seu pão favorito, um *wrap* integral ou um *wrap* de alface junto com suas coberturas preferidas!

SUGESTÕES DO *CHEF*

Substituições

Em vez de cebola-branca ou amarela, use cebola-roxa ou cebolinhas

Em vez de salsa, use manjericão, cebolinha francesa ou coentro.

Opção sem nozes

Use sementes de girassol no lugar de nozes (elas podem ser substituídas na proporção de 1:1).

Instruções para grelhar

Coloque os hambúrgueres diretamente em uma grelha limpa e levemente untada com óleo em fogo médio-alto. Cozinhe cada lado por 4 a 5 minutos até obter um leve tom dourado.

Prepare com antecedência

Faça a mistura de nozes e cânhamo com antecedência e guarde na geladeira, em um recipiente hermético, por até 5 dias.

Armazenamento

Guarde as sobras na geladeira, em um recipiente hermético por até 5 dias, ou no *freezer*, separadas por pedaços individuais de papel-manteiga, por até 30 dias.

ABÓBORA-BOLOTA AROMÁTICA COM RECHEIO DE LEGUMES

Não sei você, mas, para mim, uma abóbora recheada é um convite à celebração, e que melhor maneira de celebrar nosso amor pelos superalimentos senão com esse prato saudável! A deliciosa mistura de doce e salgado extrai o melhor de cada ingrediente. Graças às cores brilhantes, texturas variadas e diversidade de especiarias de nosso prato, quinoa, lentilhas e abóbora estão finalmente recebendo o reconhecimento que merecem. Cada porção fornece 40 gramas de fibras e está repleta de proteína, carotenoides e vitamina C. Esse prato não só é uma refeição satisfatória para o jantar como também é saboroso (talvez até um pouco mais) como opção de almoço com o que sobrou no dia seguinte.

Rendimento 2 porções **Tempo de preparo** 20 minutos **Tempo de cozimento** 50 minutos

Quinoa

½ xícara de quinoa orgânica seca
1 xícara de caldo de legumes sem sal ou com baixo teor de sódio
1 pitada de sal (opcional)

Abóbora-bolota

2 abóboras-bolotas pequenas
2 pitadas de sal (opcional)
2 pitadas de pimenta-do-reino moída (opcional)
1 colher de sopa de *tamari* com teor reduzido de sódio ou de *shoyu* de coco
2 colheres de chá de *maple syrup*
½ colher de sopa de vinagre de xerez ou vinagre de vinho tinto

Recheio

1 xícara de cebola-amarela, cortada em cubos
¾ de xícara de aipo, cortado em cubos
¾ de xícara de pimentão vermelho, sem talo, sem sementes e cortado em cubos
1 xícara de cogumelos, cortados em cubos
6 dentes de alho, picados
1 colher de chá de cúrcuma moída
1 colher de chá de cominho moído
1 colher de chá de *garam masala*
½ colher de chá de alho em pó
¼ de colher de chá de canela
¼ de xícara de caldo de legumes sem sal ou com baixo teor de sódio
1 xícara de lentilhas cozidas
¼ a ½ colher de chá de sal (opcional)
Pimenta-do-reino moída, a gosto (opcional)
¼ de xícara de *cranberries* secas sem açúcar e sem enxofre
¼ de xícara de nozes-pecãs picadas

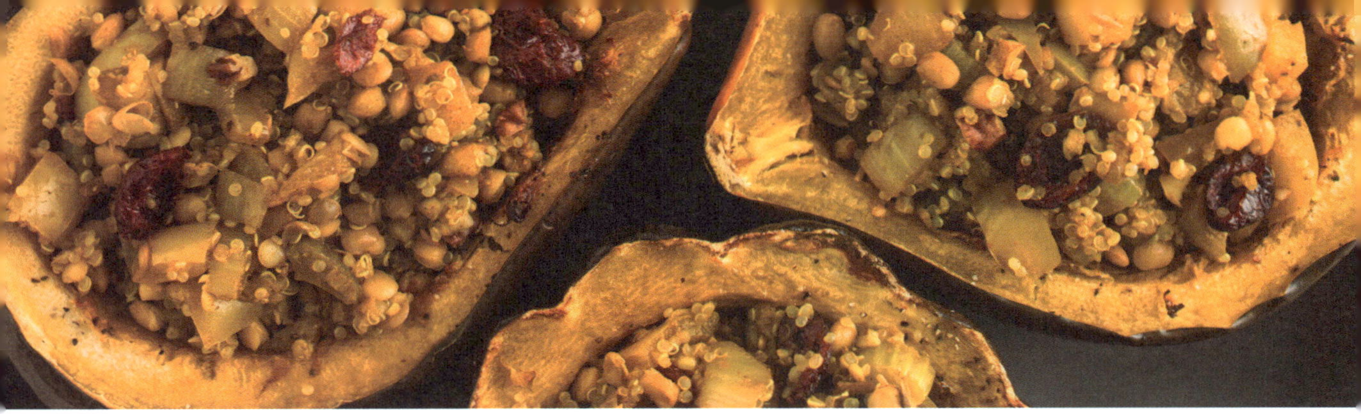

1. Adicione a quinoa, o caldo de legumes e o sal a uma panela média e deixe ferver. Reduza o fogo, tampe e deixe cozinhar por 20 minutos. Reserve por 10 minutos, tampado.
2. Pré-aqueça o forno a 190 °C. Forre uma assadeira com papel-manteiga.
3. Corte a abóbora ao meio e retire as sementes. Coloque-a na assadeira, com o lado interno para cima, e polvilhe com sal e pimenta. Asse por 40 minutos.
4. Misture o *tamari*, o *maple syrup* e o vinagre de xerez em uma tigela pequena. Assim que as metades da abóbora estiverem assadas, retire-as do forno (mantenha o forno ligado) e pincele o interior de cada uma com a marinada. Reserve o restante da marinada. Asse a abóbora por mais 10 minutos.
5. Aqueça uma panela grande em fogo médio-alto. Adicione as cebolas, o aipo, a pimenta e os cogumelos, mexendo continuamente até que as cebolas fiquem translúcidas, por cerca de 2 a 3 minutos.
6. Reduza o fogo para médio, acrescente o alho e deixe cozinhar por 30 a 60 segundos. Misture a cúrcuma, o cominho, o *garam masala*, o alho em pó e a canela.
7. Deglaceie a panela com ¼ de xícara de caldo de legumes. Adicione o restante da marinada de abóbora, se tiver sobrado. (Não é necessário, mas acrescenta um toque a mais de sabor, então por que desperdiçá-la?)
8. Misture as lentilhas, a quinoa, o sal e a pimenta. Adicione os *cranberries* e as nozes-pecãs. Misture bem e prove o tempero.
9. Coloque quantidades iguais da mistura de quinoa/lentilha em cada metade da abóbora.
10. Sirva sem acompanhamento ou com seu molho ou tempero favorito (veja as sugestões a seguir).

SUGESTÕES DO *CHEF*

Substituições

Use abóbora *butternut* ou delicata no lugar da abóbora-bolota.

Em vez de quinoa, use arroz integral orgânico ou milheto.

Em vez de pimentão vermelho, use pimentão verde, amarelo ou laranja.

Use cogumelos de sua escolha como portobello, paris, cremini ou outros que você preferir.

Em vez de lentilhas, use grão-de-bico, feijão-preto ou outra leguminosa de sua preferência.

Adoçante natural

Use pasta de tâmaras no lugar do *maple syrup*.

Molhos e temperos cremosos

Cubra esta receita com um fiozinho de pasta de *tahine*, seu molho vegetal favorito ou o molho cremoso de limão Dijon da receita Tigela verde energética e poderosa na página 170.

Armazenamento

Guarde as sobras na geladeira, em um recipiente hermético, por até 3 dias.

TIGELA VERDE ENERGÉTICA E PODEROSA

Comer para ter saúde nunca é chato quando você tem a combinação perfeita entre texturas e sabores para estimular o paladar. Se tigelas de grãos são sua opção favorita para uma refeição à base de plantas, então essa com certeza será um sucesso. Além disso, é supersimples de fazer! Cevada, brócolis, feijão-verde e ervilhas criam uma tigela vibrante e nutritiva com uma variedade de textura e sabores para uma experiência agradável e única. Falando em termos nutricionais, essa tigela está repleta de fibras de cevada e vegetais, fitonutrientes das verduras e probióticos do iogurte à base de plantas. Também podemos chamá-la de tigela que ama o intestino!

Rendimento 2 porções **Tempo de Preparo** 20 minutos **Tempo de Cozimento** 10 minutos

Cevada e cúrcuma

⅔ de xícara de cevada lavada
½ colher de chá de cúrcuma moída

Molho cremoso de limão Dijon

1 xícara inteira de iogurte vegetal sem açúcar
1 colher de sopa de *tahine*
1 colher de sopa de mostarda Dijon
¼ de xícara de suco de limão espremido na hora
2 colheres de sopa de cebolinhas, grosseiramente picadas
1 colher de sopa de *maple syrup*
¼ de colher de chá de sal (opcional)

Verdes poderosos

1 xícara de caldo de legumes sem sal ou com baixo teor de sódio
5 dentes de alho, picados
3 xícaras (1 maço) de brócolis ramosos cortados em pedaços de 2,5 centímetros
1 xícara de feijão-verde, cortado em pedaços de 2,5 centímetros
1 xícara de ervilhas frescas ou congeladas
Sal e pimenta-do-reino moída a gosto (opcional)
2 colheres de sopa de sementes de girassol
Pimenta vermelha amassada a gosto (opcional)

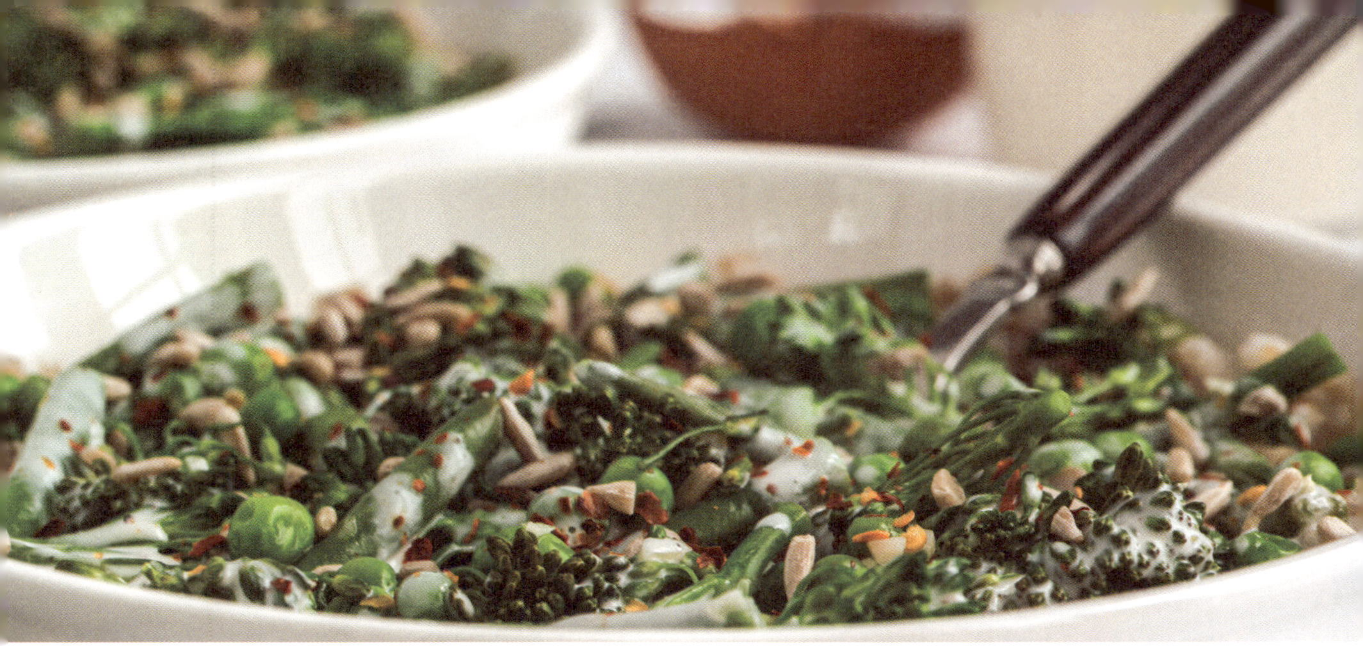

1. Em uma panela média, acrescente a cevada, 2 xícaras de água, o açafrão e a pimenta-do-reino e deixe ferver. Coloque em fogo baixo, tampe e deixe cozinhar por pelo menos 40 minutos. Prove para verificar se a cevada está macia (ela estará levemente mastigável).
2. Misture todos os ingredientes do molho em um liquidificador ou processador de alimentos até que fique cremoso. Prove e realce os sabores como desejar (mais limão para acidez, mais iogurte para um gosto mais forte etc.) Reserve.
3. Acrescente o caldo de legumes, o alho, o brócolis, o feijão-verde e as ervilhas a uma panela grande. Adicione uma pitada de sal e de pimenta. Aqueça em fogo médio-alto até ferver, depois reduza para cozinhar em fogo baixo e feche a panela com uma tampa quando ¾ do procedimento estiver cumprido. Cozinhe por mais 10 ou 12 minutos ou até os talos do brócolis ficarem macios.
4. Se ainda houver líquido na panela, remova a tampa e continue cozinhando até que a maior parte do líquido tenha desaparecido.
5. Divida a cevada entre duas tigelas de servir e coloque as verduras por cima.
6. Regue com a quantidade desejada de molho e polvilhe cada tigela com uma colher de sopa de sementes de girassol e pimenta-do-reino moída.

SUGESTÕES DO *CHEF*

Substituições

Use farro, grãos de trigo ou outro grão integral de sua preferência no lugar da cevada.

Substitua o brócolis ramoso por couve-flor, brócolis comum ou couve-de-bruxelas por broccolini.

Substitua *edamame* por ervilhas verdes.

Variação sem glúten

Use quinoa, amaranto, milheto ou arroz integral no lugar da cevada.

Prepare com antecedência

Cozinhe a cevada com antecedência e guarde-a na geladeira, em um recipiente hermético, por até 5 dias ou no *freezer* por até 30 dias.

Faça o molho cremoso de limão Dijon com antecedência e guarde-o na geladeira, em um recipiente hermético, por até 5 dias.

Armazenamento

Guarde as sobras na geladeira, em um recipiente hermético, por até 5 dias.

TORRES DE *TOSTADAS* DE FEIJÃO-PRETO

Essas saborosas *tostadas* têm muitos poderes superalimentares. Primeiro, elas são versáteis: podem funcionar como uma refeição principal satisfatória, um aperitivo divertido ou um lanche nutritivo. Segundo, são cheias de vitaminas, minerais e fitonutrientes dos feijões, batatas-doces, bem como de ingredientes coloridos da salada de repolho. Terceiro, estão repletas de fibras e proteínas. Quarto, permitem que você pratique suas habilidades de preparação: os *frijoles refritos* [feijão frito mexicano], a salada de repolho e os vegetais assados podem ser feitos com antecedência para que a refeição seja fácil de montar quando você estiver com fome! Como essa receita, por muitas razões, é uma das nossas favoritas, mal podemos esperar para que você a experimente.

Rendimento 4 porções **Tempo de preparo** 20 minutos **Tempo de cozimento** 40 minutos

Vegetais assados

¼ de xícara de caldo de legumes sem sal ou com baixo teor de sódio
1 colher de chá de cominho moído
1 colher de chá de cebola em pó
½ colher de chá de pimenta em pó
½ colher de chá de sal (opcional)
2 xícaras de batata-doce, com casca (lavada e intacta), cortada em cubos
2 xícaras de pimenta *poblano*, sem sementes e cortada em cubos

Molho para salada de repolho

2 colheres de sopa de *tahine*
¼ de xícara de suco de limão espremido na hora
2 colheres de sopa de vinagre de arroz orgânico
½ colher de chá de sal (opcional)

Ingredientes da salada de repolho

3 xícaras de repolho-roxo, picado
4 rabanetes, cortado em fatias finas
1 xícara de cebola-roxa, cortada em cubos
½ xícara de cebolinha verde, picada
½ xícara de coentro fresco, picado (opcional)

Outros ingredientes

1½ xícaras de *frijoles refritos* caseiro ou enlatado
4 tortilhas orgânicas integrais ou de milho (12,5 cm por 20 cm)
1 abacate grande, em cubos

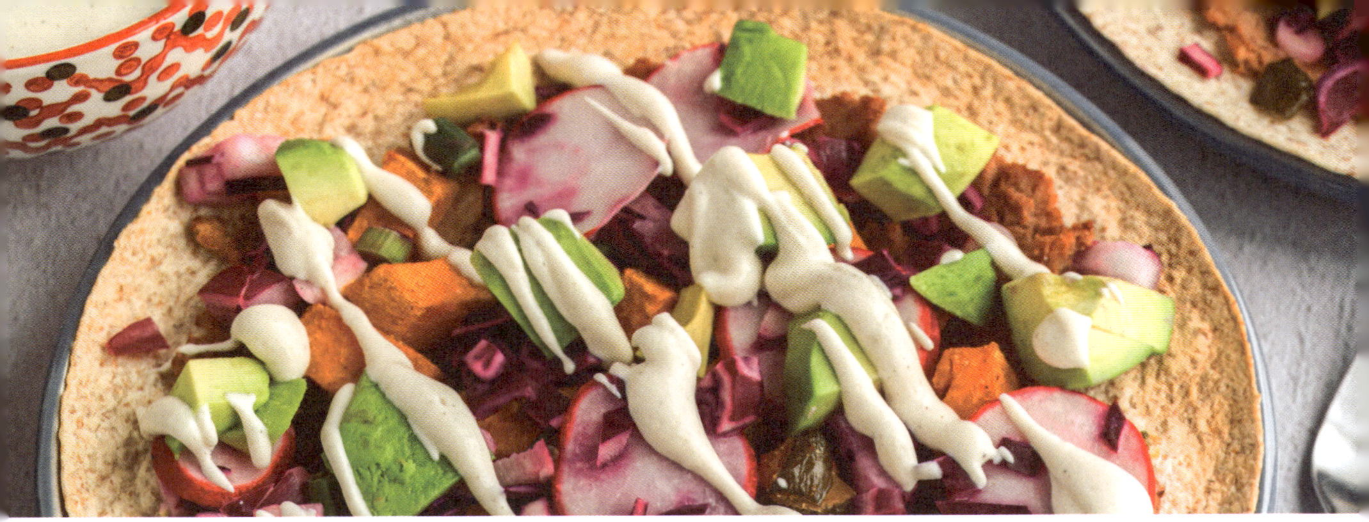

1. Pré-aqueça o forno a 200 °C. Forre uma assadeira com papel-manteiga.
2. Adicione o caldo de legumes, o cominho, a cebola em pó, a pimenta em pó e o sal a uma tigela grande e misture bem.
3. Acrescente as batatas-doces e as pimentas *poblano* à tigela e misture bem.
4. Transfira os legumes para a assadeira e asse por 25 minutos, mexendo na metade do tempo. Retire os vegetais do forno quando estiverem macios e reserve. Mantenha o forno ligado, mas reduza o fogo para 175 °C.
5. Enquanto os vegetais cozinham, bata o *tahine*, o suco de limão, o vinagre de arroz e o sal até que o *tahine* esteja completamente dissolvido.
6. Adicione o repolho, os rabanetes, as cebolas e o coentro à mistura de limão e mexa bem. Reserve.
7. Coloque as tortilhas em uma pedra para pizza ou assadeira. Espalhe os *frijoles refritos* de maneira uniforme em cada tortilha. Divida as batatas-doces assadas e as *poblano* entre as tortilhas. Asse as *tostadas* por 10 a 15 minutos ou até que as tortilhas estejam crocantes.
8. Cubra cada *tostada* com o repolho, a salada de rabanete e o abacate.
9. Se desejar, sirva com molho de salsa e creme de leite vegetal.

SUGESTÕES DO *CHEF*

Substituições

Em vez de pimentas *poblano*, use pimentões vermelhos, alaranjados ou amarelos.

No lugar da batata-doce, use batatas-roxas ou vermelhas.

No lugar da cebola-roxa para a salada, use cebola amarela ou branca.

Use feijão-fradinho, carioca ou branco no lugar de feijão-preto.

Prepare com antecedência

Faça a salada com antecedência e guarde na geladeira, em um recipiente hermético, por até 5 dias.

Se estiver fazendo *frijoles refritos* caseiros, prepare-os com antecedência e guarde na geladeira, em um recipiente hermético, por até 5 dias ou congele por até três meses. Se estiverem congelados, leve-os à geladeira por 24 horas antes de usar.

Prepare os vegetais com antecedência e guarde-os na geladeira, em um recipiente hermético, por até 3 dias.

Armazenamento

Guarde as sobras das saladas de repolho e vegetais separadamente na geladeira, em recipientes herméticos, por até 5 dias.

CAÇAROLA SABOROSA COM RECONFORTANTE SABOR DE QUEIJO

Estamos certos de que você não sentirá falta dos laticínios depois de comer uma colherada dessa caçarola de queijo. Couve-flor, abóbora e a quantidade certa de levedura nutricional criam um sabor notavelmente *umami* e rico, que funciona como o complemento perfeito para feijão-carioca e brócolis saudáveis. Essa caçarola é reconfortante, nutritiva e sem dúvida é o prato favorito de muita gente. Dica: prepare o arroz, o feijão e o molho de queijo com antecedência para que esse prato fique pronto de forma fácil e rápida!

Rendimento 6 porções **Tempo de Preparo** 20 minutos **Tempo de Cozimento** 30 minutos

Molho de queijo com abóbora e couve-flor

1 xícara de cebola-amarela picada
3 dentes de alho moídos
3 xícaras de floretes frescos ou congelados de couve-flor cortados em cubos de 2,5 centímetros
1 xícara de abóbora *butternut* fresca ou congelada cortada em cubos de 2,5 centímetros
1 colher de chá de cúrcuma moída
¼ colher de chá de pimenta-do-reino moída (opcional)
1 xícara de caldo de legumes sem sal ou com baixo teor de sódio
1 colher de sopa de missô branco suave orgânico ou grão-de-bico
3 colheres de sopa de levedura nutricional
½ a 1 colher de chá de páprica defumada
1 xícara de leite vegetal sem açúcar
¼ a ½ colher de chá de sal (opcional)

Recheio da caçarola

1½ xícaras de cebola picada
4 xícaras de cogumelos fatiados
1 colher de chá de orégano seco
¼ colher de chá de sal (opcional)
¼ colher de chá de pimenta-do-reino moída (opcional)
3 xícaras de brócolis ramosos, cortados em pedaços de 2,5 centímetros
¼ xícara de caldo de legumes sem sal ou com baixo teor de sódio
1½ xícaras de feijão-fradinho caseiro ou enlatado, lavado e escorrido
4 xícaras de arroz integral orgânico, de grãos curtos
⅓ de xícara de *jalapeño* [pimenta-jalapenho] em cubos (opcional)
2 colheres de sopa de suco de limão espremido na hora
½ a 1 colher de chá de páprica defumada
Coentro fresco picado a gosto (opcional)
Molho picante de sua escolha para realçar o sabor (opcional)

1. Comece fazendo o molho de queijo com abóbora e couve-flor. Aqueça uma frigideira grande em fogo médio-alto. Adicione as cebolas e cozinhe até ficarem translúcidas, por cerca de 3 a 4 minutos. Acrescente 1 a 2 colheres de sopa de água, conforme necessário para deglaçar a panela.
2. Misture o alho e cozinhe por mais um minuto.

3. Misture a couve-flor, a abóbora, a cúrcuma e a pimenta-do-reino moída (opcional). Cozinhe por mais um minuto antes de adicionar o caldo de legumes. Abaixe o fogo para médio ou baixo. Tampe e deixe cozinhar por 7 a 10 minutos ou até que a couve-flor e a abóbora estejam macias.
4. Retire do fogo e transfira a mistura de couve-flor para um liquidificador ou processador de alimentos (pode ser necessário fazer isso em duas etapas). Adicione o missô, a levedura nutricional, a páprica defumada, o leite vegetal e sal (opcional). Bata até ficar homogêneo. Reserve.
5. Pré-aqueça o forno a 200 °C e reserve sua caçarola.
6. Faça o recheio. Aqueça uma frigideira grande em fogo médio-alto. Adicione as cebolas e os cogumelos, deixando cozinhar até as cebolas ficarem translúcidas, por cerca de 3 a 5 minutos. Acrescente 1 a 2 colheres de sopa de água, conforme necessário para deglaçar a panela.
7. Misture o orégano, o sal, a pimenta opcionais e deixe cozinhar por mais um minuto.
8. Adicione o brócolis e o caldo de legumes (ou água). Mexa e cozinhe até que o caldo de legumes ou a água tenham evaporado, por cerca de 2 a 3 minutos (o brócolis continuará a cozinhar no forno).
9. Acrescente o recheio de legumes, arroz cozido, feijão, *jalapeños* (opcionais) e suco de limão a uma tigela grande. Mexa para incorporar todos os ingredientes.
10. Adicione uma xícara do molho de queijo de abóbora e couve-flor à tigela e mexa bem.
11. Transfira a mistura para uma caçarola, espalhando de modo uniforme.
12. Despeje o restante do molho por cima da caçarola. Polvilhe com mais páprica defumada, se desejar.
13. Asse por 30 minutos ou até dourar por cima. Deixe o conteúdo da caçarola endurecer por 10 a 15 minutos antes de servir.
14. Divida entre os pratos e cubra com coentro picado e molho picante, se desejar.

SUGESTÕES DO *CHEF*

Substituições

Use cebola-branca no lugar da cebola-amarela.

Use páprica doce no lugar da páprica defumada (no entanto, tenha em mente que você perderá o sabor defumado).

Substitua o arroz integral por arroz selvagem, arroz vermelho ou arroz preto.

Substitua feijão-fradinho por feijão-preto, feijão-roxo ou outros feijões de sua preferência.

Para os cogumelos, use os cremini, os portobellos ou os cogumelos-de-paris.

Use couve-flor no lugar do brócolis.

Use pimenta serrano no lugar de *jalapeños*.

Prepare com antecedência

Faça o arroz com antecedência e guarde-o na geladeira, em um recipiente hermético, por até 3 dias antes de fazer essa receita (ou congele-o por até um mês).

Se for cozinhar os feijões em casa, prepare-o com antecedência e guarde-os na geladeira, em um recipiente hermético, por até 3 dias antes de fazer essa receita (ou armazene-os no *freezer* por até um mês).

Faça o molho de queijo de abóbora e couve-flor com antecedência e guarde-o na geladeira, em um recipiente hermético, por até 3 dias antes de fazer esta receita.

Armazenamento

Guarde as sobras da caçarola de vegetais na geladeira, em um recipiente hermético, por até 5 dias ou no *freezer* por até um mês.

Guarde as sobras do molho de queijo na geladeira, em um recipiente hermético, por até 5 dias ou no *freezer* por até um mês.

HAMBÚRGUERES DE FEIJÃO-PRETO COM TOQUE MEXICANO

Uma maneira de garantir uma alimentação saudável é preparar refeições fáceis e versáteis. Delicie-se com este hambúrguer de inspiração mexicana colocando-o entre pão integral com uma camada de vegetais (folhas verdes, tomate, cebola e couves-de-bruxelas são ótimas opções) ou esfarele-o como recheio para *tacos*. Você também pode trocar o pão integral por couve-galega e fazer um vibrante *wrap* vegano. A simplicidade dessa receita e a variedade de maneiras de saborear esses hambúrgueres fazem dela uma refeição à base de plantas conveniente, deliciosa e nutritiva.

Rendimento 6 a 8 porções **Tempo de preparo** 20 minutos **Tempo de cozimento** 40 minutos

- ¾ xícara de cebola, picada
- ½ xícara de pimentão vermelho, sem talo, sem sementes e picado
- 3 dentes de alho, moídos
- 1 a 2 *jalapeños*, sem sementes e moídos (opcional)
- ¾ de xícara de milho orgânico fresco ou congelado
- 1 colher de chá de orégano seco
- 1½ xícaras de feijão-preto caseiro ou enlatado, lavado e escorrido
- ½ xícara de farinha de aveia ou farinha de amêndoa
- 2 a 4 colheres de sopa de farinha de linhaça
- 1 colher de sopa de cominho
- 1 colher de sopa de pimenta em pó
- 1 colher de sopa de cebola em pó
- 1 colher de chá de alho em pó
- ¼ de xícara de coentro fresco, picado (opcional)
- 1 colher de sopa de suco de limão espremido na hora
- ½ colher de chá de sal (opcional)
- ¼ de colher de chá de pimenta-do-reino moída (opcional)
- Lascas de pimenta-malagueta para realçar o sabor (opcional)

1. Pré-aqueça o forno a 200 °C e forre uma assadeira com papel-manteiga.
2. Em uma frigideira grande, em fogo médio-alto, adicione as cebolas e os pimentões vermelhos, mexendo sempre, até que as cebolas fiquem translúcidas, por cerca de 2 a 3 minutos. Acrescente 1 a 2 colheres de sopa de água conforme necessário para deglaçar a panela.
3. Abaixe o fogo para médio e misture o alho, o *jalapeño*, o milho e o orégano. Cozinhe por mais 2 a 3 minutos antes de reservar.
4. Adicione o feijão-preto a uma tigela grande e amasse até que ¾ dos feijões estejam amassados e ¼ inteiros (para a textura).
5. Em uma tigela separada, misture a farinha de aveia (ou farinha de amêndoa), 2 colheres de sopa de farinha de linhaça, cominho, pimenta em pó, cebola em pó, alho em pó, coentro e suco de limão.
6. Acrescente a mistura com milho à mistura de feijão mexendo até que todos os ingredientes sejam incorporados. Adicione sal e pimenta-do-reino a gosto.
7. Se a mistura não ficar consistente quando você tentar formar um hambúrguer, adicione mais 1 a 2 colheres de sopa de farinha de linhaça até atingir uma consistência de massa úmida.
8. Coloque um punhado da massa de hambúrguer de feijão na sua mão, forme uma tortinha e ponha na assadeira. Repita até reunir de 6 a 8 hambúrgueres.

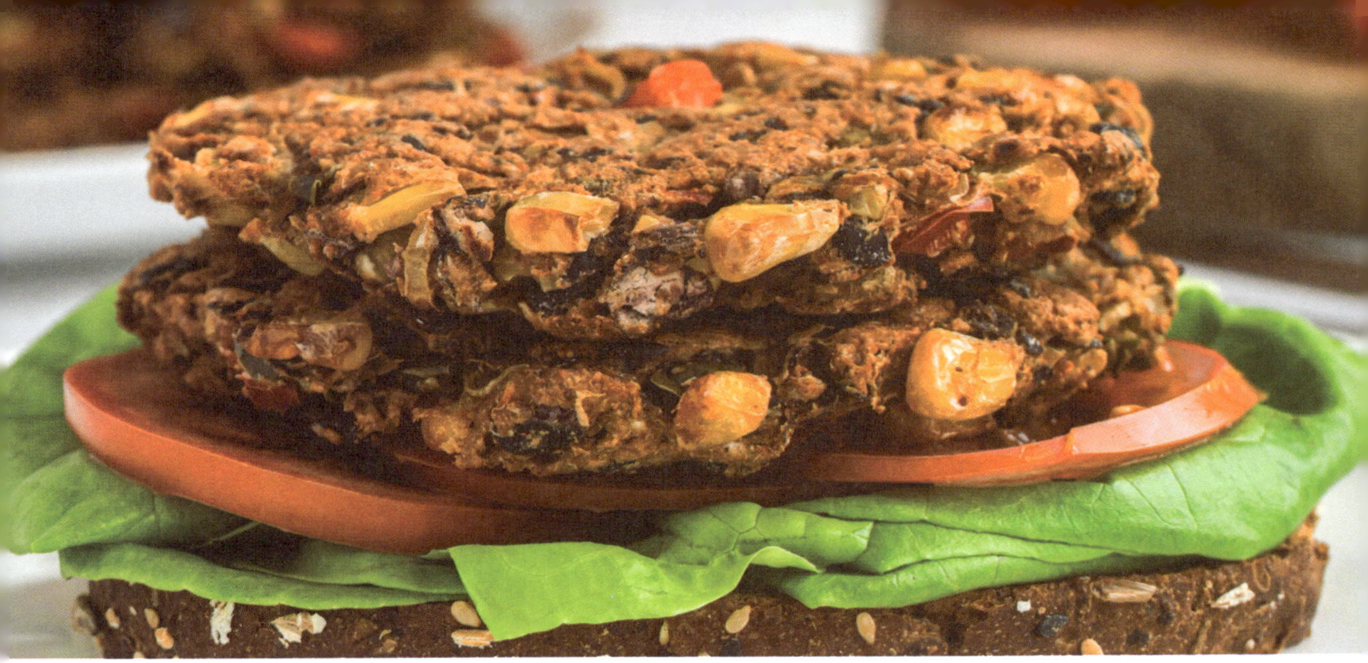

9. Asse por 40 minutos, virando na metade do tempo. Como alternativa, grelhe os hambúrgueres até que cada lado fique dourado, por cerca de 5 a 7 minutos por lado.

SUGESTÕES DO *CHEF*

Substituições

Substitua o feijão-preto por feijão-branco, feijão-roxo ou feijão-carioca

Em vez de pimentão vermelho, use pimentão laranja ou amarelo.

Quanto à cebola, use branca, amarela ou roxa.

Use farinha de trigo integral no lugar de farinha de aveia.

Em vez de coentro, use salsa ou cebolinha francesa.

Opções para servir

Faça hambúrguer ou sanduíche tradicionais com pães integrais e muitos vegetais como folhas verdes, tomate e couve-de-bruxelas.

Esfarele as tortinhas cozidas e adicione-as a um *taco*, um *burrito* ou a caçarolas e tigelas de grãos.

Faça um *wrap* com couve-galega e vegetais crocantes (cenoura, aipo ou pepino).

Adicione a uma salada como sua "proteína".

Prepare com antecedência

Se usar feijões caseiros, guarde-os em um recipiente hermético na geladeira por até 3 dias antes de fazer a receita (ou coloque os feijões cozidos no *freezer* por até 3 meses e descongele antes de usar).

Armazenamento

Guarde as sobras em um recipiente hermético na geladeira por até 5 dias ou no *freezer*, separados por folhas individuais de papel-manteiga, por até 30 dias.

TIGELA DE GRÃOS E BROTOS PARA FLORESCER

Essa tigela tem todos os elementos de uma refeição com superalimentos: muitas fibras, vitaminas, minerais e fitonutrientes, bem como o equilíbrio perfeito entre gordura vegetal, proteína e carboidratos para mantê-lo satisfeito e nutrido. Regue com nosso molho cremoso de alho e cubra com brotos de alfafa (ou seus brotos favoritos) para ter uma refeição com a qualidade de um restaurante feita em sua própria casa!

Rendimento 2 porções **Tempo de preparo** 20 minutos **Tempo de cozimento** nenhum

Molho de alho

1 xícara de castanhas-de-caju, embebidas em água quente por 30 minutos ou em temperatura ambiente por 1 a 2 horas, escorridas
2 colheres de chá de alho em pó
½ colher de chá de mostarda em pó
½ colher de chá de cebola em pó
2 colheres de chá de missô branco suave ou grão-de-bico
¼ de colher de chá de sal (opcional)
2 colheres de sopa de pimenta *jalapeño*, sem sementes e picada (opcional)

Ingredientes da tigela

4 xícaras de verduras variadas
1 xícara de quinoa cozida (ver as Sugestões do *Chef*)
1 xícara de brotos de feijão cozidos (ver as Sugestões do *Chef*)
1 abacate grande, em cubos
1 xícara de pepino, fatiado (descasque se a pele estiver rachada)
1 xícara de cenoura, ralada
1 xícara de brotos de alfafa

1. Escorra as castanhas-de-caju embebidas em água e coloque-as em um processador de alimentos ou liquidificador.
2. Adicione os ingredientes restantes do molho de alho a uma xícara de água e bata até ficar homogêneo.
3. Monte os ingredientes da tigela: em duas tigelas distintas, acrescente primeiro a quinoa cozida seguida dos brotos de feijão cozidos, do abacate, do pepino e da cenoura.
4. Despeje a quantidade desejada de molho de alho por cima e misture com os ingredientes da tigela.
5. Divida os brotos de alfafa entre as tigelas e aproveite!

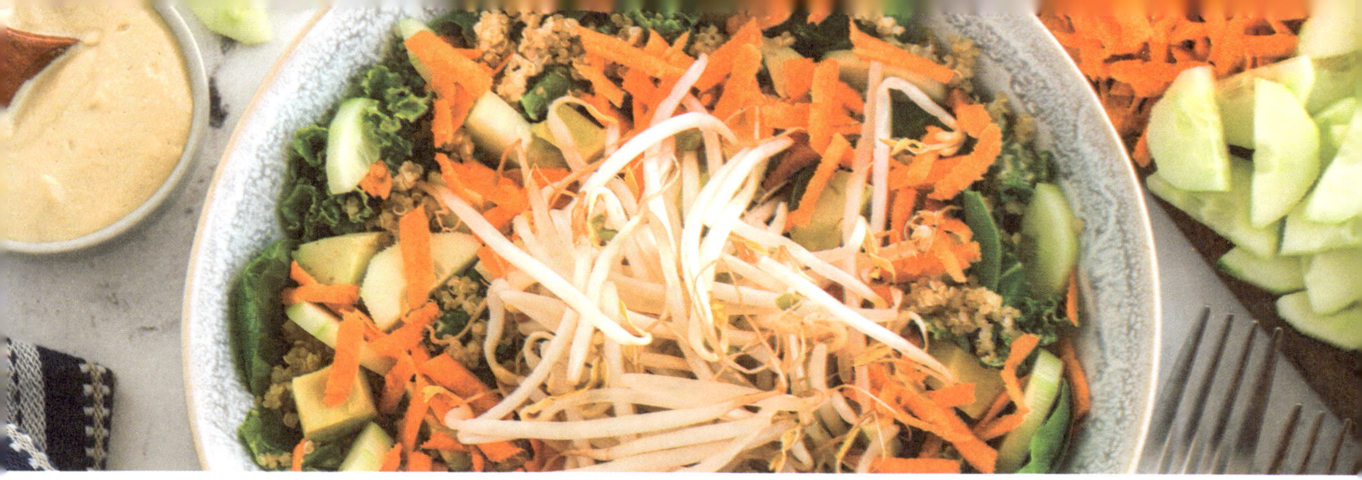

SUGESTÕES DO *CHEF*

Substituições

Quaisquer vegetais que estejam na sua cozinha são ótimos para tigelas de grãos!

No lugar da quinoa, experimente arroz integral orgânico, farro, grãos de trigo ou batata-doce.

Cozinhando a quinoa

Adicione ⅓ de xícara de quinoa seca (mas bem lavada) e ⅔ de xícara de água em uma panela. Espere ferver, depois coloque em fogo baixo, tampe e deixe cozinhar por 15 minutos. Retire do fogo e deixe descansar, tampado, por 10 minutos antes de afofar com um garfo.

Coloque em camadas

As opções são infinitas! Cubra a tigela com ervas como endro, coentro, manjericão ou orégano.

Acrescente uma fonte de proteína extra como *tempeh* grelhado ou tofu, lentilhas ou sementes.

Polvilhe com chia, cânhamo ou sementes de linhaça para obter uma crocância nutricional.

Polvilhe com levedura nutricional para deixar com um leve sabor de queijo.

Sobre brotos

Sinta-se à vontade para escolher qualquer broto do qual goste – brócolis, trevo e girassol, todos me vêm à mente. Tenha em mente que brotos de feijão devem sempre ser cozidos para facilitar a digestão. Devido ao risco que acompanha a ingestão de brotos, crianças, mulheres grávidas, idosos e pessoas com sistemas imunológicos em geral mais frágeis são aconselhados a cozinhar muito bem os brotos antes de consumi-los, sobretudo se eles vierem de uma loja. Cozinhe os brotos de feijão em uma cesta de vapor por 15 minutos ou refogue com ¼ de xícara de água em fogo médio-alto até que estejam ligeiramente macios e a água tenha evaporado.

Opção sem castanhas

Use sementes de girassol no lugar de castanhas-de-caju na proporção de 1:1.

Prepare com antecedência

Armazene a quinoa em um recipiente hermético por até 5 dias no refrigerador ou por três meses no *freezer*.

Cozinhe os brotos de feijão com antecedência e armazene-os em um recipiente hermético por até 2 dias.

Usos do molho de alho

Dilua o restante do molho de alho em um pouco de água para fazer um delicioso molho para salada ou deixe-o como está para colocar sobre batatas-doces assadas ou um prato de macarrão.

Armazenamento

Guarde o molho em um recipiente hermético na geladeira por até 5 dias ou no *freezer* por até um mês. Guarde os ingredientes da tigela em um recipiente hermético no refrigerador por até 2 dias.

COUVE-FLOR COM TEMPERO DE *HARISSA* E GRÃO-DE-BICO COM REFRESCANTE IOGURTE DE PEPINO

Harissa é uma mistura de especiarias do norte da África que incorpora pimentas moídas, alho, sementes de coentro, sementes de alcaravia e sementes de cominho. Essa mistura complexa de ervas e especiarias adiciona um sabor robusto e singularmente defumado a muitos pratos – neste caso, couve-flor e grão-de-bico. Sirva essa deliciosa combinação defumada e fresca com triguilho cozido, e um toque de limão espremido na hora, em um prato que fará suas papilas gustativas vibrarem.

Rendimento 4 porções **Tempo de preparo** 20 minutos **Tempo de cozimento** 30 minutos

Couve-flor

1 cabeça pequena de couve-flor, cortada em floretes de 2,5 a 5 centímetros (aproximadamente 6 xícaras)
1½ xícaras de grão-de-bico caseiro ou enlatado, lavado e escorrido
1 colher de sopa de óleo de abacate (opcional)
2 colheres de sopa de mistura de especiarias *harissa*
2 a 3 pitadas de sal (opcional)

Cebolas-roxas em conserva

1 cebola-roxa pequena, cortada em pedaços finos
½ xícara de vinagre de vinho tinto
¼ de colher de chá de sal (opcional)

Iogurte de pepino

1 xícara rasa de iogurte vegetal sem açúcar
1 xícara de pepino descascado, ralado e sem água (ver as Sugestões do *Chef*)
1 colher de sopa de cebola-roxa, amarela ou branca, ralada
¼ xícara de coentro fresco, picado (opcional)
2 colheres de chá de vinagre de maçã
1 colher de chá de cominho em pó
¼ colher de chá de sal (opcional)
¼ colher de chá de pimenta-do-reino moída (opcional)

Outros ingredientes da tigela

3 xícaras de triguilho cozido
¼ de xícara de salsa fresca, picada
1 limão cortado em 4 pedaços

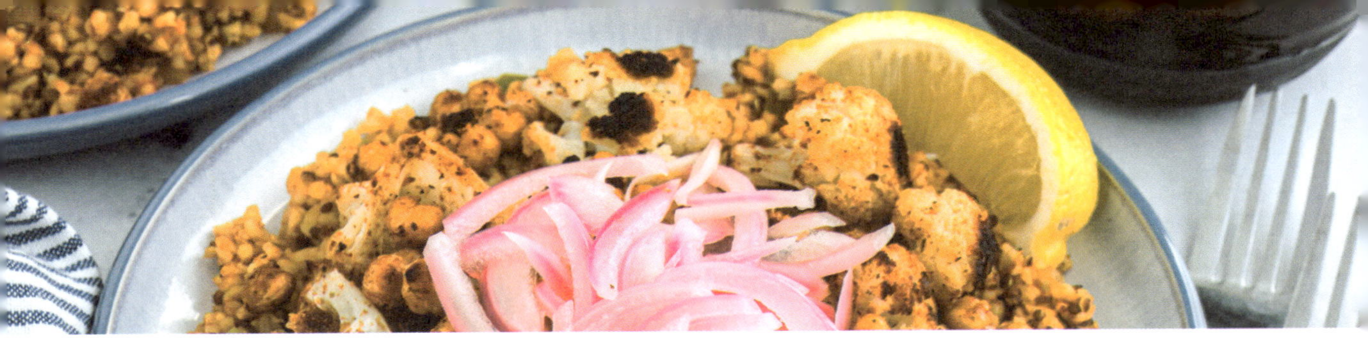

1. Pré-aqueça o forno a 220 °C e forre uma assadeira com papel-manteiga.
2. Em uma tigela grande, misture a couve-flor, grão-de-bico, óleo de abacate opcional, mistura de especiarias *harissa* e sal opcional. Mexa até que a couve-flor e o grão-de-bico estejam bem revestidos.
3. Espalhe-os de modo uniforme na assadeira forrada com papel-manteiga e asse por 30 minutos, mexendo na metade do tempo.
4. Enquanto isso, faça as cebolas em conserva: corte as cebolas em fatias finas com um fatiador *mandolin* ou manualmente com a faca de um *chef*.
5. Adicione as cebolas fatiadas, o vinagre de vinho tinto, ½ xícara de água e sal (opcional) a uma tigela grande. Massageie as cebolas no vinagre de vinho tinto. Reserve.
6. Faça agora o iogurte de pepino: misture todos os ingredientes em uma tigela média e reserve.
7. Divida o triguilho cozido entre quatro pratos ou tigelas.
8. Assim que a couve-flor e o grão-de-bico estiverem assados, divida-os entre as tigelas.
9. Cubra cada tigela com 2 a 3 garfadas de cebolas em conserva. Polvilhe com salsa e sirva com pedaços de limão.
10. Sirva o iogurte de pepino acompanhando o prato ou ponha 2 a 4 colheradas no topo de cada tigela.

SUGESTÕES DO *CHEF*

Substituições

Substitua a couve-flor por brócolis ou couve--de-bruxelas.

Em vez de grão-de-bico, use outro feijão-branco de sua preferência.

Para a cebola, use amarela, branca ou roxa.

Substitua o coentro por salsa, cebolinha ou endro.

Preparando o pepino

Depois de ralar o pepino, pegue um punhado e esprema para liberar o máximo de água possível. Reserve o pepino em uma tigela e passe para o próximo punhado. Faça isso até que tenha espremido o máximo de água possível de todo o pepino.

Variação sem glúten

Substitua o triguilho por quinoa, milheto ou arroz integral.

Prepare com antecedência

Cozinhe o triguilho com antecedência e guarde-o na geladeira, em um recipiente hermético, por até 5 dias ou no *freezer* por até um mês.

Faça as cebolas-roxas em conserva com antecedência e guarde-as na geladeira, em um recipiente hermético, por até 10 dias.

Faça o iogurte de pepino com antecedência e guarde-o na geladeira, em um recipiente hermético, por até 5 dias.

Armazenamento

Guarde as sobras na geladeira, em um recipiente hermético, por até 5 dias.

(TRAGA LA) BATATA--DOCE *FIESTA* ASSADA

Especiarias energizantes e curativas combinadas com lentilhas e milho ricos em fibras, couve rica em fitonutrientes e uma variedade de coberturas repletas de nutrientes – essa tigela saudável vai fazê-lo pular de alegria! Batatas-doces assadas misturadas com ervas e especiarias picantes e depois cobertas com repolho-roxo, lentilhas, milho, abacate e cebolas-roxas em conserva são um banquete para seus olhos e paladar. Depois de experimentar essa receita, você entenderá por que ela está entre uma das nossas favoritas!

Rendimento 4 porções **Tempo de preparo** 15 minutos **Tempo de cozimento** 30 minutos

4 xícaras de batatas-doces lavadas e cortadas em cubos de 2,5 centímetros.

Tempero *fiesta*

½ colher de chá de cebola em pó
½ colher de chá de alho em pó
½ colher de chá de páprica
¼ de colher de chá de pimenta em pó
1 colher de chá de cominho em pó
¼ de colher de chá de sal (opcional)
¼ de colher de chá de pimenta-do-reino moída (opcional)

Molho *tahine* de coco

½ xícara de leite de coco light
1 colher de sopa de *tahine*
1 colher de sopa de suco de limão espremido na hora
¼ de colher de chá de alho em pó
¼ de colher de chá de sal (opcional)

Lentilhas e milho

2 xícaras de lentilhas marrons ou verdes cozidas
2 xícaras de milho fresco cozido ou orgânico congelado
2 colheres de sopa de suco de limão espremido na hora

Couve

4 xícaras de couve orgânica, sem talos, picada
2 colheres de sopa de suco de limão espremido na hora
Pitada de sal a gosto (opcional)

Coberturas

2 a 3 garfadas de cebolas-roxas em conserva (ver p. 180 para a receita)
½ xícara de repolho-roxo, picado
2 a 4 colheres de sopa de *jalapeño*, sem sementes e picadas (opcional)
1 abacate grande, em cubos
2 a 4 colheres de sopa de coentro fresco, picado (opcional)

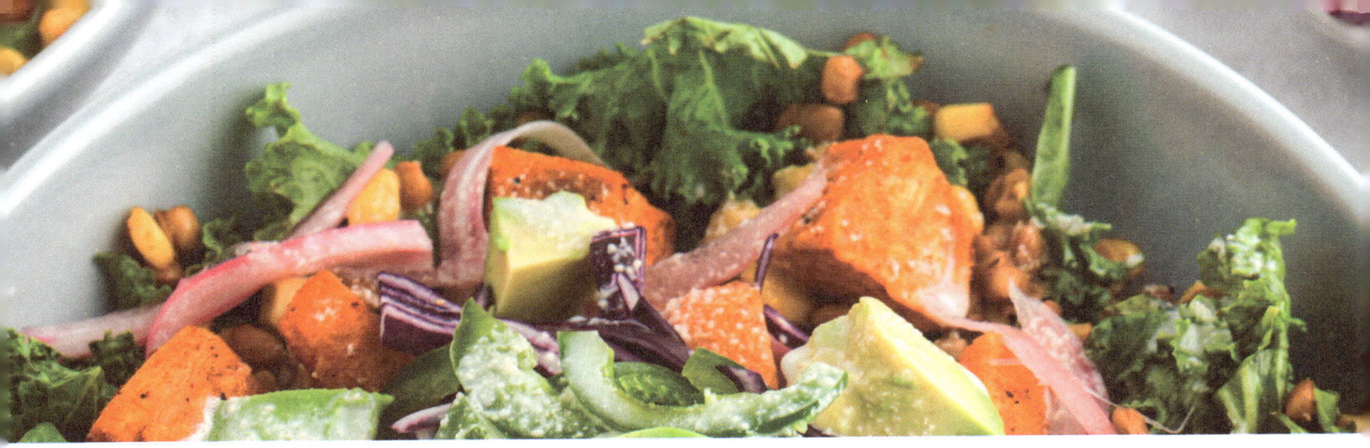

1. Pré-aqueça o forno a 200 °C e forre uma assadeira com papel-manteiga.
2. Misture os ingredientes do tempero em uma tigela pequena.
3. Em uma tigela grande, misture as batatas-doces com metade do tempero.
4. Espalhe as batatas-doces de modo uniforme na assadeira e leve ao forno por 30 minutos, virando na metade do tempo.
5. Enquanto isso, em um pote de vidro ou tigela média, adicione o leite de coco, o *tahine*, o suco de limão e o alho em pó. Tampe o pote de vidro e agite bem ou misture bem em uma tigela até que todo o *tahine* esteja dissolvido. Reserve.
6. Em uma tigela grande, misture as lentilhas e o milho com o suco de limão e o restante da mistura de temperos. Reserve.
7. Em uma tigela grande, massageie a couve com o suco de limão e uma pitada de sal por cerca de 30 segundos, até deixá-la macia.
8. Divida a mistura de couve, lentilha e milho, mais as batatas-doces entre quatro tigelas.
9. Adicione, a cada tigela, algumas garfadas das cebolas em conserva.
10. Polvilhe as tigelas com repolho, *jalapeño*, abacate e 1 a 2 colheres de sopa de molho *shoyu* de coco e *tahine*. Polvilhe coentro, se desejar.

SUGESTÕES DO *CHEF*

Substituições

Em vez de batata-doce, use batata-roxa ou vermelha.

Use abóbora no lugar da batata-doce.

Em vez de lentilhas, use sua leguminosa favorita.

Substitua couve por sua verdura favorita.

Use iogurte vegetal sem açúcar no lugar do leite de coco para o molho.

Cozinhando as lentilhas

Lave bem 1 xícara de lentilhas secas e ferva em 3 xícaras de água. Em seguida, coloque em fogo brando, tampe e deixe cozinhar por 20 a 25 minutos. Isso renderá aproximadamente 2½ xícaras de lentilhas cozidas.

Prepare com antecedência

Cozinhe as lentilhas e o milho com antecedência. Guarde-os separadamente na geladeira, em recipientes herméticos, por até 5 dias ou no *freezer* por até 3 meses.

Prepare as cebolas-roxas em conserva com antecedência.

Prepare o molho *tahine* de coco com antecedência e guarde-o na geladeira, em um recipiente hermético, por até 5 dias.

Armazenamento

Guarde as sobras na geladeira, em um recipiente hermético, por até 3 dias.

ALMOÇO DE LENTILHAS PARA O DIA A DIA

Esse saboroso prato de almoço recebeu esse nome por um motivo. Lentilhas, arroz integral, vegetais, nozes e sementes se juntam para formar uma refeição que fica pronta em minutos. Cogumelos e *bok choy* (acelga chinesa) ficam deliciosos nesse prato, mas podemos usar qualquer vegetal que tivermos em casa ou que preferirmos. Cozinhe lentilhas extras e arroz integral para quando a vontade bater, pois essa pode se tornar a sua opção de almoço favorita para todos os dias da semana.

Rendimento 4 porções **Tempo de preparo** 10 minutos **Tempo de cozimento** 10 minutos

1 colher de chá de semente de mostarda
1 colher de chá de semente de cominho
1 acelga *bok choy*, talos cortados, folhas picadas à parte (ver Sugestões do *Chef*)
2 xícaras de cogumelos, fatiados
½ xícara de caldo de legumes sem sal ou com baixo teor de sódio
3 dentes de alho entre médios e grandes, picados
1 colher de sopa de gengibre fresco, picado
1 colher de chá de cúrcuma moída
1½ colher de chá de cominho moído
¼ de colher de chá de sal (opcional)
¼ de colher de chá de pimenta-do-reino moída (opcional)
2 xícaras de lentilhas marrons ou verdes cozidas
2 xícaras de arroz integral ou preto orgânicos
1 a 2 colheres de sopa de suco de limão espremido na hora
1 a 2 talos de cebolinha verde, picados
¼ de xícara de castanhas-de-caju ou sementes de girassol
¼ de xícara de coentro fresco, picado (opcional)
Pimenta-malagueta moída a gosto (opcional)

1. Em uma panela média, torre a mostarda e as sementes de cominho em fogo médio até que exalem um cheiro bom ou comecem a "estourar", por cerca de 2 minutos.
2. Adicione os talos de *bok choy* (reserve as folhas para depois) e os cogumelos. Cozinhe por 2 minutos, mexendo de vez em quando para evitar que grudem.
3. Acrescente ¼ de xícara de caldo vegetal para deglaçar a panela e continue cozinhando por mais 3 minutos, mexendo de vez em quando.
4. Adicione o alho, o gengibre, a cúrcuma moída, o cominho moído, o sal e a pimenta (opcionais). Cozinhe por mais 1 a 2 minutos.
5. Acrescente as lentilhas e o arroz, além de mais ¼ de xícara de caldo vegetal. Mexa e cozinhe até que o caldo seja absorvido e as lentilhas e o arroz estejam aquecidos.
6. Retire do fogo. Misture as folhas do *bok choy* até que estejam macias e esprema o suco de limão.
7. Divida entre os pratos e polvilhe com cebolinha verde, castanhas-de-caju e, se quiser, coentro e pimenta-malagueta moída.

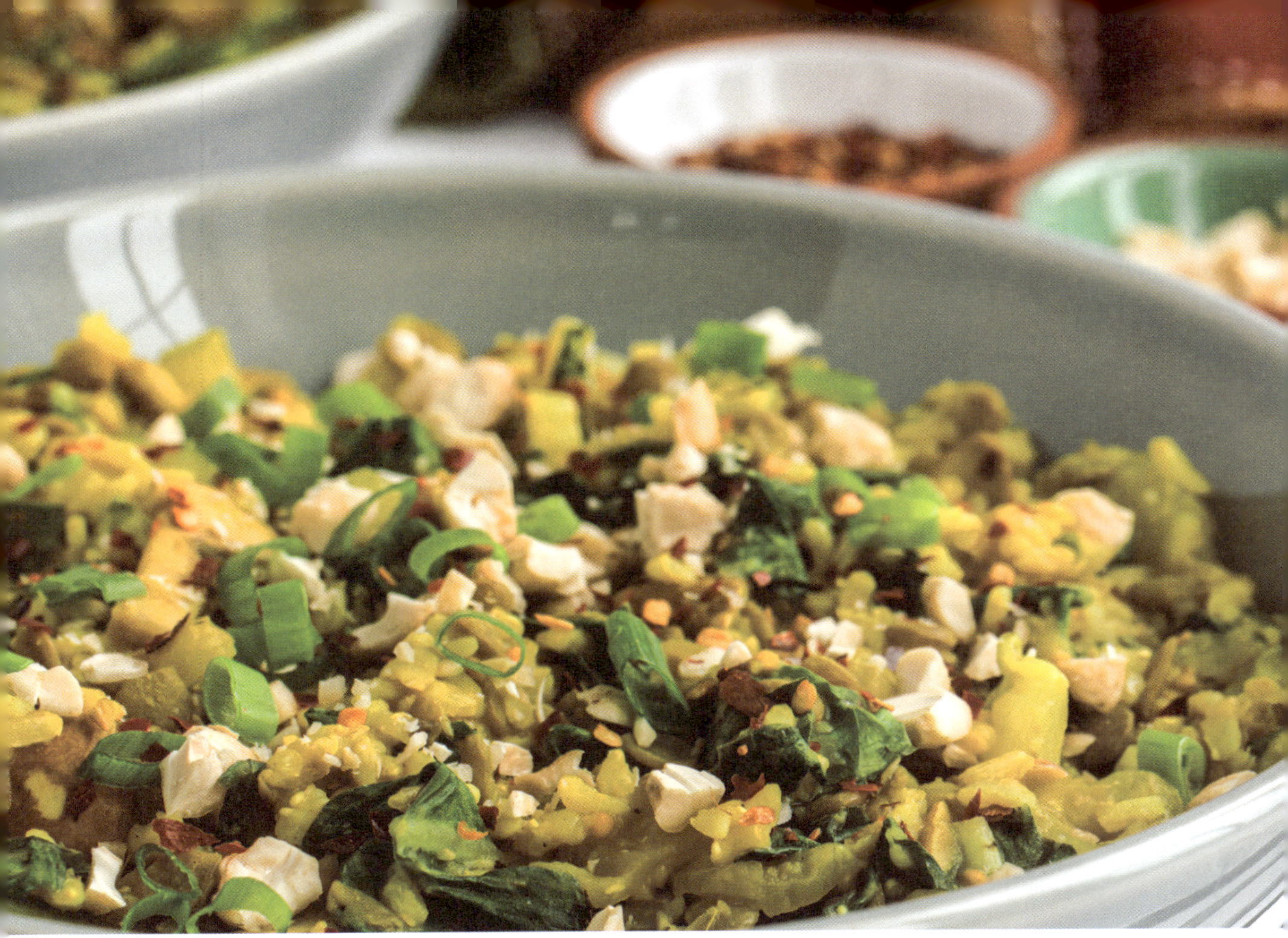

SUGESTÕES DO *CHEF*

Substituições

Em vez de lentilhas, use outra leguminosa como grão-de-bico, feijão-preto ou *edamame*.

Em vez de arroz, experimente quinoa, milheto, farro ou grãos de trigo.

Use qualquer tipo de cogumelo de sua preferência, como o *shiitake*, o paris ou o portobello.

Substitua suco de limão por suco de laranja-lima.

Use outra erva no lugar do coentro, como salsa, manjericão ou cebolinha.

Bok Choy

Você pode usar uma verdura diferente. Se usar apenas folhas verdes (e não os talos), acrescente-as no final, onde você adicionaria as folhas de *bok choy*.

Prepare com antecedência

Faça as lentilhas e o arroz com antecedência e guarde-os na geladeira, em um recipiente hermético, por até 3 dias.

Armazenamento

Guarde as sobras na geladeira, em um recipiente hermético, por até 5 dias.

ENTRADA DE *KIMCHI* COM ARROZ "FRITO" E VEGETAIS

Fermentados deixam seu microbioma intestinal feliz, e é por isso que os consideramos superalimentos. Nossa versão refogada, não frita, inclui arroz tradicional (integral) e *kimchi* fermentado (ótimo para a saúde intestinal) junto com bastante brócolis, cenoura, pimentões e ervilhas. Cobertos com nozes e sementes, eles também oferecem gordura vegetal saudável, proteína, muitos fitonutrientes e um crocante deliciosamente satisfatório.

Rendimento 4 porções **Tempo de preparo** 20 minutos **Tempo de cozimento** 15 minutos

- 1 xícara de cebola cortada em cubos
- 1 xícara de pimentão vermelho, sem talo, sem sementes e cortado em cubos
- 1 xícara de cenoura cortada em cubos
- 6 dentes de alho, picados
- 1 colher de sopa de gengibre fresco, picado
- 2 xícaras de floretes de brócolis, cortados em pedaços de 2,5 centímetros
- 1 xícara de ervilhas-tortas
- 2 colheres de sopa de *tamari* com baixo teor de sódio ou *shoyu* de coco
- 1 colher de sopa de vinagre de ameixa umeboshi ou vinagre de vinho tinto
- 4 xícaras de arroz integral orgânico cozido
- 1 xícara de *kimchi*, picado (ver Sugestões do *Chef*)
- 2 colheres de sopa de sementes de gergelim-preto ou branco
- 2 colheres de sopa de cebolinha verde, fatiada
- ⅓ de xícara de castanhas-de-caju, picadas (opcional)
- 1 colher de chá de óleo de gergelim (opcional)
- 2 colheres de sopa de coentro fresco, picado (opcional)

1. Refogue os vegetais: aqueça uma panela grande em fogo médio-alto. Adicione as cebolas, pimentões e cenouras. Cozinhe até que as cebolas fiquem translúcidas e as cenouras tenham maciez, por cerca de 5 a 7 minutos. Adicione 1 a 2 colheres de sopa de água ou caldo de legumes conforme necessário para deglaçar a panela.
2. Abaixe o fogo para médio e misture o alho, o gengibre, o brócolis e as ervilhas. Cozinhe por mais 3 a 4 minutos. Deglaceie de novo a panela com água ou caldo de legumes conforme necessário.
3. Misture o *tamari* e o vinagre e cozinhe por mais 1 a 2 minutos.
4. Adicione o arroz e o *kimchi*. Mexa até incorporar os vegetais.
5. Retire a panela do fogo e misture as sementes de gergelim, a cebolinha verde e as castanhas-de-caju (opcionais), o óleo de gergelim e o coentro.

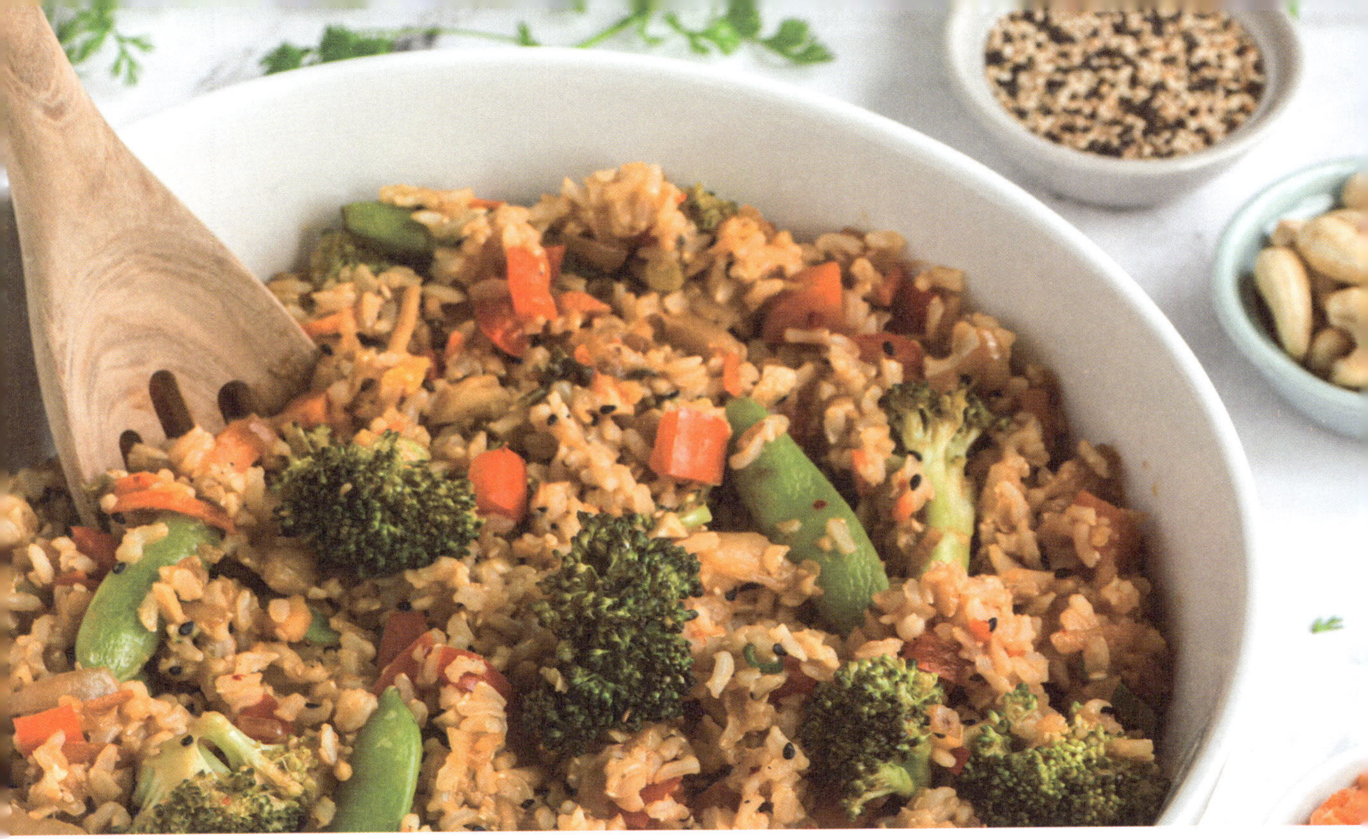

SUGESTÕES DO *CHEF*

Substituições

Para a cebola, use cebola-branca, amarela ou chalotas.

Substitua o pimentão vermelho por pimentão amarelo, laranja ou verde.

Em vez de brócolis, use brócolis ramoso ou couve-flor.

Substitua ervilhas-tortas por ervilhas comuns.

Em vez de arroz integral, use outro grão integral de sua preferência.

Kimchi

Você pode fazer o seu próprio *kimchi*, mas comprar pronto também é uma ótima opção. Pode usar *kimchi* de rabanete ou repolho; basta certificar-se de que na embalagem diga "cultura viva" ou "com probióticos" e que não seja pasteurizado (já que a pasteurização mata as bactérias amigas). Isso vai garantir que você obtenha todos os benefícios dos probióticos.

Prepare com antecedência

Corte a cebola, o pimentão, as cenouras e os brócolis com antecedência e guarde-os na geladeira, em um recipiente hermético, por até 2 dias antes de preparar a refeição.

Armazenamento

Guarde as sobras na geladeira, em um recipiente hermético, por até 5 dias ou no *freezer* por até 30 dias.

PAD THAI VEGETARIANO DE TOFU

Essa grande tigela de macarrão é tão nutritiva quanto reconfortante. O tofu é rico em proteína vegetal. Cenouras e pimentões têm muitos carotenoides, e o alho oferece fibras prebióticas. Esse prato é repleto de um arco-íris de cores, uma sinfonia de sabores e uma variedade de texturas que são nutritivas para seu corpo e alma.

Rendimento 2 porções **Tempo de Preparo** 20 minutos **Tempo de Cozimento** 40 minutos

Tofu

¼ de xícara de fubá
¼ de xícara de farinha de aveia ou farinha de amêndoa
1 colher de chá de alho em pó
1 colher de chá de cebola em pó
½ colher de chá de sal (opcional)
400 gramas de tofu firme ou extrafirme, escorrido e prensado, cortado em cubos de 2,5 centímetros

Molho *Pad Thai*

3 colheres de sopa de pasta de tomate
4 colheres de sopa de *tamari* com baixo teor de sódio ou de *shoyu* de coco
3 colheres de sopa de *maple syrup*
¼ de xícara de suco de limão espremido na hora
1 colher de sopa de pasta de pimenta (opcional)
2 colheres de sopa de missô branco suave ou de grão-de-bico

Macarrão

230 g de macarrão *Pad Thai*, seco

Vegetais

1 cenoura grande, cortada em palitos
1 pimentão vermelho médio, sem talo, sem sementes e cortado em palitos
2 dentes de alho, picados
1 xícara de brotos de feijão-mungo
2 ou 3 talos de cebolinha verde, partes verde e branca, fatiadas
¼ de xícara de coentro fresco, picado (opcional)
¼ de xícara de amendoim cru ou torrado
Fatias de limão para servir

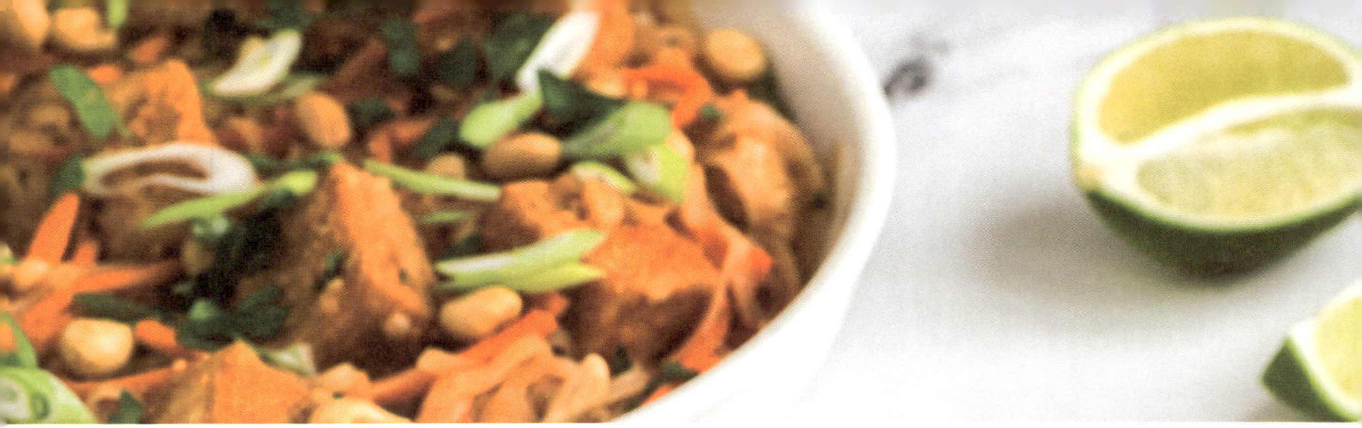

1. Pré-aqueça o forno a 200 °C. Forre uma assadeira com papel-manteiga.
2. Acrescente a farinha de milho, a farinha de aveia, o alho em pó, a cebola em pó e o sal a uma tigela grande. Adicione o tofu e misture delicadamente para homogeneizar. Se o tofu estiver muito mole, cubra cada pedaço individualmente e transfira para a assadeira.
3. Asse por 40 minutos, mexendo na metade do tempo.
4. Enquanto isso, bata todos os ingredientes do molho com 6 colheres de sopa de água em uma tigela média até que o missô esteja dissolvido. Como alternativa, pode bater o molho em um liquidificador. Reserve.
5. Faça o macarrão conforme as instruções. Reserve. Aqueça uma *wok* ou panela grande em fogo médio-alto. Adicione as cenouras e os pimentões vermelhos, cozinhando até que as cenouras estejam macias, por cerca de 5 a 7 minutos, mexendo de vez em quando. Se elas grudarem na panela, adicione algumas colheres de sopa de água ou caldo vegetal.
6. Misture o alho e cozinhe por 30 a 60 segundos. Misture os brotos de feijão-mungo e o macarrão. Em seguida, adicione o tofu e o molho. Mexa até que o macarrão, o tofu e os vegetais estejam plenamente incorporados ao molho.
7. Cubra com cebolinha, amendoins e coentro. Sirva com fatias de limão.

SUGESTÕES DO *CHEF*

Substituições

Em vez de tofu, adicione *edamame* congelado, descascado.

No lugar do pimentão vermelho, use pimentão laranja, amarelo ou verde.

Em vez de brotos de feijão-mungo, use brotos de girassol ou ervilhas.

No lugar do coentro, use manjericão ou salsa.

Opção sem amendoim

Deixe de usar o amendoim ou substitua por sementes de girassol.

Adoçante natural

Use pasta de tâmaras no lugar do *maple syrup*.

Prepare com antecedência

Prepare o tofu com antecedência e guarde na geladeira, em um recipiente hermético, por até 3 dias. (Reaqueça no forno a 200 °C, por 10 a 15 minutos, antes de acrescentar ao macarrão.)

Faça o molho com antecedência e guarde na geladeira, em um recipiente hermético, por até 5 dias.

Corte os vegetais com antecedência e guarde na geladeira, em um recipiente hermético, por até 3 dias.

Armazenamento

Guarde as sobras na geladeira, em um recipiente hermético, por até 5 dias.

DELICIOSOS *NACHOS* DE BATATA PARA TODA A FAMÍLIA

Os *nachos* são um superalimento? Os tradicionais, nem tanto. Mas esses *nachos* de batata? Com certeza! Esse prato não é apenas saboroso, mas está repleto de uma variedade de fitonutrientes de todas as cores do arco-íris. Além disso, esses *nachos* deliciosos são uma grande oportunidade para reunir a família, e cada membro pode participar acrescentando nutritivas coberturas com seus sabores favoritos.

Rendimento de 2 a 4 porções **Tempo de Preparo** 20 minutos **Tempo de Cozimento** 30 minutos

Mistura de especiarias

1½ colher de chá de pimenta em pó
1½ colher de chá de cebola em pó
1 colher de chá de alho em pó
1 colher de chá de páprica defumada (opcional)
¼ de xícara de levedura nutricional
½ colher de chá de sal (opcional)

Batatas

900 g de batatas orgânicas, cortadas em rodelas de pouco mais de meio centímetro de espessura

Creme de coentro (opcional)

225 g de tofu firme
¾ de xícara de coentro fresco, picado
½ xícara de suco de limão espremido na hora
¼ de xícara de *jalapeños*, sem sementes, picados (opcional)
1 colher de chá de cominho em pó
¼ de colher de chá de sal (opcional)

Coberturas

1½ xícaras de espinafre, picado
¾ de xícara de tomates, em cubos
1 xícara de feijão-preto caseiro ou enlatado, lavado e escorrido
1 xícara de milho orgânico enlatado ou congelado
¼ de xícara de cebola-roxa, em cubos
¼ de xícara de azeitonas pretas, em cubos
2 a 4 colheres de sopa de *jalapeños*, sem sementes e fatiados (opcional)
1 abacate grande, sem sementes, cortado em cubos
¼ de xícara de coentro fresco, picado (opcional)
Molho picante a gosto (opcional)

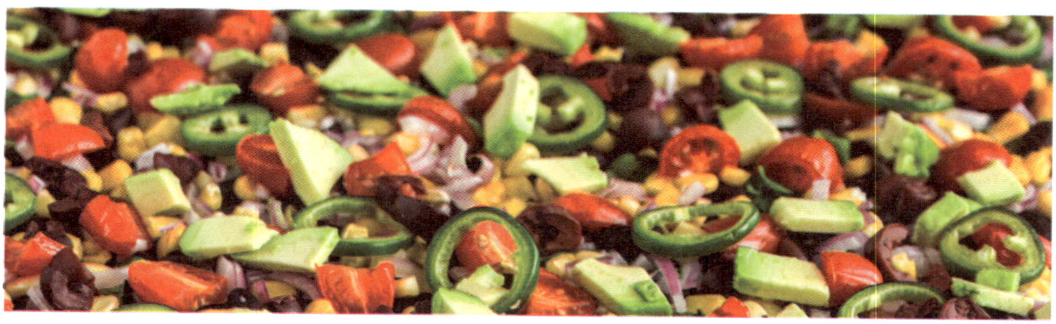

1. Pré-aqueça o forno a 200 °C. Forre uma assadeira grande com papel-manteiga.
2. Prepare sua mistura de temperos para batata: em uma tigela média, misture todos os ingredientes de temperos até ficar homogêneo.
3. Mergulhe cada fatia de batata na mistura de temperos para cobrir cada lado da batata.
4. Espalhe as batatas de modo uniforme na assadeira. (A umidade natural das batatas ajudará a mistura de temperos a grudar. No entanto, se não grudar, pincele as batatas levemente com caldo de legumes ou água e mergulhe na mistura de temperos.)
5. Asse as batatas por 20 minutos, virando na metade do tempo.
6. Enquanto as batatas assam, prepare, se for usar, o creme de coentro. Acrescente todos os ingredientes a um processador de alimentos e bata até ficar cremoso. Como alternativa, você pode usar um *mixer*, batendo até que o tofu fique cremoso e a maior parte do coentro seja incorporada.
7. Prove e realce os sabores de sua preferência (mais *jalapeño* para tempero, mais suco de limão para acidez ou mais coentro para um sabor terroso). Para uma consistência mais fina, adicione 1 a 2 colheres de sopa de água por vez, até que a mistura fique satisfatoriamente mais fina.
8. Assim que as batatas terminarem de cozinhar, procure alinhá-las bem próximo umas das outras na assadeira para que os espaços sejam mínimos (em preparação para adicionar as coberturas).
9. Acrescente uma camada de espinafre às batatas. Em seguida, adicione os tomates, os feijões, o milho, a cebola-roxa, as azeitonas pretas e os *jalapeños* opcionais.
10. Asse por 10 minutos, depois retire a assadeira do forno e adicione o abacate e o coentro opcional.
11. Por fim, se quiser um pouco mais de cremosidade, jogue o creme de coentro por cima. Adicione seu molho picante favorito para dar um toque extra!

SUGESTÕES DO *CHEF*

Substituições

Nós usamos batatas *russet*, mas batatas vermelhas, roxas ou novas também funcionariam (o ideal é que as rodelas sejam grandes o suficiente para segurar as coberturas). Batatas *fingerling* podem funcionar se você cortá-las no sentido do comprimento.

Em vez de espinafre, use couve orgânica.

No lugar de azeitonas pretas, use azeitonas verdes ou kalamata.

Substitua coentro por cebolinhas ou salsa.

Em vez de cebolas-roxas, use cebolas amarelas ou brancas.

Em vez de creme de coentro, acrescente seu queijo vegetal favorito ou creme de leite vegetal comprados prontos ou um pouco de queijo-de-caju caseiro (veja a receita para Plantástico Ziti de Forno com Cogumelos na página 164).

Prepare com antecedência

Corte as batatas no dia anterior e guarde na geladeira, em um recipiente hermético, por até 24 horas.

Se for usar o creme de coentro, prepare-o com antecedência e guarde na geladeira por 5 a 7 dias.

Dobre a porção

Se quiser fazer uma quantidade maior, dobre todos os ingredientes, mas tenha em mente que, para as rodelas de batata crua, você terá de usar duas assadeiras forradas com papel-manteiga quando for assá-las na primeira vez. As batatas encolhem ao assar; portanto, você poderá transferir todas as rodelas assadas para uma assadeira antes de adicionar as coberturas.

Armazenamento

Esses *nachos* ficam melhores quando saboreados imediatamente após o cozimento. Se houver sobras, guarde-as na geladeira, em um recipiente hermético, por até 3 dias e aqueça-as no forno a 200 °C por 10 a 15 minutos.

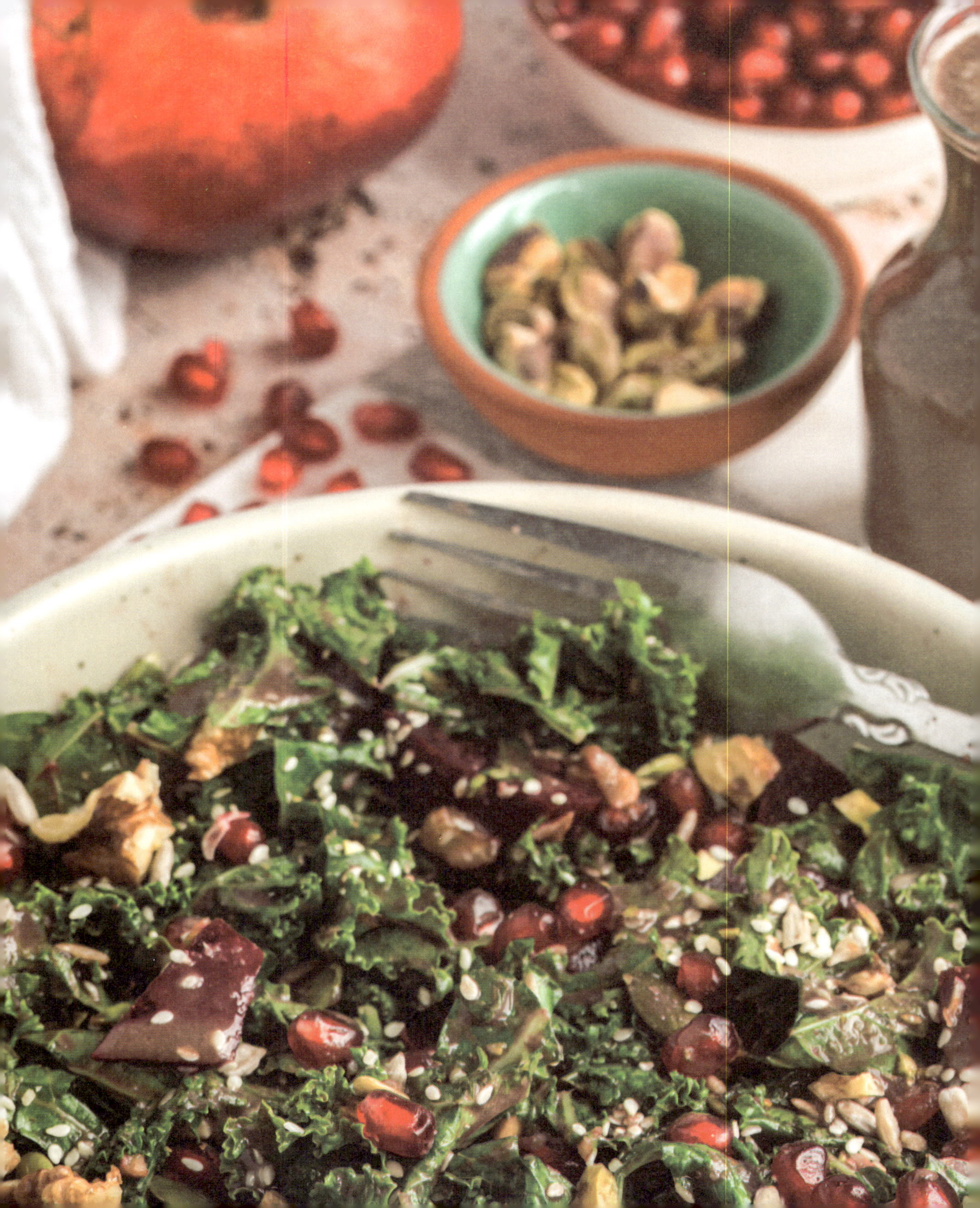

SALADAS PARA MATAR A FOME

SALADA DE COUVE COM *TEMPEH* QUE SACIA E AQUECE

Em geral, *aquecer* e *reconfortar* não são sinônimos de *salada*, mas é bom quebrar as regras quando se trata de uma culinária deliciosa à base de plantas. Essa salada quente oferece toneladas de sabor, uma variedade de texturas e muitos benefícios nutricionais com *tempeh*, couve, rabanete e cebola-roxa. É ao mesmo tempo refrescante e saudável, resultando em uma salada versátil, que é ótima para qualquer estação, seja uma noite quente de verão ou uma noite fria de inverno. Adicione seu grão integral favorito, como quinoa orgânica ou bagas de trigo, para torná-la uma refeição completa!

Rendimento 2 porções **Tempo de Preparo** 15 minutos **Tempo de Cozimento** 10 minutos

240 g de *tempeh* orgânico, cortado ao meio no sentido do comprimento e depois dividido novamente ao meio.

Marinada

1 colher de sopa de missô orgânico suave branco ou grão-de-bico
2 colheres de sopa de *shoyu* de coco ou *tamari* orgânico com sódio reduzido
2 colheres de sopa de vinagre de arroz orgânico
1 colher de sopa de suco de limão espremido na hora
1 colher de sopa de *maple syrup*
1 colher de sopa de *gochujang*, *sriracha* ou pasta de pimenta (opcional)
¼ de colher de chá de alho em pó
¼ de colher de chá de gengibre em pó

Ingredientes da salada

4 xícaras de couve, sem talos, cuidadosamente picada
1 colher de chá de azeite de oliva extravirgem (opcional)
½ limão, espremido
2 pitadas de sal (opcional)
½ xícara de rabanete, em fatias finas
¼ de xícara de cebola-roxa, cortada em cubos
2 colheres de sopa de sementes de gergelim

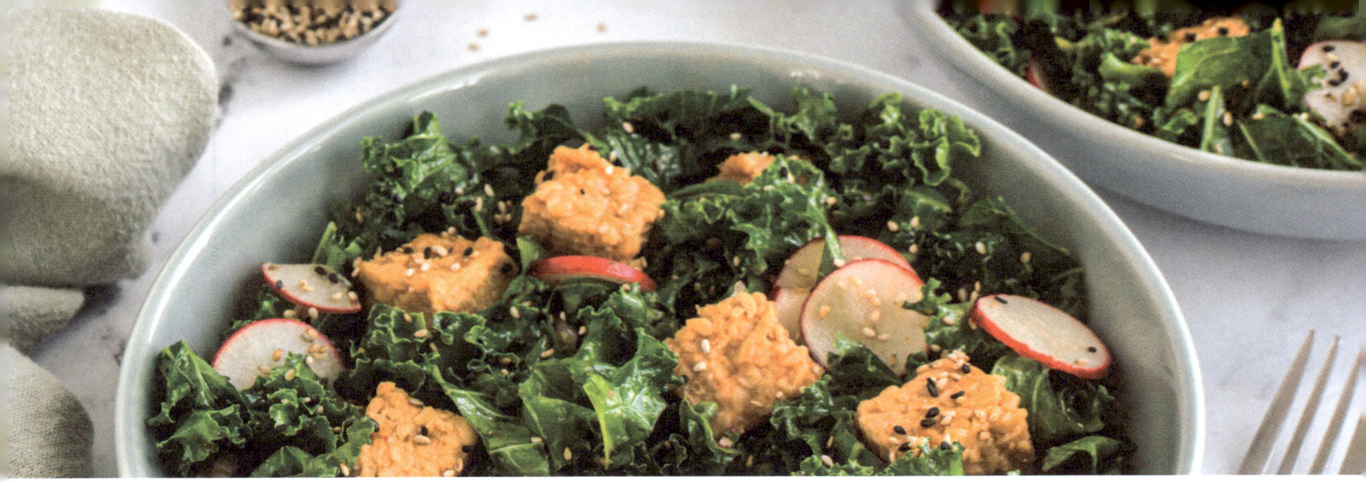

1. Ferva ou cozinhe o *tempeh* no vapor: mergulhe o *tempeh* em água suficiente para cobri-lo ou coloque-o em uma cesta de cozimento a vapor em uma panela com água. Cozinhe por 10 minutos.
2. Enquanto isso, misture todos os ingredientes da marinada em uma tigela média com 2 colheres de sopa de água até que todo o missô tenha dissolvido.
3. Assim que o *tempeh* terminar de cozinhar, remova, escorra e transfira para uma tábua de corte. Corte em cubos de 2,5 centímetros.
4. Transfira o *tempeh* para um prato raso e despeje ¾ da marinada por cima. Mexa para cobrir o *tempeh*. Deixe descansar por 20 minutos.
5. Enquanto isso, em uma tigela grande, regue a couve com o óleo e o suco de limão e, se desejar, polvilhe 2 pitadas de sal por cima. Massageie, até que a couve esteja macia, por cerca de 30 segundos.
6. Adicione o rabanete e a cebola-roxa. Misture.
7. Em uma frigideira grande, em fogo médio, aqueça o *tempeh*, mexendo de vez em quando, durante 1 a 2 minutos, até que ele fique morno (mantenha o fogo médio ou médio-baixo para evitar que o *tempeh* grude; dependendo da sua panela, pode ser necessário cobri-la levemente com óleo, mas certifique-se de limpar qualquer excesso de óleo com uma toalha de papel).
8. Misture o *tempeh* com a salada de couve. Regue o restante da marinada sobre a salada e polvilhe com sementes de gergelim.

SUGESTÕES DO *CHEF*

Substituições

Use outra folha verde no lugar da couve, como espinafre, acelga ou folhas verdes mistas.

Use cebolinhas brancas no lugar da cebola.

Se você gosta de molho

Duplique a receita da marinada, despeje metade sobre o *tempeh* e reserve a outra metade para a salada. (Essa salada é bem leve de molho, mas achamos que é uma quantidade suficiente.)

Adoçante natural

Use pasta de tâmaras no lugar do *maple syrup*.

Prepare com antecedência

Prepare o *tempeh* no dia anterior e deixe marinar na geladeira durante a noite para obter ainda mais sabor.

Armazenamento

Guarde as sobras na geladeira, em um recipiente hermético, por até 5 dias.

SALADA DE COUVE CROCANTE DESCOMPLICADA

Cenouras, couve e repolho (*carrots, kale and cabbage* na aliteração em inglês!) fazem com que essa salada se torne espetacular. A inclusão de sementes de cânhamo com nozes e sementes de gergelim adiciona mais crocância e gorduras saudáveis que ajudam a realçar os sabores do prato. Uma das (muitas) razões pelas quais amamos tanto essa receita é que ela não requer cozimento, apenas um pouco de trituração, o que a transforma em um prato que fornece toneladas de nutrição em troca de uma mínima preparação. Você pode apreciá-la isoladamente, como acompanhamento ou cobrindo tacos e *wraps*.

Rendimento 4 porções **Tempo de Preparo** 15 minutos **Tempo de Cozimento** nenhum

3 xícaras de couve, sem talos, picada
2 colheres de chá de suco de limão-taiti ou galego espremido na hora
1 xícara de repolho-roxo picado
1 xícara de cenoura picada
¼ de xícara de sementes de cânhamo
¼ de xícara de sementes de girassol

Molho

1½ colheres de sopa de *tahine*
1½ colheres de chá de mostarda Dijon
1½ colheres de sopa de vinagre de maçã orgânico
1 colher de sopa de *maple syrup*
1 colher de chá de açafrão moído

1. Adicione a couve a uma tigela grande. Esprema o suco de limão por cima e massageie a couve por cerca de 30 a 60 segundos, até que as folhas fiquem macias.
2. Adicione o repolho e as cenouras e misture.
3. Faça o molho: adicione todos os ingredientes a uma tigela pequena com 1 a 2 colheres de sopa de água e bata até ficar homogêneo.
4. Despeje o molho sobre a mistura de couve, repolho e cenoura. Misture bem até incorporar.
5. Adicione as sementes de cânhamo e as sementes de girassol e misture mais uma vez.
6. Sirva como salada de acompanhamento ou como cobertura para *tacos* ou hambúrgueres vegetarianos.

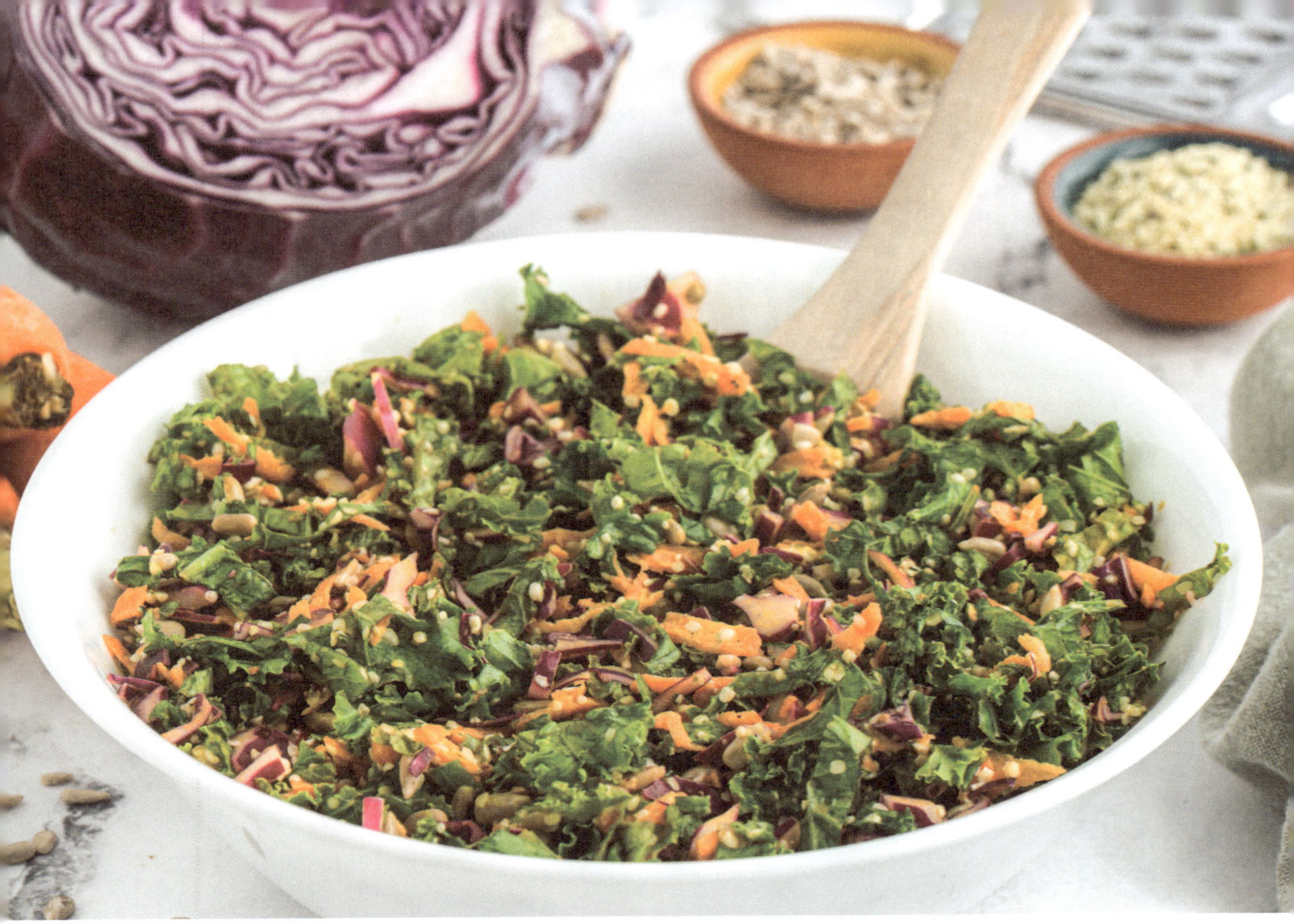

SUGESTÕES DO *CHEF*

Substituições

Em vez de couve, use outra verdura de sua preferência.

Use repolho-verde no lugar de repolho-roxo.

Substitua sementes de abóbora por sementes de girassol.

Use mostarda marrom no lugar de mostarda Dijon.

Adoçante natural

Use pasta de tâmaras no lugar de *maple syrup*.

Prepare com antecedência

Faça o molho com antecedência e guarde-o na geladeira, em um recipiente hermético, por até 5 dias.

Pique os ingredientes da salada com antecedência e guarde-os na geladeira, em um recipiente hermético, por até 2 dias.

Armazenamento

Guarde as sobras na geladeira, em um recipiente hermético, por até 3 dias.

SALADA DE FARRO, MANJERICÃO E LIMÃO

Procurando uma nova inspiração para salada? Farro* mastigável com nozes é a base saudável dessa salada deliciosamente simples, preparada com feijão-branco, rúcula picante, tomates doces, manjericão saboroso e limão de cor intensa. Esses ingredientes diversos se juntam para criar uma salada que é tão viva quanto única! Você pode apreciar esse prato isoladamente, junto com seu prato principal ou como um energizante lanche da tarde.

Rendimento 4 porções **Tempo de preparo** 20 minutos **Tempo de cozimento** nenhum

Salada

3 xícaras de farro cozido
1½ xícaras de tomates-uva, cortados ao meio
1 pepino médio, descascado se a casca for gordurosa e cortado em pedaços de pouco mais de meio centímetro
1½ xícara de feijão-branco caseiro ou enlatado, escorrido e enxaguado
1 xícara de cebolinha verde, picada (use as partes verde e branca)
2 xícaras de rúcula

Molho

½ xícara de manjericão fresco, picado
¼ de xícara de *tahine*
2 dentes de alho
½ xícara de suco de limão espremido na hora
½ xícara de pedaços de nozes
1 colher de sopa de *maple syrup*
¼ de colher de chá de sal (opcional)
¼ de colher de chá de pimenta-do-reino moída (opcional)

1. Em uma tigela grande, adicione todos os ingredientes da salada – farro, tomate, pepino, feijão-branco, cebolinha e rúcula. Misture bem.
2. Em um processador de alimentos ou liquidificador, adicione todos os ingredientes do molho e bata até ficar homogêneo. Prove e realce os sabores de sua preferência (limão extra, manjericão, sal ou pimenta).
3. Despeje o molho em cima da tigela da salada de farro e misture bem.
4. Divida entre os pratos e bom proveito!

* O farro é um cereal constituído pelos grãos de uma espécie de trigo. (N. do T.)

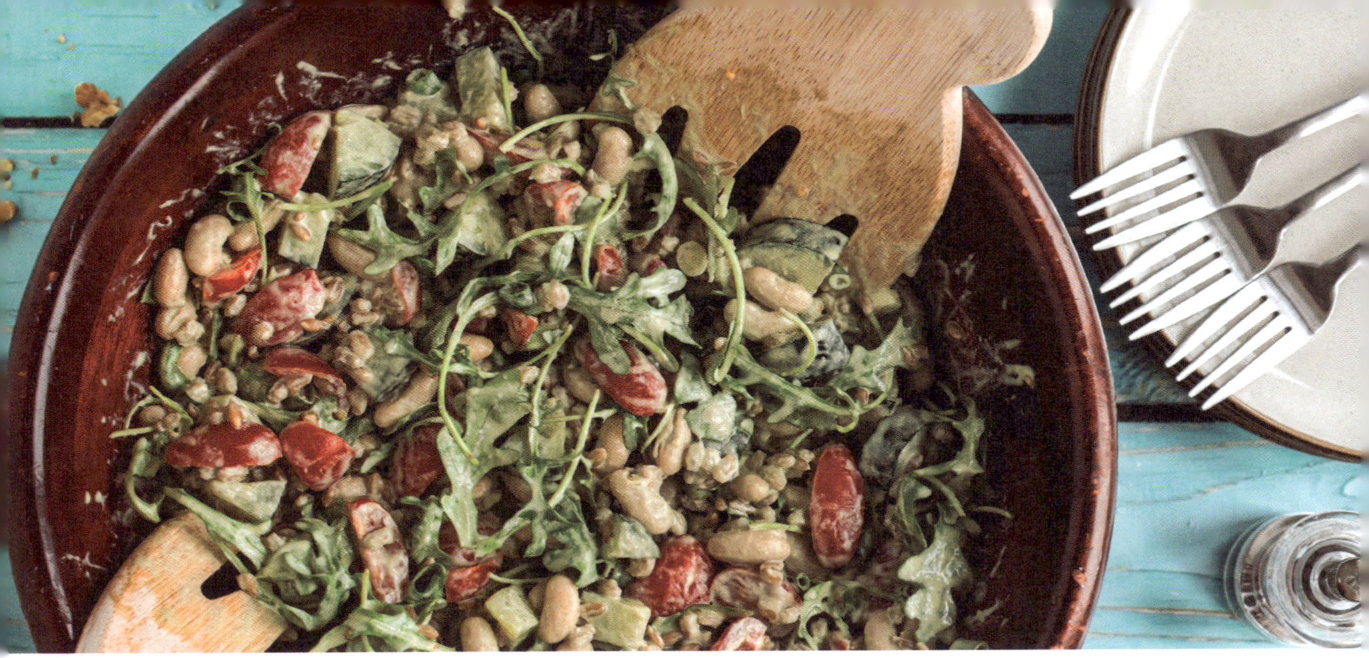

SUGESTÕES DO *CHEF*

Substituições

Em vez de farro, use grãos de trigo orgânico, como quinoa, *kamut* ou outro grão.

No lugar da rúcula, use espinafre, couve ou alface-roxa. Ou uma combinação delas!

No lugar do tomate ou pepino, use quaisquer vegetais deliciosos que você tiver à mão, como rabanete, aspargos, brócolis ou repolho-roxo.

Monte camadas

Adicione fatias de abacate e tenha um pouco de cremosidade para complementar a crocância do pepino.

Acrescente mais ervas, como coentro, salsa ou endro.

Adicione um pouco de *kimchi* para apimentar um pouco e favorecer os probióticos.

Cubra com flocos de pimenta-malagueta para mais um pouco de tempero.

Ponha na mistura suas oleaginosas ou sementes favoritas, como pistache ou sementes de abóbora.

Prepare com antecedência

Prepare o farro com antecedência e guarde-o na geladeira, em um recipiente hermético, por até 3 dias ou no *freezer* por até 3 meses.

Se quiser usar feijões caseiros, faça-os com antecedência e guarde-os na geladeira, em um recipiente hermético, por até 3 dias antes de fazer a receita ou coloque no *freezer* por até 3 meses.

Faça o molho com antecedência e guarde-o na geladeira, em um recipiente hermético, por até 3 dias antes de fazer a receita.

Adoçante natural

Use pasta de tâmaras no lugar do *maple syrup*.

Armazenamento

Guarde as sobras na geladeira, em um recipiente hermético, por até 3 dias.

SALADA FARTA DE ARROZ SELVAGEM, COGUMELO E BRÓCOLIS

Saladas de superalimentos podem ser feitas com quase todos os ingredientes vegetais porque, na nossa humilde opinião, todas as frutas e vegetais são ótimos graças à sua capacidade de curar e nutrir. Essa salada não é exceção! Não há nenhuma alface, mas esse prato farto oferece todos os elementos energizantes, crocantes, cremosos e coloridos de uma salada tradicional. Ela é substancial, nutritiva e tem muito sabor para deixar sua barriga feliz, fazer suas papilas gustativas vibrarem e o seu corpo dançar.

Rendimento 4 porções **Tempo de Preparo** 20 minutos **Tempo de Cozimento** 45 minutos

Molho

2 colheres de sopa de *tahine*
¼ de xícara de vinagre de maçã
2 colheres de chá de mostarda Dijon
1 colher de sopa de *maple syrup*
¼ de colher de chá de cebola em pó

Arroz

1 xícara de arroz selvagem lavado
3 xícaras de caldo de legumes sem sal ou com baixo teor de sódio

Vegetais

1 maço de brócolis ramoso, talos cortados em pedaços de pouco mais de meio centímetro e floretes cortados em pedaços de 2,5 centímetros (separe os talos dos floretes)
1 xícara de cenouras, cortadas em fatias finas
1 xícara de cogumelos, fatiados
1 colher de sopa de *tamari* com teor reduzido de sódio ou *shoyu* de coco

Coberturas

4 colheres de sopa de sementes de cânhamo
2 a 4 colheres de sopa de ervas, recentemente picadas, à sua escolha (salsa, coentro, manjericão) (opcional)

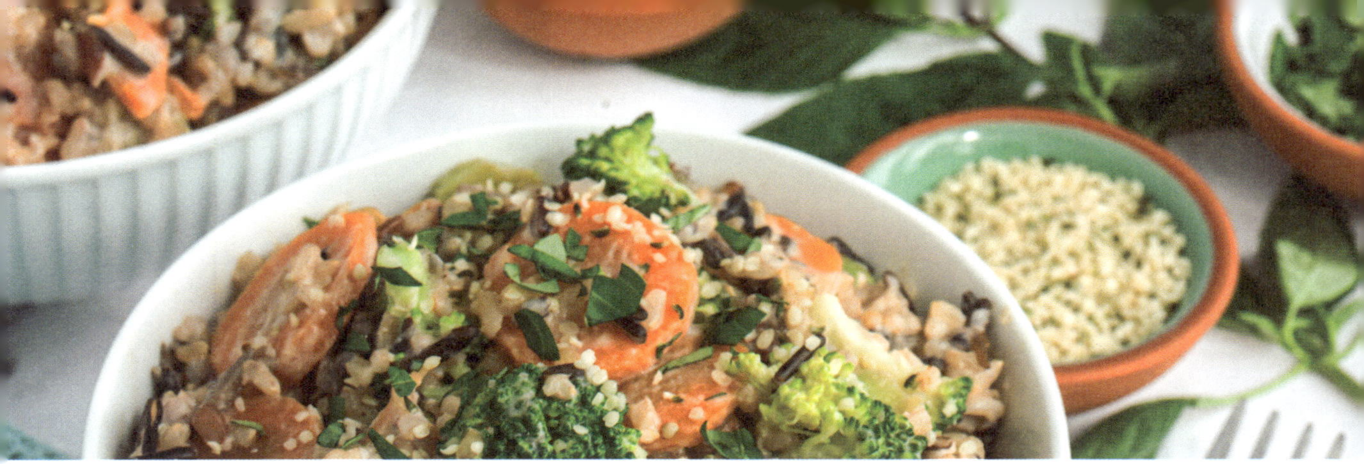

1. Bata todos os ingredientes do molho em uma tigela pequena com 1 a 2 colheres de sopa de água até que o *tahine* esteja dissolvido. Reserve.
2. Em uma panela média, coloque o arroz e o caldo de legumes para ferver, depois cozinhe em fogo baixo, tampe e finalmente deixe cozinhar em fogo médio por cerca de 45 minutos ou até que o líquido seja absorvido. Reserve para esfriar.
3. Enquanto isso, em uma panela grande em fogo médio, cozinhe os talos de brócolis, as cenouras e os cogumelos por 3 minutos, mexendo com frequência. Adicione 1 a 2 colheres de sopa de água conforme necessário para deglaçar a panela.
4. Acrescente o *tamari*, os floretes de brócolis e 1 xícara de água. Cubra parcialmente e deixe cozinhar no vapor por 10 minutos ou até que as cenouras estejam macias.
5. Retire os vegetais do fogo. Escorra o excesso de líquido. Transfira o arroz e os vegetais para uma tigela grande.
6. Despeje o molho por cima e misture bem. Polvilhe com sementes de cânhamo e ervas picadas de sua escolha.

SUGESTÕES DO *CHEF*

Substituições

Substitua o arroz selvagem por arroz integral ou preto ou outro grão integral de sua preferência.

Use brócolis comum no lugar do brócolis ramoso.

Com relação aos cogumelos, use cremini, paris ou portobello.

Substitua as cenouras por pimentão vermelho ou amarelo.

Consistência

Você pode precisar adicionar uma colher de sopa de água ou mais, dependendo da sua consistência preferida.

Adoçante natural

Use pasta de tâmaras no lugar do *maple syrup*.

Prepare com antecedência

Faça o arroz com antecedência e guarde na geladeira, em recipiente hermético, por até 3 dias ou coloque no *freezer* por até 3 meses.

Faça o molho com antecedência e guarde na geladeira, em recipiente hermético, por até 5 dias.

Armazenamento

Guarde as sobras na geladeira, em recipiente hermético, por até 5 dias ou congele no freezer por até um mês.

SALADA DE MORANGO FRESCO E MENTA

Descobrir novas combinações de sabores pode ser uma das muitas maneiras de manter uma alimentação baseada em vegetais excitante, intrigante e vibrante. Combinar morangos doces com hortelã refrescante e um molho cítrico saboroso de nozes por cima cria uma nova versão para as saladas tradicionais. Morangos e hortelã são uma combinação de sabores suculenta e refrescante, perfeita para uma refeição leve. Aprecie essa salada com um feijão de sabor suave, sobre grãos integrais saudáveis ou sobre uma camada delicada de verduras mistas.

Rendimento 4 porções **Tempo de Preparo** 10 minutos **Tempo de Cozimento** nenhum

- 2 xícaras de morangos, sem talo e cortados em quatro
- ¼ de xícara de cebola-roxa, cortada em cubos
- 2 colheres de sopa de folhas de hortelã fresca, picadas
- 2 colheres de sopa de manjericão fresco, picado (opcional)
- 1 pitada de sal (opcional)

Molho

- 1 colher de sopa de *tahine*
- 2 colheres de sopa de *maple syrup*
- 1 colher de sopa de suco de limão espremido na hora

Cobertura

- 2 colheres de sopa de amêndoas em fatias ou lascadas

1. Misture os morangos, a cebola, a hortelã e o manjericão em uma tigela média. Adicione uma pitada de sal se desejar.
2. Em uma tigela pequena, misture o *tahine*, o *maple syrup* e o suco de limão até ficar homogêneo.
3. Divida a mistura de frutas vermelhas entre duas tigelas e regue com o molho. Cubra com amêndoas laminadas ou lascadas.

SUGESTÕES DO *CHEF*

Substituições

Em vez de cebola-roxa, use cebolinhas brancas ou cebola-amarela.

Em vez de manjericão, use coentro.

Polvilhe por cima sementes de girassol ou nozes picadas em vez de amêndoas.

Use suco de limão-taiti no lugar de suco de limão-galego.

Prepare com antecedência

Prepare o molho de *tahine* com antecedência, cubra e guarde na geladeira por até 5 dias.

Adoçante natural

Use pasta de tâmaras no lugar do *maple syrup*.

Armazenamento

Guarde as sobras na geladeira, em um recipiente hermético, por até 2 dias.

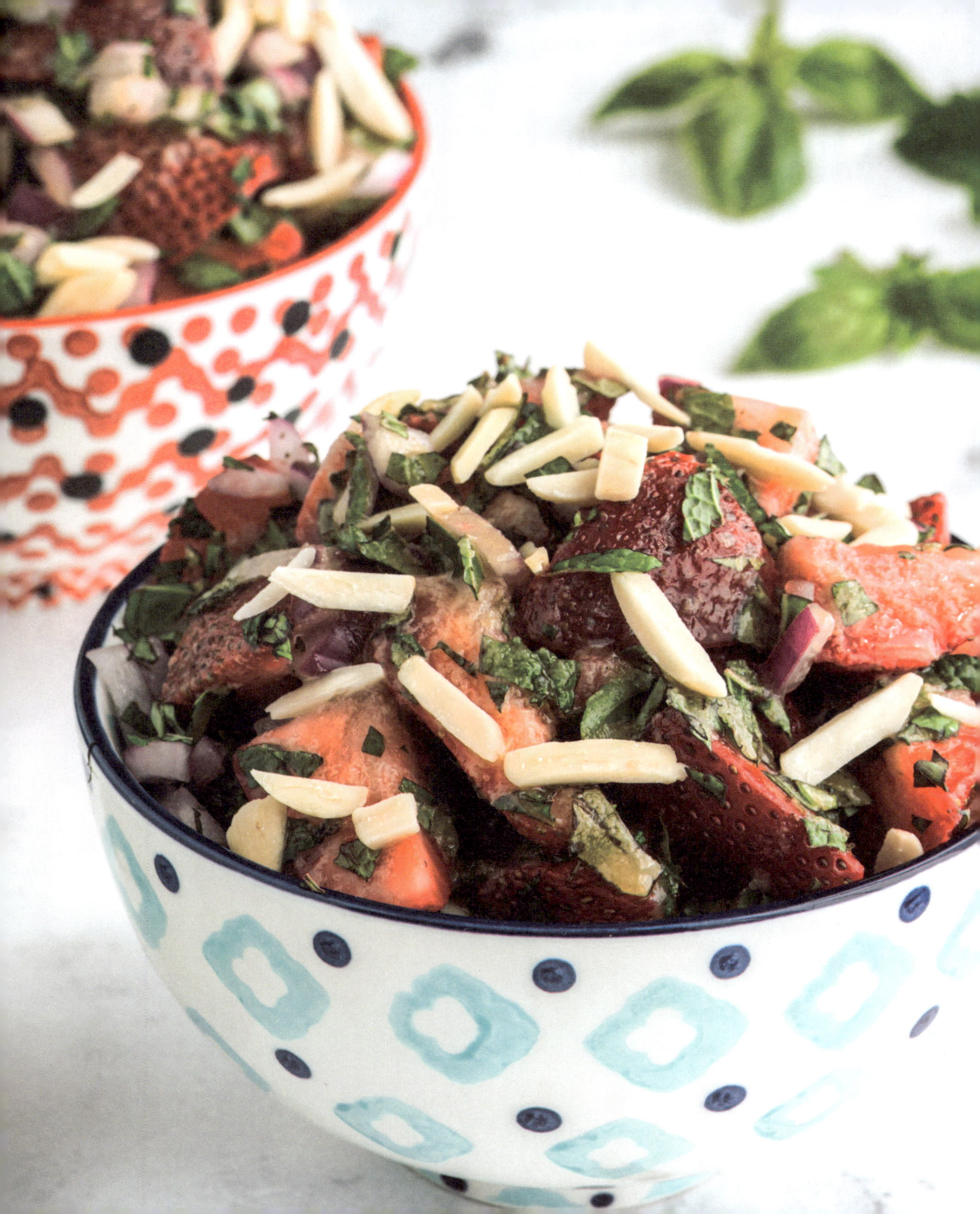

SALADA REVIGORANTE DE LENTILHAS

Se você não é fã de beterrabas, isso pode mudar depois de experimentar esse prato. Assá-las realça a sua doçura natural, que casa perfeitamente com o vinagrete de limão e a cebolinha branca. O molho tem um toque da doçura natural das tâmaras, mas, se quiser um pouco mais, considere a possibilidade de adicionar *cranberries* secas adoçadas com suco de frutas, damascos ou figos. Esta salada saudável e revigorante não tem escassez de nutrientes dos superalimentos e é uma refeição completa ou acompanhamento à base de plantas extremamente reconfortante.

Rendimento 2 porções **Tempo de Preparo** 20 minutos **Tempo de Cozimento** 60 minutos

Beterrabas

4 beterrabas pequenas, lavadas e com as pontas removidas
¼ de xícara de caldo de legumes sem sal ou com baixo teor de sódio
1 limão espremido na hora
3 a 4 raminhos de tomilho fresco
½ cebola-roxa grande, fatiada

Vinagrete de cebolinha branca e limão

1 dente de alho
¼ de xícara de cebolinhas brancas, picadas
¼ de xícara de suco de limão fresco
1 colher de sopa de vinagre balsâmico
1 colher de sopa de xerez ou vinagre de vinho tinto
¼ de xícara de pasta de tâmaras
2 colheres de sopa de *tahine*
¼ de colher de chá de sal (opcional)
¼ de colher de chá de pimenta-do-reino moída (opcional)

Salada

4 xícaras de verduras sortidas ou alface de sua preferência
1 xícara de lentilhas caseiras ou enlatadas sem BPA, lavadas e escorridas
¼ de xícara de nozes cruas

1. Pré-aqueça o forno a 165 °C.
2. Corte um pedaço suficientemente grande de papel-alumínio para fazer um "barco" para assar as beterrabas no vapor. Coloque um pedaço de papel-manteiga em cima do papel-alumínio. Coloque as beterrabas dentro do papel-alumínio/papel-manteiga. Adicione o caldo de legumes, suco de limão, tomilho e uma pitada de sal. Enrole as beterrabas para que haja espaço para o vapor subir dentro do papel-alumínio e aperte as bordas.
3. Coloque o barco de beterraba em uma assadeira grande forrada com papel-manteiga. Espalhe fatias de cebola-roxa na assadeira ao lado das beterrabas (elas devem ficar fora do papel-alumínio para ficarem crocantes). Asse por 45 a 60 minutos (dependendo do tamanho das beterrabas). Verifique as cebolas na metade do tempo e desloque-as se as cebolas ao redor das bordas externas da assadeira estiverem dourando e ficando mais crocantes do que as cebolas em direção ao centro da assadeira. Quando as beterrabas estiverem macias, retire-as do forno e reserve para esfriar na embalagem de papel-alumínio.
4. Enquanto isso, misture todos os ingredientes do molho em um processador de alimentos ou liquidificador até a mistura ficar homogênea. Prove e ajuste os ingredientes ao seu gosto (mais limão para acidez, mais pasta de tâmara para doçura ou mais *tahine* para cremosidade).

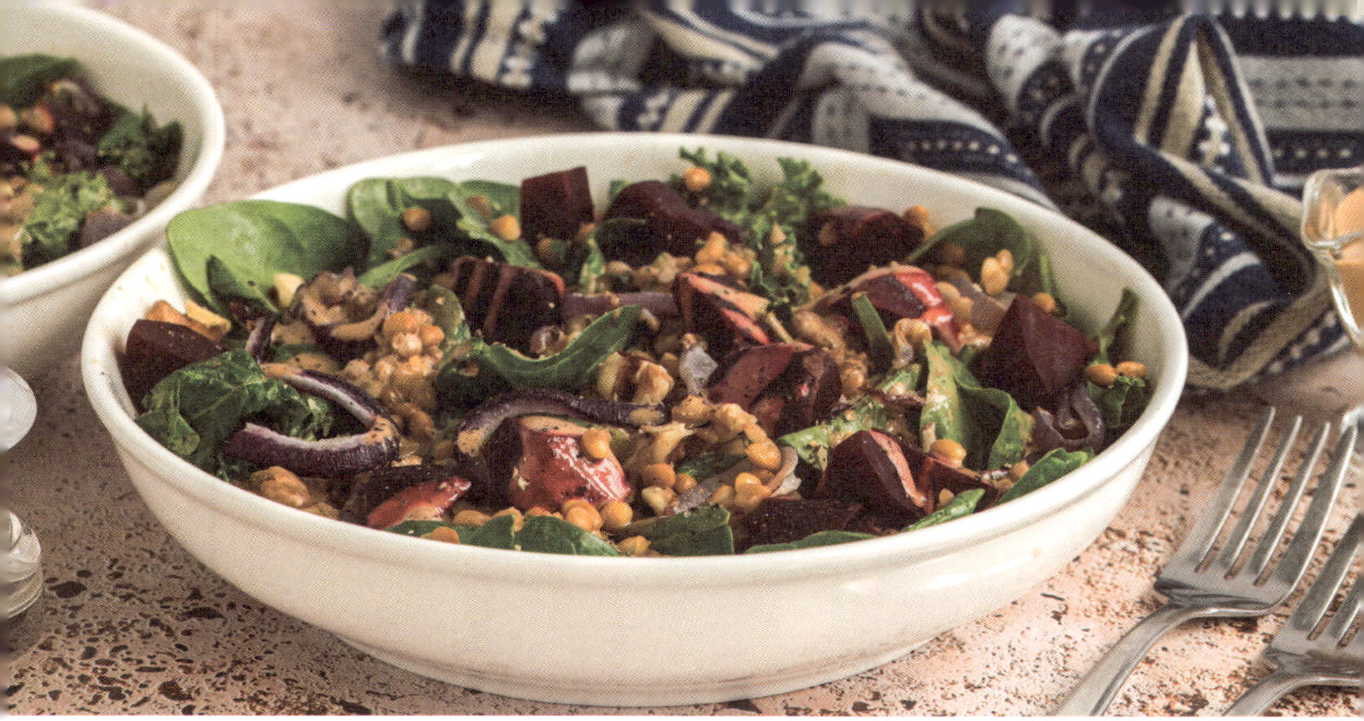

5. Depois que as beterrabas tiverem esfriado, poderá, se desejar, remover cuidadosamente as cascas e cortar as beterrabas em quatro partes ou fatias.
6. Divida todos os ingredientes entre dois pratos ou tigelas. Jogue por cima a quantidade desejada de pimenta e de molho para salada.

SUGESTÕES DO *CHEF*

Substituições

Em vez de lentilhas, use sua leguminosa favorita ou a que você tiver em casa. Em vez de um mix de folhas verdes, experimente alface-manteiga, alface-romana ou couve orgânica.

Em vez de tomilho, use alecrim ou orégano.

Use 3 colheres de sopa de *maple syrup* em vez da pasta de tâmaras.

Em vez de nozes, experimente pistache picado, amêndoas, pecãs ou avelãs.

Opções de cebola

Cozinhe as cebolas no vapor: se quiser, pode cozinhar as cebolas no vapor junto com as beterrabas. Só precisará de um pouco mais de papel-alumínio e papel-manteiga para garantir que poderá fechar o papel-alumínio sobre as cebolas e as beterrabas. As cebolas ficarão roxas por causa das beterrabas e ganharão um pouco de sabor de beterraba. Também terão uma textura macia em oposição à textura crocante de assar a seco.

Use cebolas cruas em vez de assadas ou cozidas no vapor (isso também é delicioso e bom para aqueles que amam o sabor cru da cebola).

Prepare com antecedência

Prepare as beterrabas com antecedência e guarde-as na geladeira por 7 a 10 dias.

Faça o molho com antecedência e guarde-o na geladeira por 7 a 10 dias.

Armazenamento

Guarde as sobras na geladeira, em recipiente hermético, por até 3 dias.

SUPERSALADA DE SEMENTES DE OUTONO COM MOLHO PICANTE DE ROMÃ

Talvez devêssemos renomear esse prato como "Salada de couve com poder antioxidante", já que quase todos os ingredientes desse prato são enriquecidos com antioxidantes. Essa salada simples e deliciosa está repleta de sabores doces, de nozes e de terra. Oferece texturas crocantes, cremosas e macias, fornecendo uma boa quantidade de ferro, folato (B9) e vitamina C. Além disso, leva apenas 15 minutos para ser preparada. O poder das plantas é real, pessoal!

Rendimento 2 porções **Tempo de preparo** 15 minutos **Tempo de Cozimento** nenhum

Vinagrete de Romã

- 2 colheres de sopa de *tahine*
- ¼ de xícara de suco de romã espremido na hora ou engarrafado sem açúcar
- 2 colheres de sopa de vinagre balsâmico
- 1 colher de sopa de *maple syrup*
- ½ colher de chá de alho em pó
- ¼ de colher de chá de cebola em pó
- ¼ de colher de chá de orégano seco
- Sal a gosto (opcional)
- Pimenta-do-reino moída a gosto (opcional)

Ingredientes da salada

- 4 xícaras de couve, sem talo, picada
- ½ xícara de beterraba, cozida, fatiada
- 2 colheres de sopa de sementes de romã
- 1 colher de sopa de sementes de girassol cruas ou torradas
- 1 colher de sopa de sementes de abóbora cruas ou torradas
- 1 colher de sopa de sementes de gergelim cruas ou torradas
- 2 colheres de sopa de nozes cruas ou torradas
- 2 colheres de sopa de pistache cru ou torrado sem casca

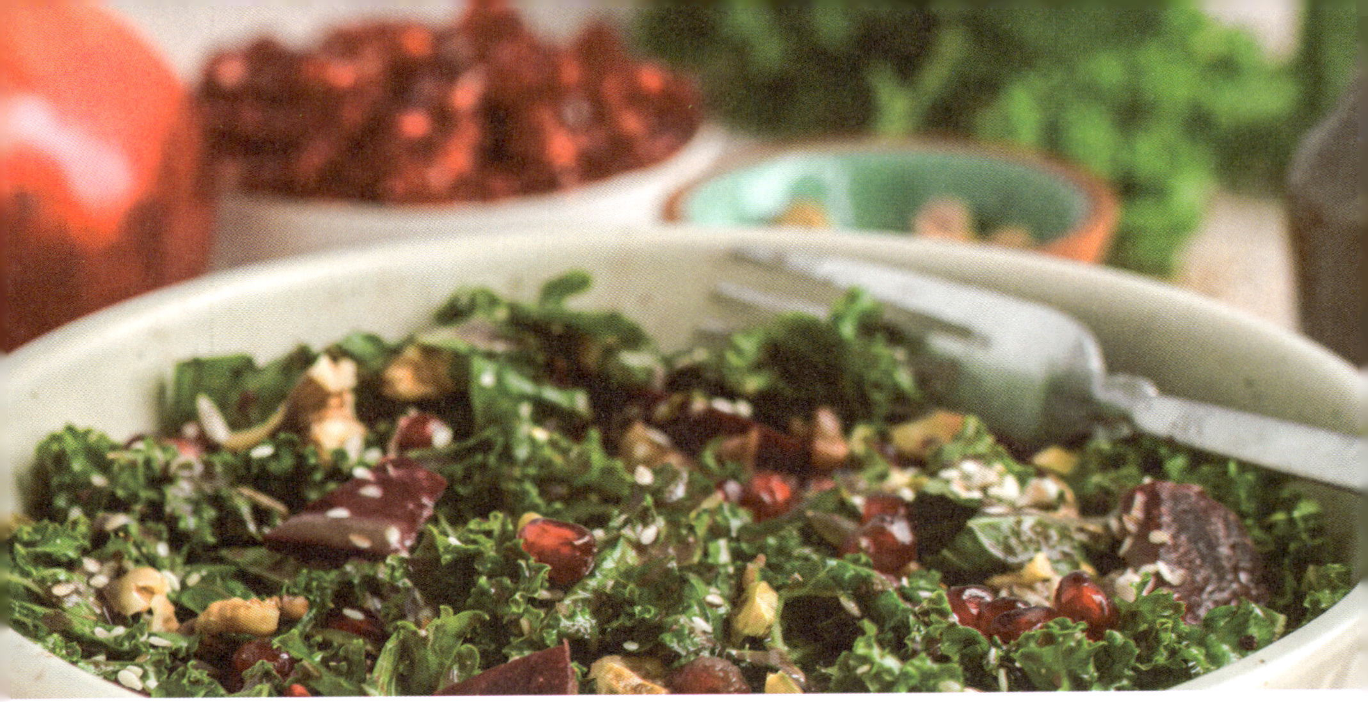

1. Adicione os ingredientes do vinagrete a um pote de vidro de 450 gramas ou a uma tigela média. Coloque a tampa no pote de vidro e agite ou bata os ingredientes na tigela até que todo o *tahine* esteja dissolvido.
2. Adicione a couve e 1 colher de sopa do molho a uma tigela grande. Massageie a couve no molho por 30 a 60 segundos até que as folhas amoleçam.
3. Adicione os ingredientes restantes da salada (beterraba, sementes de romã, sementes de girassol, sementes de abóbora, sementes de gergelim, nozes e pistache). Misture bem.
4. Divida a salada entre duas tigelas médias.
5. Despeje a quantidade desejada de molho em cima de cada salada.

SUGESTÕES DO *CHEF*

Torrando as oleaginosas e as sementes

A maioria das oleaginosas e sementes maiores deve ser torrada em uma panela em fogo médio por 3 a 5 minutos ou até que estejam perfumadas.

Para torrar sementes de gergelim, use uma panela pequena e fogo médio-baixo. Torre por 2 a 3 minutos ou até que estejam perfumadas.

Adoçante natural

Use pasta de tâmara no lugar do *maple syrup*.

Adicione mais nutrientes

Adicione cenouras raladas à salada.

Acrescente abóbora assada.

Cubra com sementes de linhaça ou cânhamo.

Armazenamento

Guarde as sobras na geladeira, em um recipiente hermético, por até 3 dias.

O molho extra deve ser mantido na geladeira, em um recipiente próprio, de 5 a 7 dias.

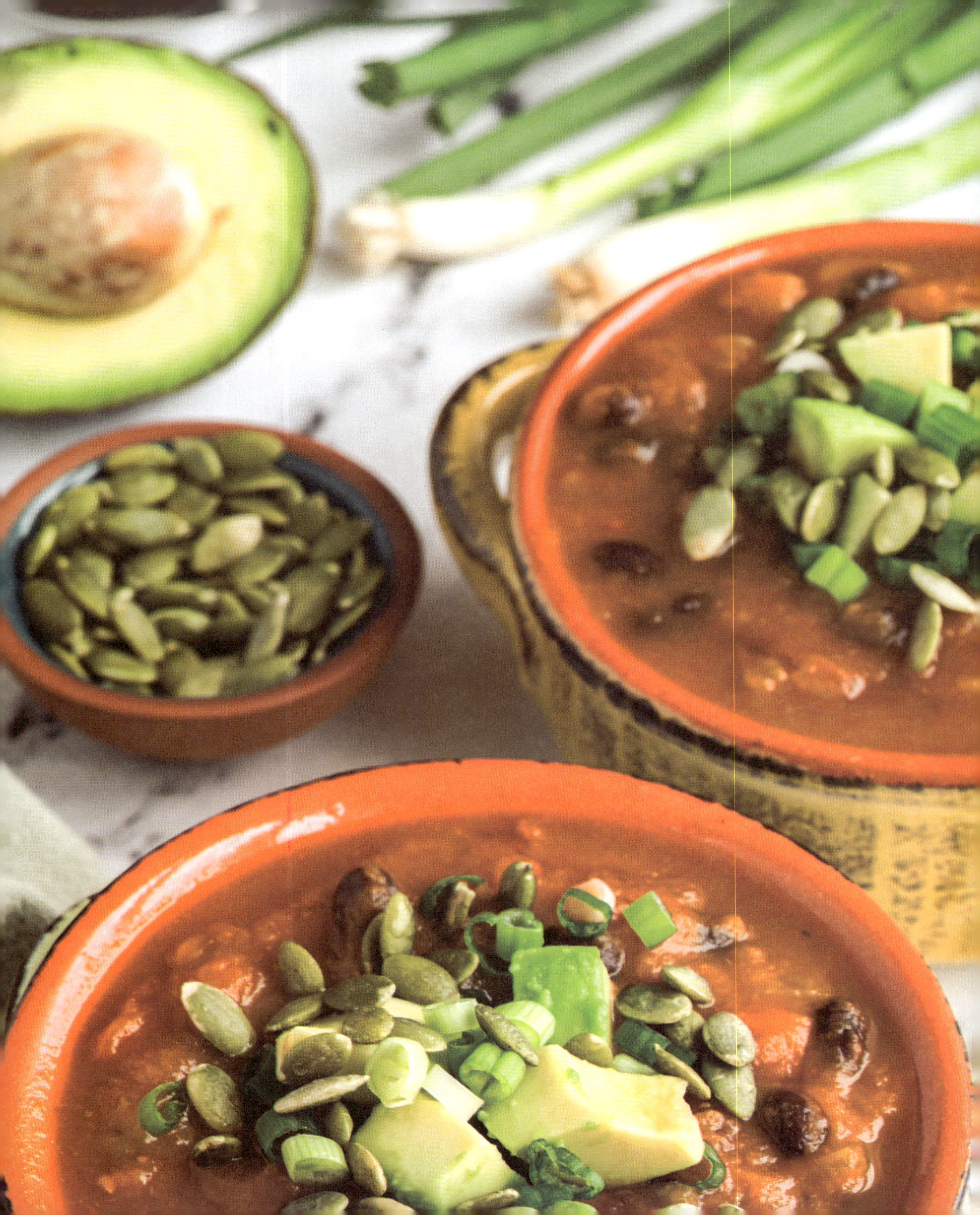

SOPAS E ENSOPADOS SABOROSOS

SOPA DE ESPINAFRE E LENTILHAS COM PIMENTA NO CAPRICHO

Como não amar sopas? Em geral são fáceis de preparar, saborosas, quentes e reconfortantes. São também uma maneira gostosa e simples de incluir uma grande variedade de importantes ingredientes de origem vegetal. Esta sopa preenche todos esses requisitos – um rico e saboroso prato de uma panela só, cheio de nutrientes que podem acalmar o corpo e a alma. Desfrute-o com um pedaço quente e crocante de pão integral para ter uma experiência ultraespecial.

Rendimento 4 porções **Tempo de preparo** 10 minutos **Tempo de cozimento** 70 minutos

1 colher de chá de sementes de mostarda
1 colher de chá de sementes de cominho
1 colher de chá de sementes de erva-doce
1 cebola-branca ou amarela média picada
3 cenouras, picadas
2 talos de aipo, picados
3 dentes de alho, moídos
1 colher de chá de orégano seco
¼ de colher de chá de pimenta-caiena ou flocos moídos de pimenta-calabresa (opcional)
1 lata de 800 gramas de extrato de tomate
2 xícaras de caldo de legumes sem sal ou com baixo teor de sódio
2 xícaras de lentilhas secas verdes ou marrons secas
2 xícaras de espinafre, picado
Sal a gosto (opcional)
Pimenta-do-reino moída a gosto (opcional)
Pimenta vermelha esmagada a gosto (opcional)

Coberturas

Levedura nutricional a gosto (opcional)
Manjericão fresco picado a gosto (opcional)

1. Em uma panela grande, com fogo médio-alto, toste a mostarda, o cominho e as sementes de erva-doce por um minuto, mexendo algumas vezes para tostar de maneira uniforme.
2. Adicione a cebola, as cenouras, o aipo e cozinhe, por cerca de 5 minutos, até a cebola ficar macia e tenra.
3. Misture o alho, o orégano e lascas da pimenta-caiena ou calabresa e cozinhe por mais 30 segundos.
4. Misture os tomates, o caldo, as lentilhas e 4 xícaras de água. Deixe ferver, depois diminua o fogo e deixe cozinhar em fogo baixo, sem tampar, por 1 hora.
5. Retire a panela do fogo e misture o espinafre. Quando o espinafre estiver macio, a sopa está pronta para servir.
6. Adicione sal, pimenta e lascas de pimenta vermelha* a gosto. Cubra com levedura nutricional e manjericão fresco.

SUGESTÕES DO *CHEF*

Substituições

Use feijão-mungo no lugar das lentilhas.

Use couve no lugar do espinafre.

Armazenamento

Guarde as sobras na geladeira, em um recipiente hermético, por até 5 dias ou congele-as por até 3 meses.

* No Brasil, a pimenta vermelha é conhecida por vários nomes: dedo-de-moça, pimenta-calabresa, caiena, tabasco ou biquinho. (N. da R.)

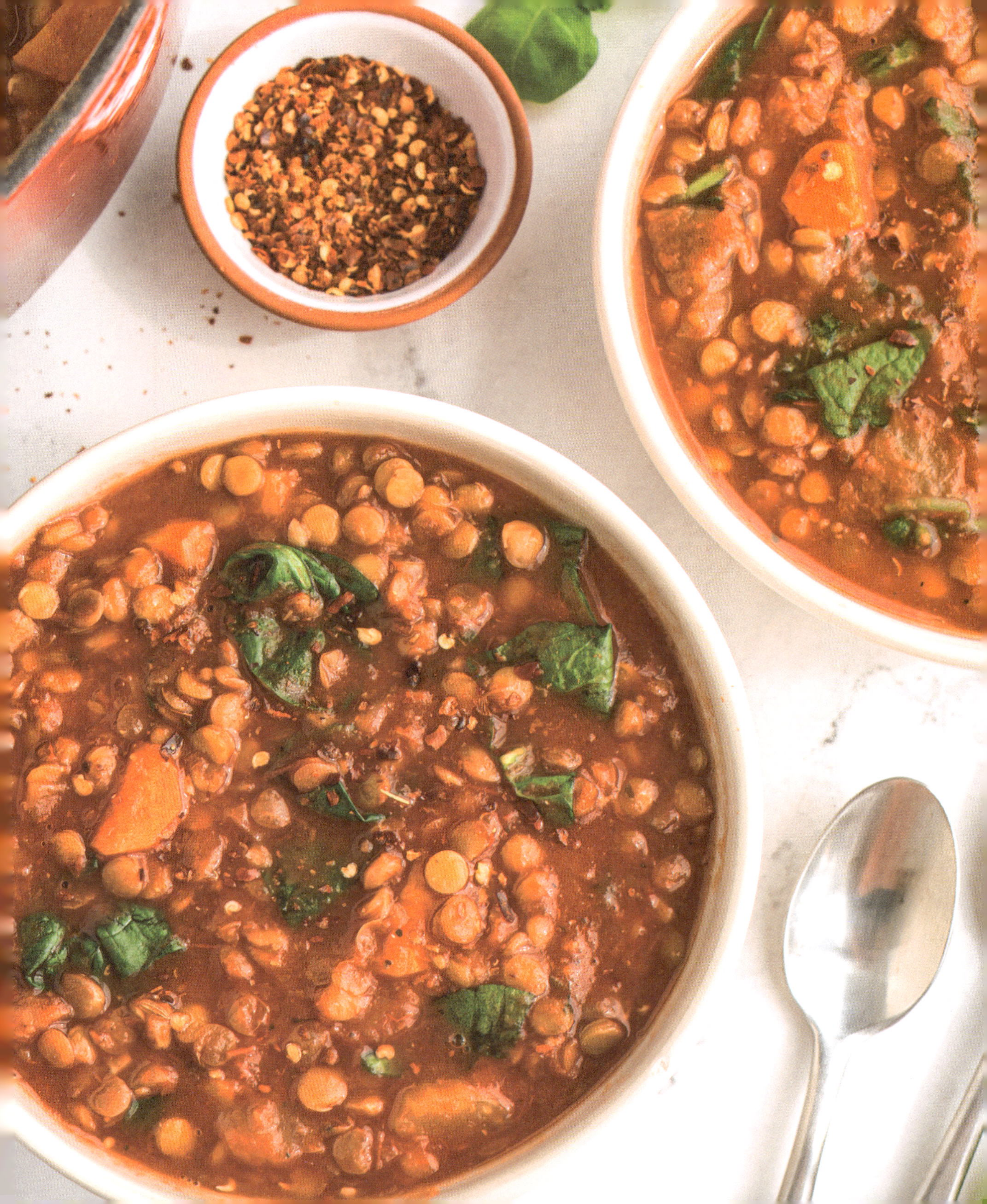

SOPA DE UMA PANELA SÓ DE FEIJÃO-MANTEIGA

Amanteigada e suculenta, mas leve e refrescante, a Sopa de uma Panela Só de Feijão-Manteiga reúne sabores e texturas deliciosos para criar uma refeição perfeita para o plano alimentar da sua família. É também muito farta e saciadora, devido às fibras e às proteínas dos substanciosos feijões-manteiga!

Rendimento 4 porções **Tempo de preparo** 15 minutos **Tempo de cozimento** 20 minutos

1½ xícara de cebola-amarela picada
1 xícara de cenouras em cubos
1 maço de acelga, sem talo, picada (separe as folhas dos talos e reserve ambas as partes)
1 colher de sopa de alho picado
1½ colher de sopa de tomilho fresco picado
5 xícaras de caldo de legumes sem sal ou com baixo teor de sódio
3 xícaras de feijão-manteiga caseiro ou enlatado, lavado e escorrido
1 colher de chá de cúrcuma moída
½ colher de chá de lascas de pimenta vermelha esmagadas (opcional)
¼ de colher de chá de sal (opcional)
¼ de colher de chá de pimenta-do-reino moída (opcional)
1 colher de sopa de suco de limão espremido na hora
⅓ de xícara de sementes de cânhamo descascadas

1. Aqueça a cebola, as cenouras e os talos de acelga em uma panela grande em fogo médio-alto até que as cebolas fiquem translúcidas, por cerca de 4 a 5 minutos.
2. Misture o alho e o tomilho. Cozinhe por 1 minuto.
3. Adicione o caldo de legumes, o feijão-manteiga, o açafrão e lascas opcionais de pimenta vermelha, sal e pimenta-do-reino. Leve a sopa para ferver, depois baixe o fogo e deixe cozinhar, sem tampa, por 10 a 15 minutos, em fogo brando.
4. Tire a panela do fogo e misture as folhas de acelga, o suco de limão e as sementes de cânhamo.
5. Prove e incremente os temperos a gosto.

SUGESTÕES DO *CHEF*

Substituições

Em vez de acelga, experimente couve, mostarda ou couve-galega.

Substitua a cebola-amarela pelas cebolinhas brancas ou chalotas.

Em vez de feijão-manteiga, use feijão-fradinho, feijão-branco ou feijão *cannellini*.

Prepare com antecedência

Corte as cebolas e a acelga (separe talos e folhas) com antecedência e guarde-as na geladeira, em um recipiente hermético, por 48 horas antes de fazer a receita.

Armazenamento

Guarde as sobras na geladeira, em um recipiente hermético, por até 5 dias ou congele-as no *freezer* por até 30 dias.

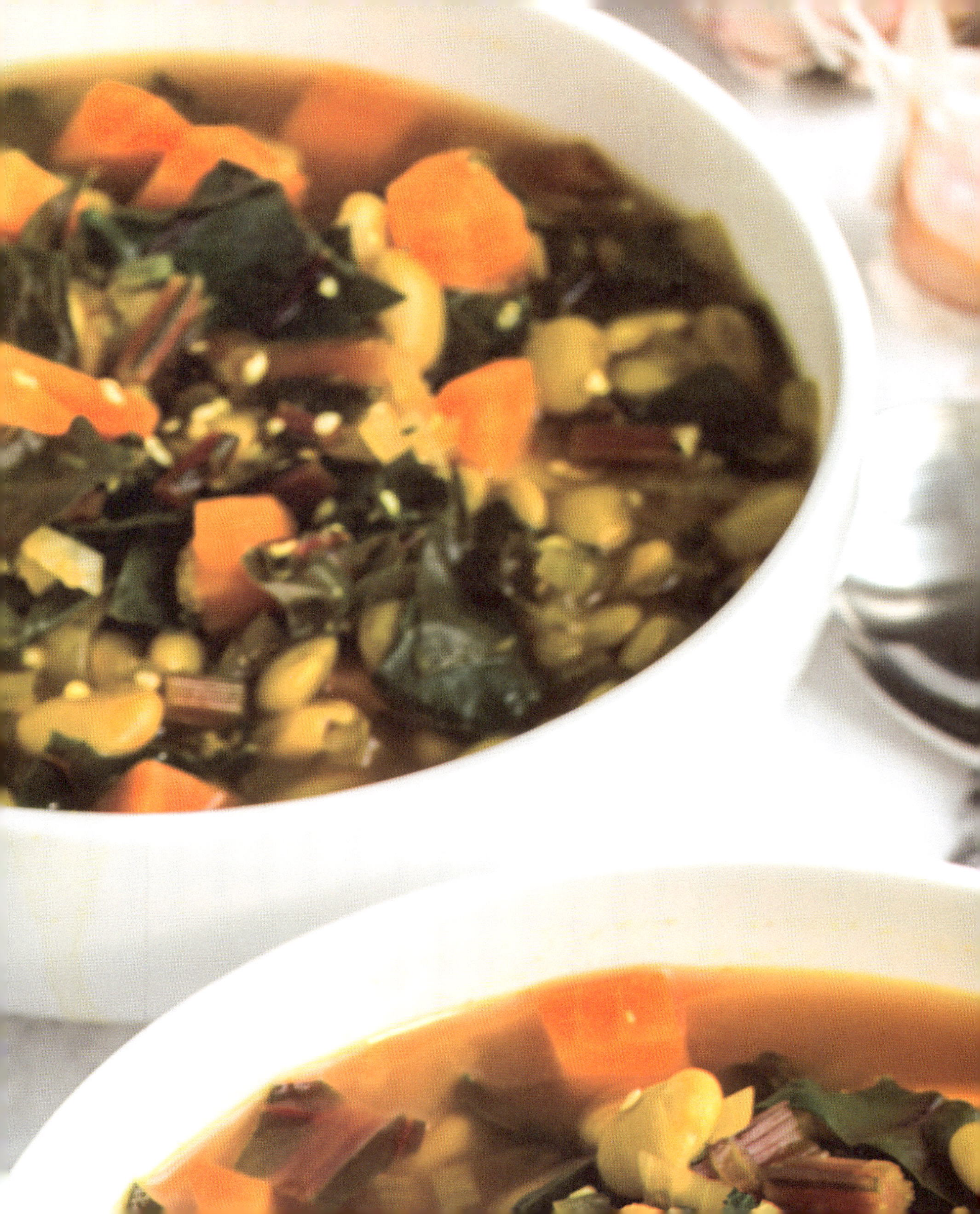

SOPA DE AMENDOIM DOCE E TEMPERADA

Quem diria que a manteiga de amendoim naturalmente doce poderia combinar tão bem com tomates salgados para criar a experiência culinária mais requintada? Essa sopa foi inspirada em um alimento básico da África Ocidental, onde é chamada *domodah* ou *tigadegena*, que significa "molho de manteiga de amendoim" (*tiga* é "amendoim", *dege* é "pasta" e *na* é "molho"). Pode ser feita com ou sem carne, mas sempre inclui amendoim e tomate. É deliciosa quente ou fria, como refeição principal ou aperitivo, no café da manhã ou no jantar. Sim, alguns membros da equipe da Food Revolution Network aproveitaram sobras frias no café da manhã e afirmam que, no dia seguinte, o prato é tão bom, senão melhor, quanto na véspera.

Rendimento 4 porções **Tempo de preparo** 15 minutos **Tempo de cozimento** 40 minutos

Vegetais salteados na frigideira

¼ de xícara de caldo de legumes sem sal ou com baixo teor de sódio
1 cebola-amarela, cortada
4 dentes de alho, picados
2 colheres de sopa de gengibre fresco, picado
1 colher de chá de cúrcuma moída
¼ de colher de chá de sal (opcional)
¼ de colher de chá de pimenta-do-reino moída (opcional)
½ colher de chá de lascas de pimenta vermelha amassadas (opcional)

Sopa

4 xícaras de caldo de legumes sem sal
2 batatas-doces médias, cortadas em cubos
170 gramas de polpa de tomate
¾ de xícara de manteiga de amendoim sem açúcar, lisa ou crocante
1½ xícaras de grão-de-bico caseiro ou enlatado, lavado e escorrido
1 colher de chá de páprica doce
1 colher de chá de cominho em pó
½ colher de chá de sal (opcional)
3 xícaras de espinafre picado

Guarnição

½ xícara de coentro fresco, picado
½ xícara de cebolinha verde, picada

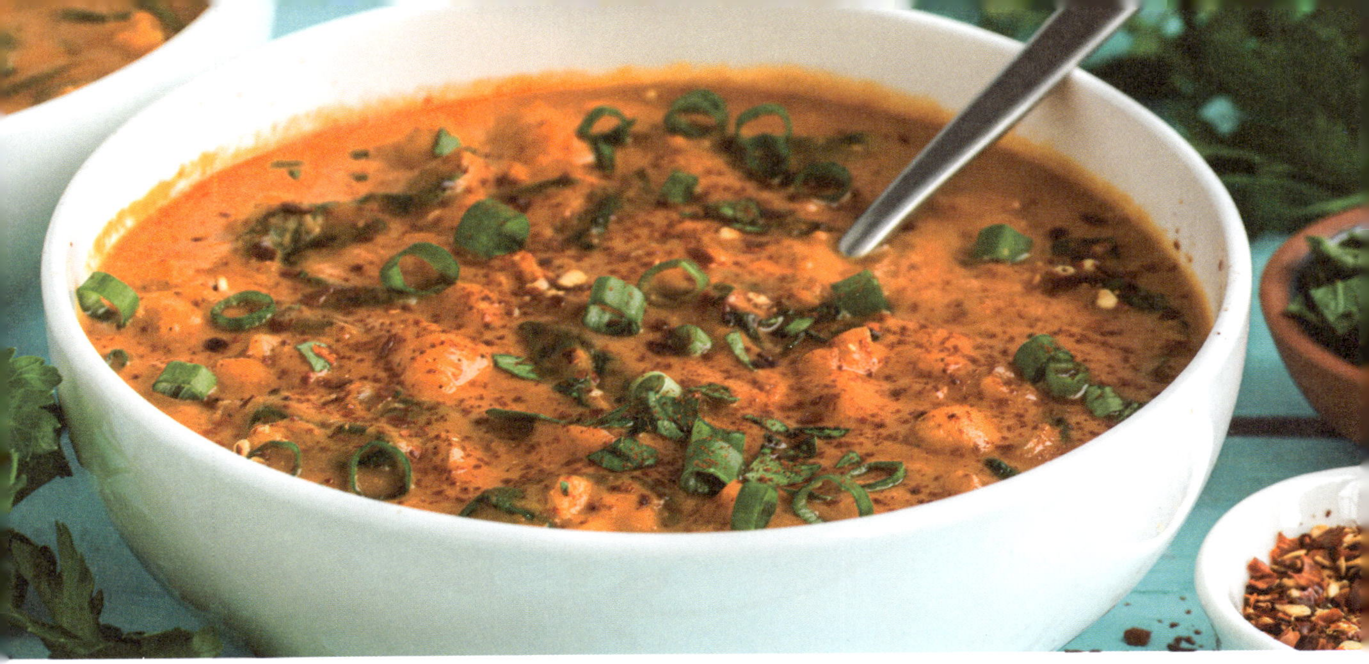

1. Em uma panela grande, com fogo médio-alto, adicione a cebola e ¼ de xícara de caldo de legumes. Baixe o fogo para médio e cozinhe por 1 a 2 minutos até que a cebola fique translúcida.
2. Misture o alho, o gengibre, a cúrcuma, o sal, a pimenta e as lascas de pimenta vermelha para que eles cubram as cebolas e o alho. Cozinhe por 2 a 3 minutos em fogo médio-baixo.
3. Adicione 4 xícaras de caldo de legumes e 2 xícaras de água; deixe ferver. Adicione a batata-doce em cubos e cozinhe por cerca de 10 minutos, até que as batatas estejam macias.
4. Enquanto isso, misture a polpa de tomate e a manteiga de amendoim em uma tigela pequena até que estejam bem homogêneas.
5. Adicione a mistura de manteiga de amendoim e a mistura de polpa de tomate à sopa e mexa até que estejam completamente incorporadas.
6. Misture o grão-de-bico, a páprica, o cominho e o sal. Cozinhe em fogo baixo por 15 minutos; a sopa vai engrossar.
7. Misture o espinafre, uma xícara de cada vez, e cozinhe até que o espinafre esteja macio.
8. Cubra com coentro e cebolinha, além de outra pitada de páprica e lascas de pimenta vermelha para mais tempero.

SUGESTÕES DO *CHEF*

Substituições

No lugar do grão-de-bico, experimente lentilhas ou pedaços de tofu assado.

Em vez de espinafre, use couve.

No lugar da batata-doce, use abóbora ou batata-roxa.

Construa camadas

Cubra com amendoim picado, amêndoas, pecãs ou sementes de gergelim.

Coloque a sopa em uma travessa de abobrinha assada.

Armazenamento

Guarde as sobras na geladeira, em um recipiente hermético, por até 7 dias ou no *freezer* por até 30 dias.

SOPA SIMPLESINHA DE COGUMELO E BATATA

Não se deixe enganar – essa sopa pode ter ingredientes mínimos e exigir pouco cozimento, mas é cheia de nutrição, sabores e texturas. Com verduras, cogumelos, alho, cebola e ervas, é um prato a ser mantido em sua coleção para quando você precisar de uma fonte de nutrição que exija muito do seu tempo.

Rendimento 4 porções **Tempo de preparo** 20 minutos **Tempo de cozimento** 20 minutos

- 1 xícara de aipo picado
- 1 xícara de cebola-amarela ou branca picada
- 1 maço de acelga, sem talo, picado (separe as folhas dos talos e reserve ambas as partes)
- 4 dentes de alho picados
- 3 xícaras de brócolis, cortados em floretes de 2,5 cm
- 2 xícaras de cogumelos cremini, paris ou portobello, picados
- 1 colher de sopa de molho inglês vegano
- 1 colher de chá de cebola em pó
- 1 colher de sopa de tomilho fresco picado
- 8 xícaras de caldo de legumes sem sal ou com baixo teor de sódio
- 2 xícaras de batatas-vermelhas, cortadas em cubos de 2,5 cm

1. Aqueça o aipo, a cebola e os talos de acelga em uma panela grande em fogo médio-alto, mexendo sempre até que as cebolas fiquem translúcidas, por cerca de 3 a 5 minutos. Adicione 1 a 2 colheres de sopa de água conforme necessário para deglaçar a panela.
2. Misture o alho, abaixe o fogo para médio e cozinhe por 1 minuto.
3. Misture o brócolis, os cogumelos, o molho inglês, a cebola em pó e o tomilho e cozinhe por 1 minuto.
4. Despeje o caldo de legumes e aumente o fogo para alto. Quando o caldo estiver fervendo, adicione as batatas e abaixe o fogo para continuar fervendo até que as batatas fiquem macias, por cerca de 10 minutos.
5. Misture as folhas de acelga, cozinhando até ficarem macias.
6. Prove a sopa e, se preferir, acrescente mais um pouco de sal e pimenta.

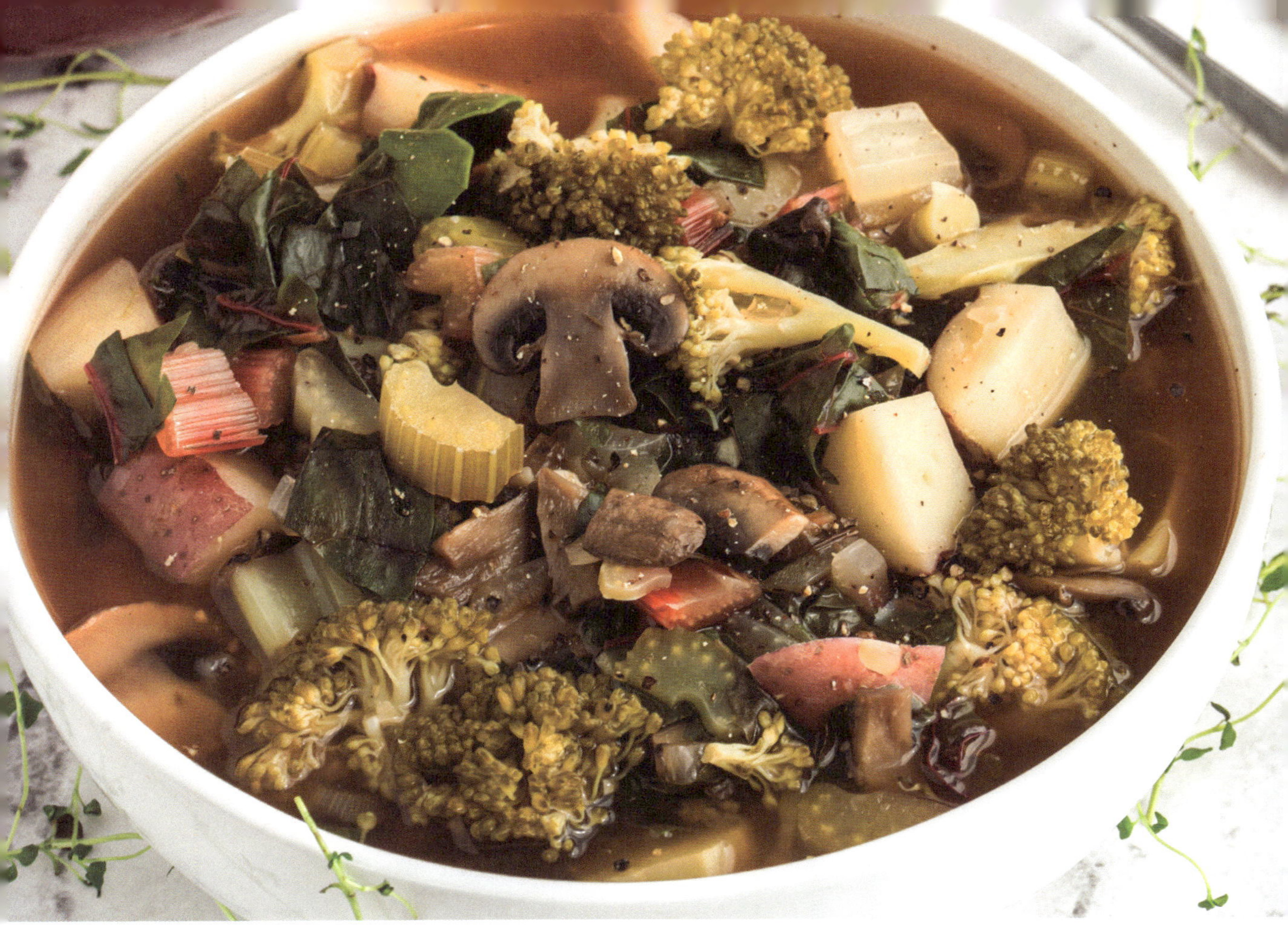

SUGESTÕES DO *CHEF*

Substituições

No lugar de batatas-vermelhas, use qualquer variedade de batata de que você goste.

Em vez de batatas, adicione seu grão integral (cozido) favorito, como cevada, arroz integral ou farro.

Use couve, mostarda ou folhas de couve no lugar da acelga.

Substitua o brócolis por couve-flor.

Use alecrim ou orégano fresco em vez de tomilho.

Prepare com antecedência

Pique o aipo, a cebola, a acelga (separe as folhas e os talos), o brócolis e o cogumelos com antecedência e guarde em recipientes herméticos na geladeira por até 2 dias.

Armazenamento

Guarde as sobras na geladeira, em um recipiente hermético, por até 5 dias.

SOPA CREMOSA DOS DEUSES DE RÚCULA E FEIJÃO-BRANCO

Alimentos vegetais são bem mágicos na forma como podem criar as texturas mais cremosas sem a necessidade de qualquer creme, e a Sopa Cremosa dos Deuses de Rúcula e Feijão-Branco é um excelente exemplo. Batatas, feijões-brancos e sementes de cânhamo criam a textura cremosa enquanto aipo, rúcula e coentro contribuem com a beleza de seus tons esverdeados. Todos os ingredientes oferecem, além de texturas e cores mágicas, uma nutrição abundante!

Rendimento 4 porções **Tempo de preparo** 15 minutos **Tempo de cozimento** 20 minutos

1 xícara de cebola-amarela ou branca, picada
1 xícara de aipo, fatiado
3 dentes de alho, picados grosseiramente
¼ de colher de chá de semente de aipo (opcional)
1½ xícaras de batata-vermelha, *Yukon Gold* ou *russet*, em cubos
1½ xícaras de feijão-branco caseiro ou enlatado, lavado e escorrido
4 xícaras de caldo de legumes sem sal ou com baixo teor de sódio
3 xícaras de rúcula, picada grosseiramente
½ xícara de coentro fresco, picado grosseiramente (opcional)
Sal a gosto (opcional)
Pimenta-do-reino moída a gosto (opcional)
¼ de xícara de abacate, cortado em cubos de 1,25 cm
¼ de xícara de tomate, cortado em cubos
2 colheres de sopa de sementes de cânhamo sem casca
4 fatias de limão

1. Aqueça uma panela grande em fogo médio-alto. Adicione a cebola e o aipo, cozinhando por 5 a 7 minutos ou até que o aipo esteja macio.
2. Adicione o alho e a semente de aipo opcional e cozinhe por 1 minuto.
3. Acrescente as batatas, os feijões e o caldo de legumes. Deixe a sopa ferver e depois reduza o fogo. Cozinhe até as batatas ficarem macias, por cerca de 10 minutos.
4. Adicione a rúcula e o coentro (opcional) e cozinhe por mais 2 minutos ou até que a rúcula esteja verde brilhante.
5. Deixe a sopa esfriar um pouco antes de transferir para um liquidificador. Bata até ficar homogêneo e cremoso. Prove e adicione sal e pimenta, se necessário.
6. Divida a sopa entre quatro tigelas e cubra com abacate, tomate e uma pitada de sementes de cânhamo.
7. Sirva com fatias de limão.

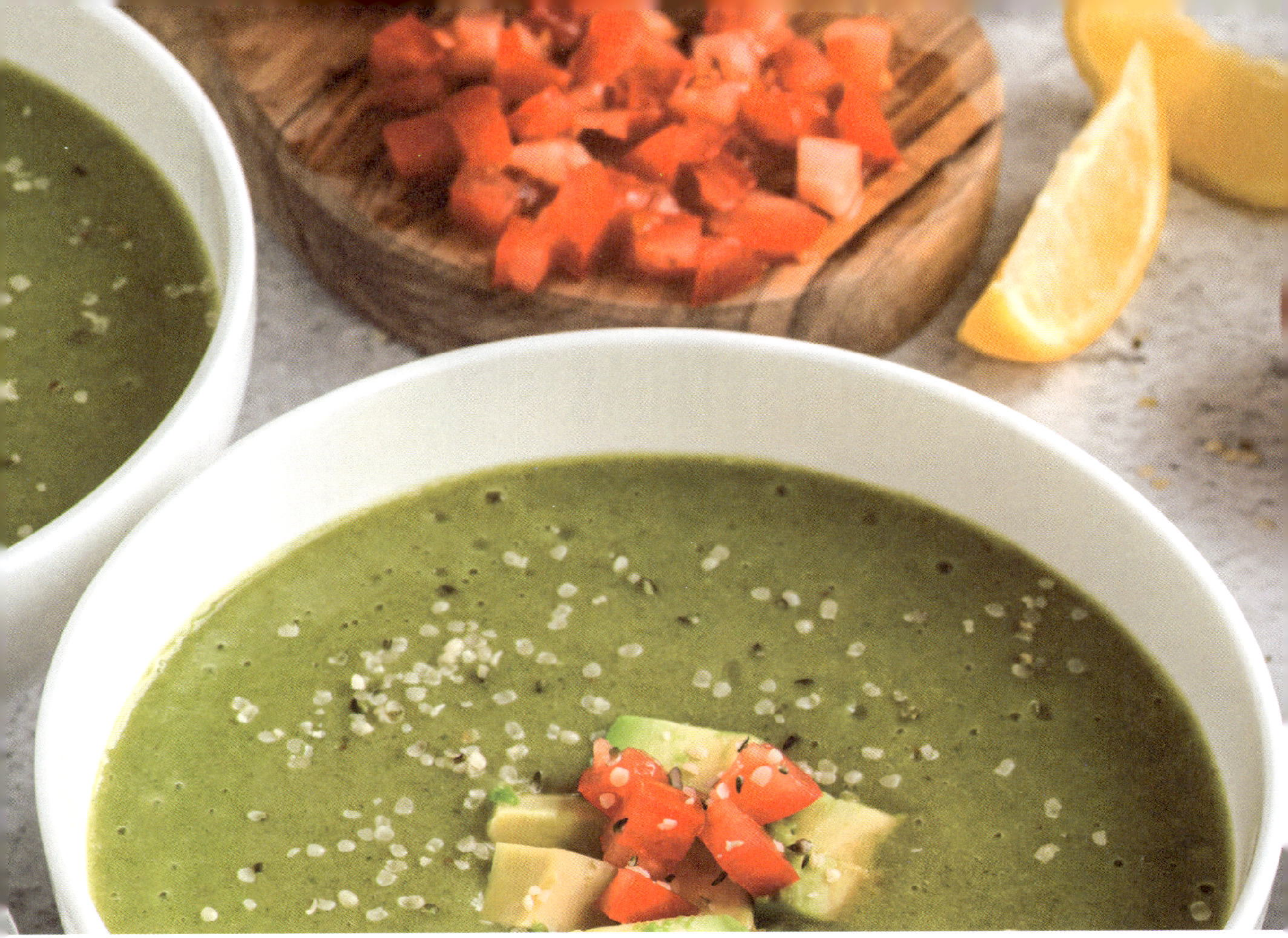

SUGESTÕES DO *CHEF*

Substituições

Para a cebola, use cebola-amarela, branca ou roxa. Ou use chalotas no lugar.

Em vez de rúcula, experimente espinafre ou couve.

No lugar do feijão-branco, use feijão comum, feijão da marinha ou feijão *cannellini*.

Substitua o coentro por salsa ou manjericão.

Quanto aos tomates, use os Roma, cereja, jardim ou qualquer variedade que tenha em casa.

Prepare com antecedência

Prepare seus feijões e caldo de legumes com antecedência se estiver planejando usar versões caseiras.

Armazenamento

Guarde as sobras na geladeira, em um recipiente hermético, por até 3 dias ou congele-as por até um mês.

SOPA VEGETARIANA LUZ DO ENTARDECER COM SEMENTES DE GIRASSOL TOSTADAS

Aqueça seu coração e seu estômago com essa sopa reconfortante, com cor de joias preciosas, cremosa, cheia de fibras e rica em fitonutrientes graças às batatas-doces e às cenouras. Adicionar uma camada de microverdes* de cores vivas antes de servir acrescenta outro toque de cor, além de uma generosa quantidade de nutrição. Polvilhar sementes de girassol por cima acrescenta ainda mais nutrição, além de um divertido sabor crocante de oleaginosas.

Rendimento 4 porções **Tempo de preparo** 20 minutos **Tempo de cozimento** 25 minutos

- 900 g de batatas-doces, cortadas em cubos de 2,5 cm
- 2 cenouras grandes, fatiadas
- Sal a gosto (opcional)
- Pimenta-do-reino moída a gosto (opcional)
- 1 colher de chá de sementes de mostarda
- 1 cebola-amarela grande, em fatias finas
- 4 dentes de alho médios, picados
- 1 colher de chá de cúrcuma moída
- 1 colher de chá de cominho moído
- 5 xícaras de caldo de legumes sem sal ou com baixo teor de sódio
- 2 colheres de sopa de sementes de girassol cruas
- ¼ de xícara de legumes picadinhos (ver Sugestões do *Chef*)

1. Pré-aqueça o forno a 220 °C. Em uma assadeira forrada com papel-manteiga, espalhe de modo uniforme as batatas-doces e as cenouras. Se desejar, polvilhe ligeiramente com sal e pimenta. Asse por cerca de 25 minutos, até ficar macio.
2. Enquanto isso, aqueça uma panela grande em fogo médio-alto. Adicione as sementes de mostarda e cozinhe por cerca de 1 minuto, até ficar perfumado.
3. Adicione a cebola e cozinhe por cerca de 3 a 5 minutos, até ela ficar translúcida. Misture o alho, a cúrcuma e o cominho e cozinhe por 1 minuto.
4. Acrescente o caldo de legumes e cozinhe por 5 minutos. Desligue o fogo e reserve.
5. Aqueça uma panela pequena em fogo médio. Adicione as sementes de girassol, mexendo-as de vez em quando por 1 a 2 minutos, até que fiquem douradas. Retire a panela do fogo e reserve.
6. Assim que as batatas-doces e cenouras terminarem de cozinhar, transfira-as para a panela com as cebolas e o alho. Coloque a mistura de batata-doce, cenoura e cebola para ferver, depois abaixe o fogo e deixe cozinhar por 5 minutos.
7. Transfira a sopa para um liquidificador e bata até ficar bem lisa. Pode ser necessário fazer isso em 2 a 3 porções. Se preciso, adicione mais caldo de legumes para atingir a consistência

* Microverdes (*microgreens*) são brotos colhidos logo após a germinação de suas sementes; além de acrescentar cor aos pratos, são também ricos em nutrientes. (N. do T.)

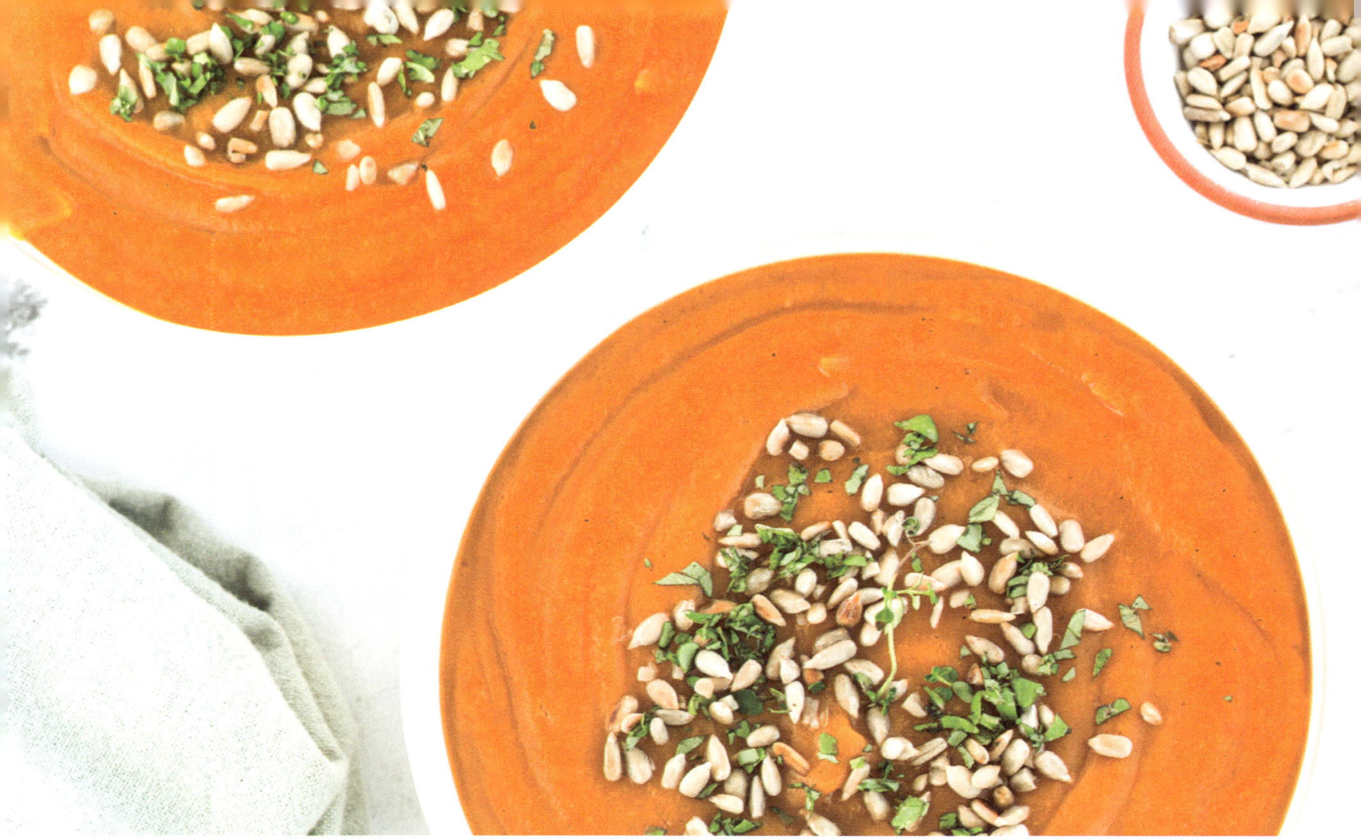

desejada. Como alternativa, use um *mixer* para manter tudo em um só lugar.

8. Coloque a sopa em tigelas e decore com as sementes de girassol tostadas. Espalhe alguns legumes picadinhos sobre cada tigela.

SUGESTÕES DO *CHEF*

Substituições

Use abóbora no lugar da batata-doce e/ou cenoura. Se usar molho de abóbora no lugar da batata-doce, use apenas 4 xícaras de caldo de legumes, reservando a última xícara durante o processo de mistura para usar apenas se for preciso, se você quiser uma consistência mais fina.

Em vez de cebola-amarela, use chalotas ou cebola-branca (cerca de 1½ xícaras).

Microverdes

Use rúcula, rabanete, manjericão, girassol, brócolis, alfafa ou qualquer outro microverde de sua preferência.

Prepare com antecedência

Asse as batatas-doces e as cenouras com antecedência e guarde-as na geladeira, em um recipiente hermético, por até 48 horas.

Torre as sementes de girassol e guarde-as na geladeira, em um recipiente hermético, por até 2 semanas.

Armazenamento

Guarde as sobras na geladeira, em um recipiente hermético, por até 5 dias ou coloque-as no *freezer* por até 30 dias.

CHILI DE ABÓBORA NUTRITIVO

Se você é um amante de *chili*, provavelmente aprecia muitas variações (à base de plantas) porque todas elas são saudáveis, nutritivas, deliciosas e nos deixam saciados. O *Chili* de Abóbora Nutritivo é tudo isso e vai além ao incluir a abóbora rica em nutrientes. Este *chili* está transbordando dos carotenoides da abóbora e da pimenta vermelha, da vitamina C do *jalapeño* e do pimentão vermelho, das fibras dos feijões e do abacate (sem mencionar praticamente todos os outros ingredientes). Prepare-se para adicionar este saboroso *chili* ao seu plano alimentar!

Rendimento 4 porções **Tempo de preparo** 15 minutos **Tempo de cozimento** 20 minutos

1 cebola-amarela, picada
1 cenoura média, picada
1 pimentão vermelho, sem talo, sem sementes, picado
3 dentes de alho, picados
2 *jalapeños*, sem sementes e picados (opcional)
2 colheres de chá de *tamari* com baixo teor de sódio ou *shoyu* de coco
2½ colheres de sopa de pimenta em pó
1 colher de sopa de cominho em pó
2 colheres de chá de orégano seco
1 lata de 435 gramas de tomates cortados em cubos
1½ xícaras de purê de abóbora fresco ou enlatado
2 a 3 xícaras de caldo de legumes sem sal ou com baixo teor de sódio
3 xícaras de feijão-preto caseiro ou enlatado, lavado e escorrido
2 a 4 colheres de sopa de suco de limão espremido na hora

Guarnição

Cebolinha verde picada, a gosto
Abacate cortado em cubos de 1,25 cm, a gosto
2 a 4 colheres de sopa de sementes de abóbora
Coentro fresco picado a gosto (opcional)

1. Em uma panela grande, com fogo médio-alto, cozinhe as cebolas, as cenouras e o pimentão vermelho até que as cebolas fiquem translúcidas, por cerca de 3 a 5 minutos. Adicione 1 a 2 colheres de sopa de água conforme necessário para deglaçar a panela.
2. Misture o alho, os *jalapeños*, o *tamari*, a pimenta em pó, o cominho e o orégano até que estejam bem incorporados.
3. Acrescente os tomates, a abóbora, 2 xícaras de caldo e feijão. Misture bem.
4. Abaixe o fogo e deixe ferver por cerca de 15 minutos, mexendo ocasionalmente. Adicione mais caldo conforme necessário para atingir a consistência desejada.
5. Desligue o fogo e acrescente 2 colheres de sopa de suco de limão. Prove para ver se é necessário acrescentar mais suco de limão.
6. Coloque em tigelas e acrescente cebolinha verde, abacate, sementes de abóbora e coentro.

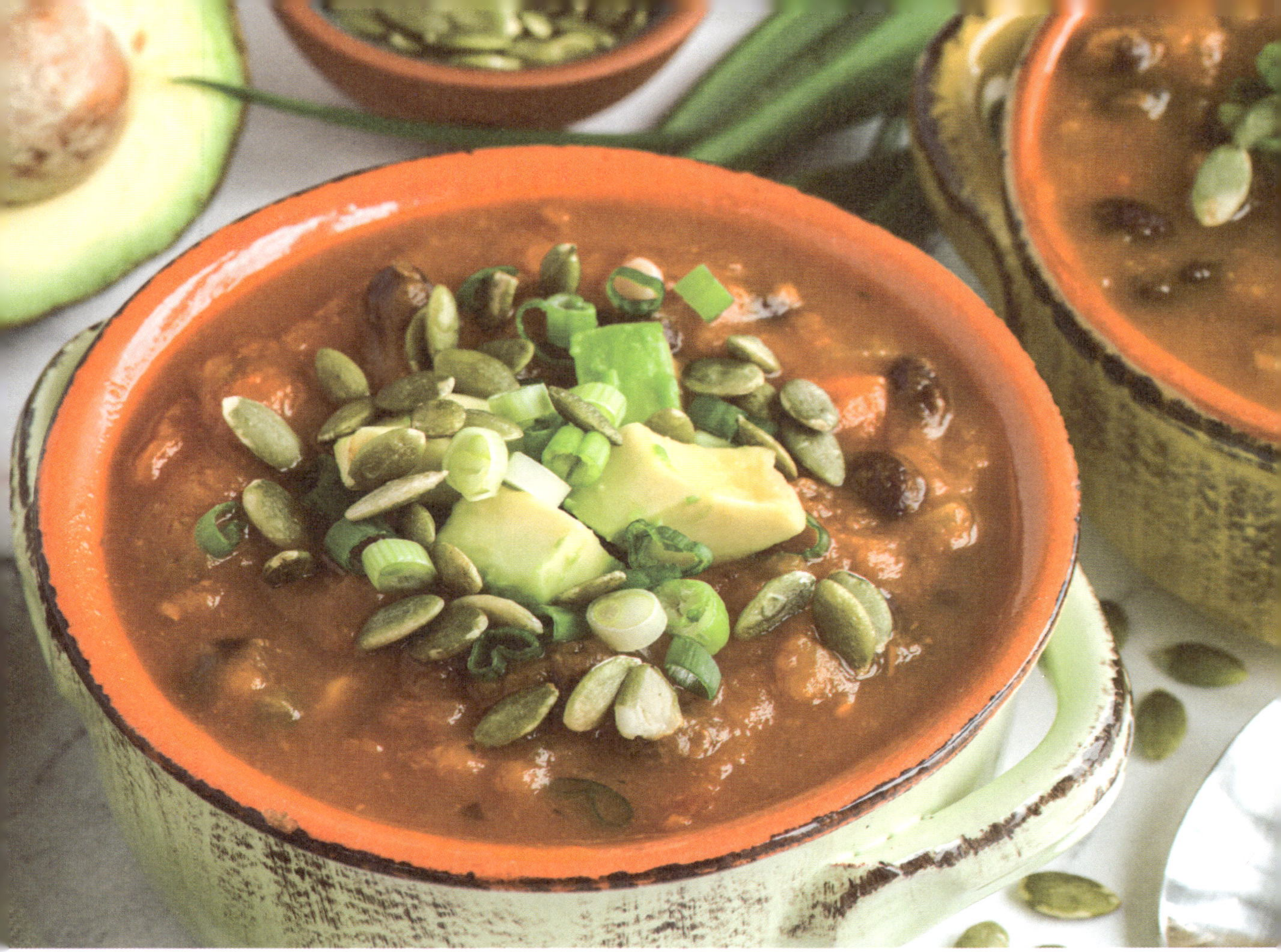

SUGESTÕES DO *CHEF*

Substituições

Use cebola-branca ou roxa no lugar de cebola-amarela.

Use outro pimentão colorido no lugar de pimentão vermelho.

Utilize pimenta-serrano em vez de pimenta *jalapeño*.

Em vez de purê de abóbora, use purê de abóbora *butternut*.

Substitua o feijão-preto pelo feijão-fradinho, feijão-carioca ou outros feijões de sua preferência.

Prepare com antecedência

Cozinhe os feijões caseiros com antecedência e guarde-os na geladeira, em um recipiente hermético, por até 5 dias (ou congele-os no *freezer* por até um mês).

Armazenamento

Guarde as sobras na geladeira, em um recipiente hermético, por até 5 dias ou congele-as no *freezer* por até um mês.

SABOROSO *GUMBO* VEGANO COM QUIABO

Alimentos à base de vegetais podem criar características de sabor e textura semelhantes a praticamente qualquer prato tradicional à base de carne. Na verdade, em nossa humilde opinião, as versões vegetais são ainda melhores – especialmente porque deixam você se sentindo vibrante, energizado e bem. Esse prato lendário tem uma rica história em Nova Orleans, que inclui uma mistura de culturas tanto do sul da Louisiana quanto da África Ocidental, uma vez que *Gumbo* significa "quiabo" na língua local. O prato pode ser feito com carne, frutos do mar ou apenas vegetais.

Rendimento 4 **Tempo de preparo** 20 minutos **Tempo de cozimento** 6 horas

- 1 xícara de cebola-amarela ou branca, picada
- 5 dentes de alho, picados
- 2 talos de aipo, picados
- 1 xícara de pimentão-vermelho, sem talo, sem sementes e picado
- 3 xícaras de feijão vermelho caseiro ou enlatado, escorrido e enxaguado
- 435 gramas de tomates em cubos, enlatados
- 2 xícaras de caldo de legumes sem sal ou com baixo teor de sódio
- 2 folhas de louro
- ¼ de xícara de salsa fresca, picada
- 2 colheres de chá de orégano seco
- 1 colher de chá de cebola em pó
- ½ colher de chá de alho em pó
- 2 colheres de chá de páprica moída
- 1 xícara de quiabo fatiado em pedaços de 1,25 cm
- 2 colheres de sopa de pó de araruta ou amido de milho orgânico
- ½ colher de chá de sal (opcional)
- ¼ de colher de chá de pimenta-do-reino moída, opcional
- 4 xícaras de arroz integral, preto ou vermelho cozido
- Flocos de pimenta vermelha esmagada, a gosto

1. Adicione todos os ingredientes, incluindo o quiabo, em uma panela elétrica de 4 ou 6 litros.
2. Em uma tigela pequena, adicione o pó de araruta e 2 colheres de sopa de água. Bata até formar uma pasta e adicione à panela elétrica.
3. Cozinhe em fogo baixo por 6 horas ou em fogo alto por 3 horas.
4. Adicione sal e pimenta, se desejar. Prove e realce os sabores que preferir (mais sal, alho em pó, páprica etc.).
5. Coloque no arroz morno e cubra, se quiser, com flocos de pimenta vermelha.

SUGESTÕES DO *CHEF*

Substituições

Use cebola-roxa ou chalotas no lugar da cebola-branca ou amarela.

Em vez de pimentão vermelho, use amarelo ou laranja.

Em vez de tomates enlatados, use cerca de 2 xícaras de tomates vermelhos frescos, picados.

Armazenamento

Guarde as sobras na geladeira, em um recipiente hermético, por até 5 dias ou no *freezer* por até um mês.

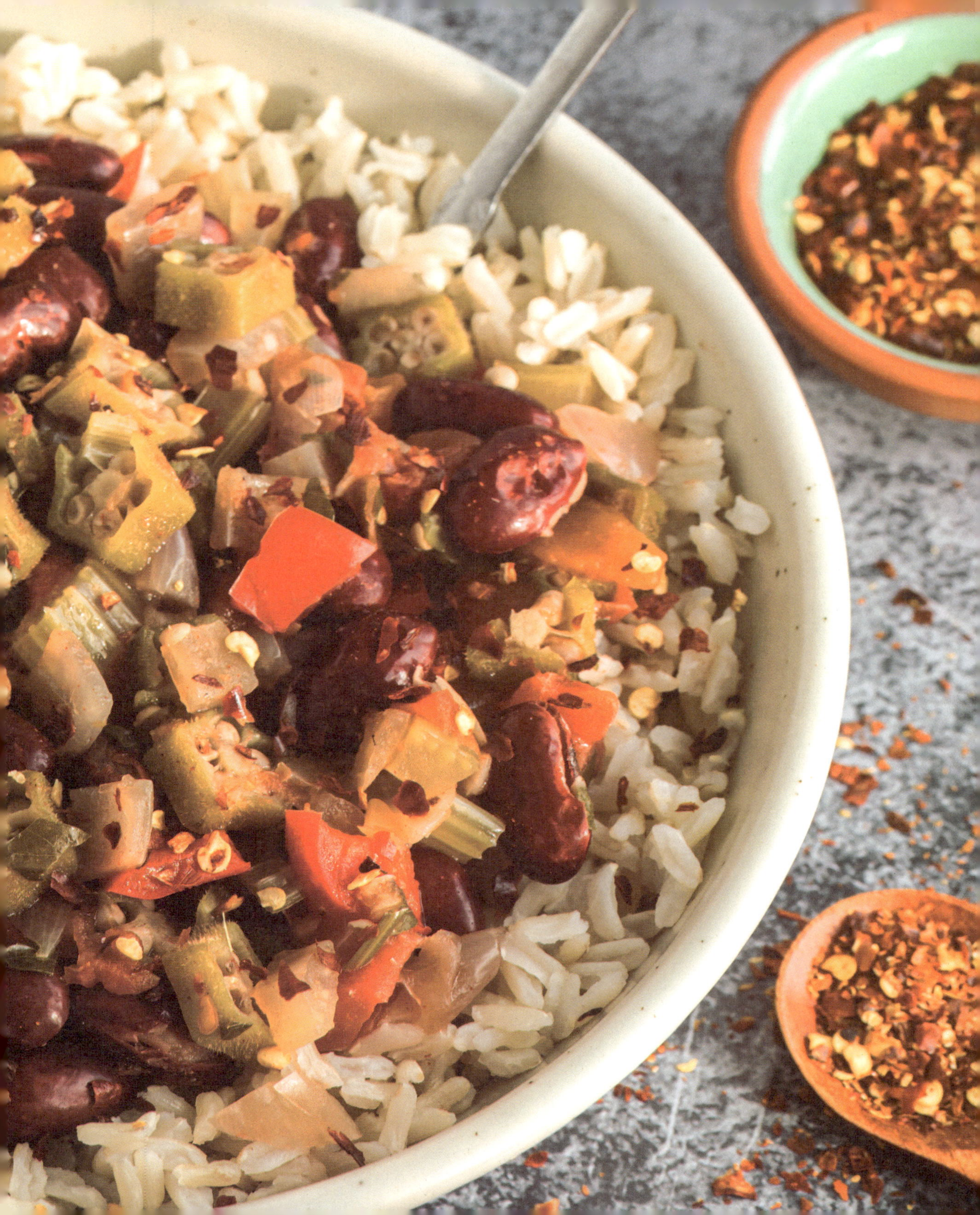

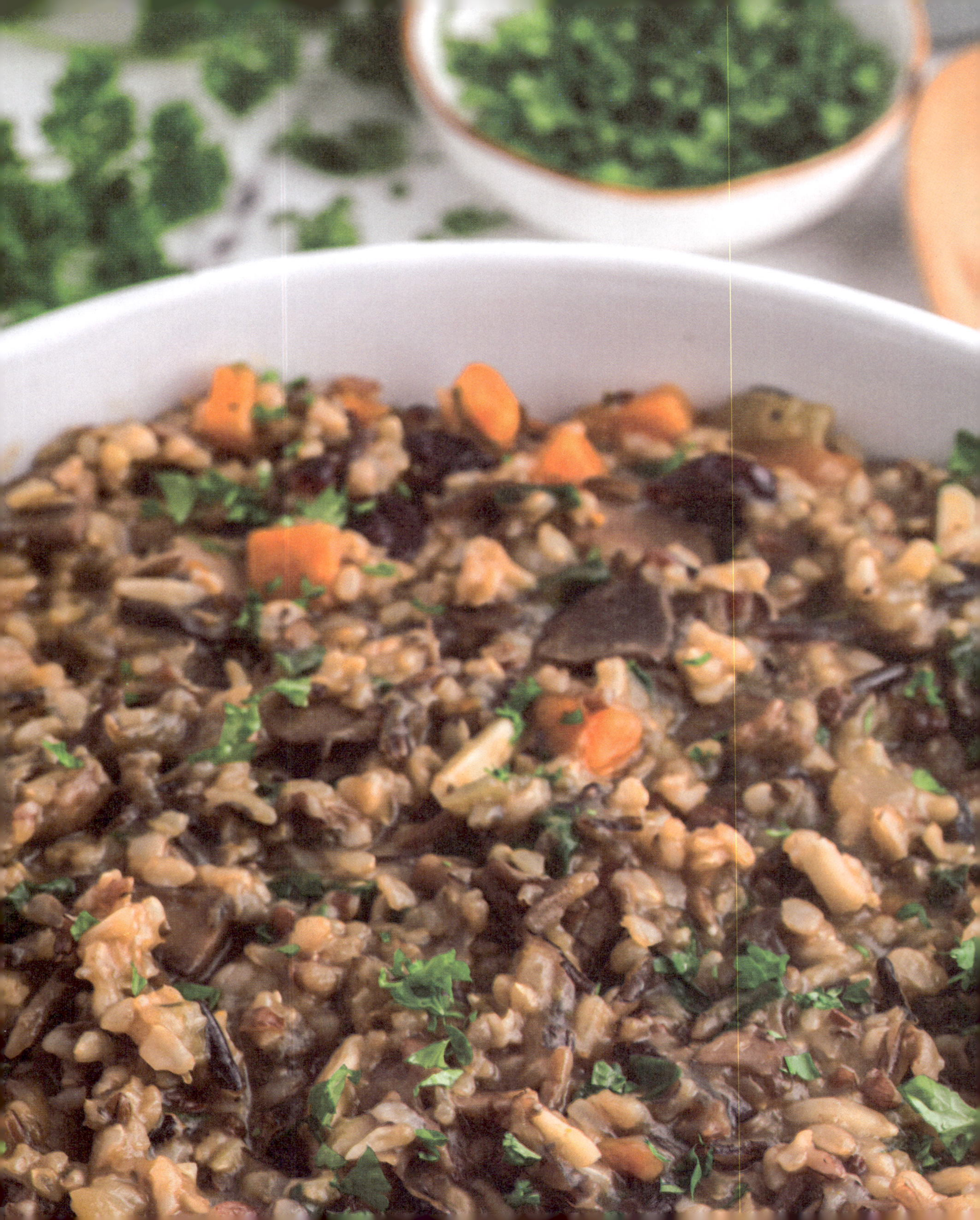

ACOMPANHAMENTOS SENSACIONAIS

ARCO-ÍRIS DE COUVE--GALEGA NA PANELA ELÉTRICA

Quer você esteja em dúvida sobre couves ou ainda não tenha lhes dado uma chance, esse prato pode transformá-lo em um amante de couve. Um pouco defumado, muito saboroso e nutritivo, esse prato vai deixá-lo com gostinho de quero mais e se perguntando por que diabos as couves não faziam (até agora) parte da sua dieta do dia a dia.

Rendimento 4 porções **Tempo de preparo** 15 minutos **Tempo de cozimento** 2 horas

- 1 cebola-roxa pequena, cortada em cubos
- 1 xícara de pimentão laranja, sem talo, sem sementes, picado
- 1 xícara de pimentão amarelo, sem talo, sem sementes, picado
- 1 xícara de tomates-cereja ou uva, cortados ao meio
- 1½ colheres de sopa de extrato de tomate
- 1 colher de sopa de *shoyu* de coco ou *tamari* com teor reduzido de sódio
- 1 colher de chá de páprica defumada
- ¼ de colher de chá de sal (opcional)
- 1 maço de couve-galega, com talos removidos e cortada em fatias finas
- ½ xícara de caldo de legumes sem sal ou com teor reduzido de sódio
- 1 colher de sopa de vinagre de maçã

1. Se sua panela elétrica tiver uma opção de refogado, ajuste-a para 5 minutos, adicione as cebolas, os pimentões laranja e amarelos, os tomates e refogue-os por 5 minutos, mexendo de vez em quando. Adicione 1 ou 2 colheres de sopa de água conforme for necessário para deglaçar a panela.
2. Misture a pasta de tomate, o *shoyu* de coco, a páprica defumada e o sal (opcional).
3. Acrescente a couve e o caldo de legumes. Misture bem, tampe e deixe cozinhar em fogo brando por 2 horas.
4. Se sua panela elétrica não tiver a opção de refogar, basta adicionar todos os ingredientes, exceto o vinagre de maçã, e deixar a panela elétrica cozinhar em fogo baixo por 2 horas.
5. Assim que a couve estiver cozida, acrescente o vinagre de maçã.
6. Prove e ajuste o tempero conforme desejado.

SUGESTÕES DO *CHEF*

Substituições

Coloque acelga ou couve-de-folhas (caules removidos) no lugar da couve-galega.

Em vez de cebola-roxa, use cebola-branca ou amarela.

Use qualquer pimentão colorido que desejar.

Use vinagre branco ou vinagre de xerez no lugar do vinagre de maçã.

Armazenamento

Guarde as sobras na geladeira, em um recipiente hermético, por até 5 dias.

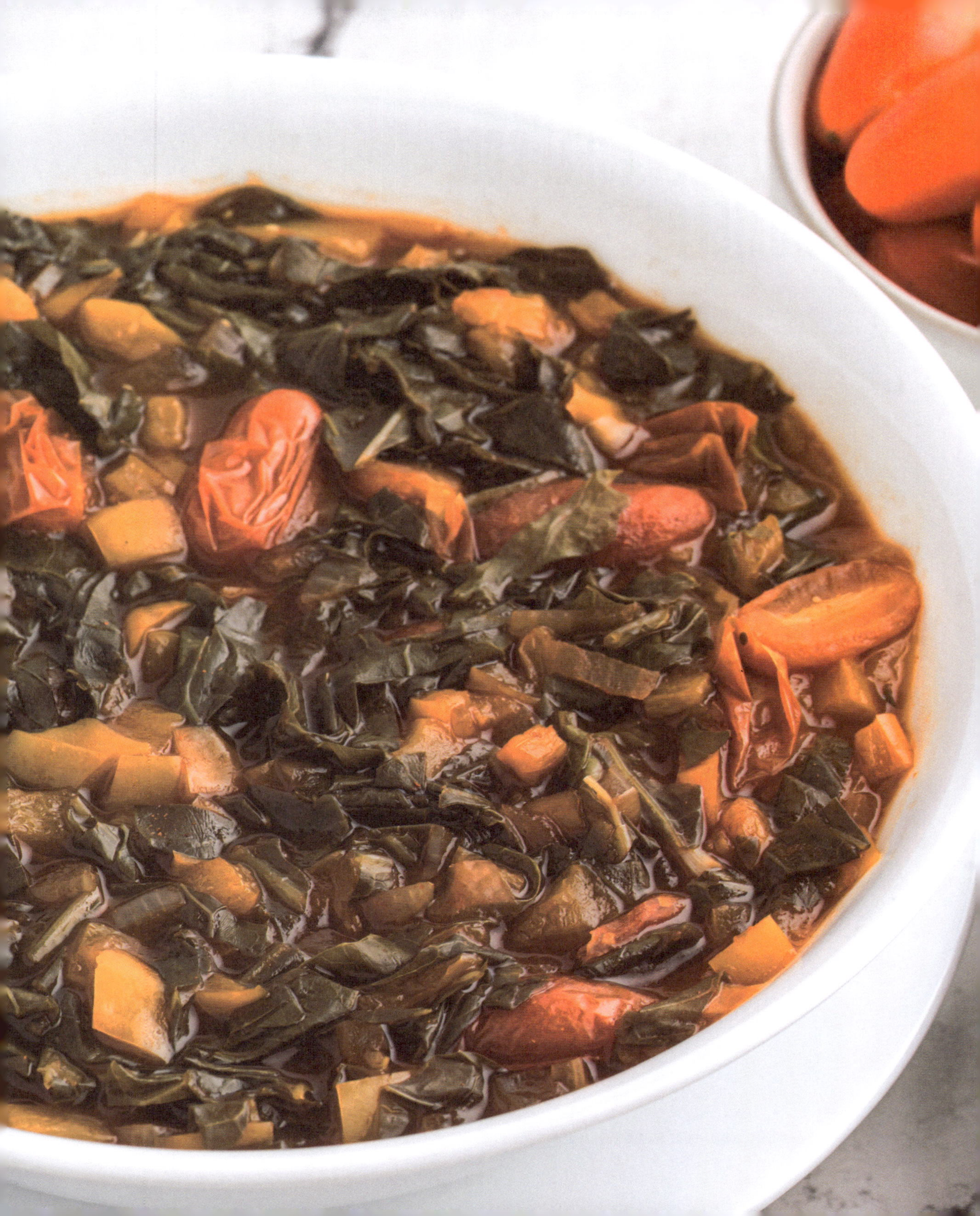

ARROZ SELVAGEM COM COGUMELOS

Cozinhar o arroz selvagem na panela elétrica com temperos, ervas e cogumelos cria os sabores mais requintados e profundos. Não tem uma panela elétrica? Sem problema! Preparar esse prato no fogão (veja as Sugestões do *Chef* para instruções) ainda cria os sabores mais deliciosos para o seu paladar e deixa aromas sensacionais por toda a sua casa, ao mesmo tempo que fornece nutrição abundante para o corpo todo.

Rendimento 4 porções **Tempo de preparo** 15 minutos **Tempo de cozimento** 2 horas

- 1 cebola média amarela ou branca, picada
- 2 cenouras médias, picadas
- 2 talos de aipo, picados
- 4 dentes de alho, moídos
- 4 xícaras de cogumelos cremini, paris, portobello ou *shiitake*, fatiados
- 1 colher de sopa de sálvia fresca, picada
- 1 colher de sopa de tomilho fresco, picado
- ¼ colher de chá de sal (opcional)
- ¼ de colher de chá de pimenta-do-reino moída (opcional)
- 2 xícaras de arroz selvagem seco
- 6 xícaras de caldo de legumes sem sal ou com baixo teor de sódio
- 2 xícaras de espinafre, picado
- ⅓ de xícara de *cranberries* secas sem açúcar, sem enxofre (opcional)
- ⅓ de xícara de amêndoas laminadas (opcional)
- 2 colheres de sopa de salsa fresca, picada

1. Para instruções de preparo no fogão, ver as Sugestões do *Chef*.
2. Se sua panela elétrica não tiver uma opção de refogar, simplesmente pule essa etapa. Adicione todos os ingredientes à panela e ajuste para cozinhar conforme as instruções abaixo.
3. Em sua panela elétrica, pressione o botão de refogar e ajuste o tempo para 5 minutos. Refogue a cebola, a cenoura, o aipo e o alho por 5 minutos, mexendo de vez em quando.
4. Adicione os cogumelos, a sálvia, o tomilho e sal e pimenta (opcionais), mais 2 a 3 colheres de sopa de água para deglaçar a panela. Mexa e refogue por mais 2 minutos. Acrescente o arroz e o caldo de legumes.
5. Ajuste sua panela elétrica para temperatura alta por 2 horas ou baixa por 4 horas.
6. Quando o arroz estiver macio, desligue a panela e misture o espinafre até deixá-lo murcho.
7. Misture as *cranberries* e as amêndoas, se tiver optado por elas.
8. Prove e ajuste o tempero se necessário. Polvilhe salsa por cima.

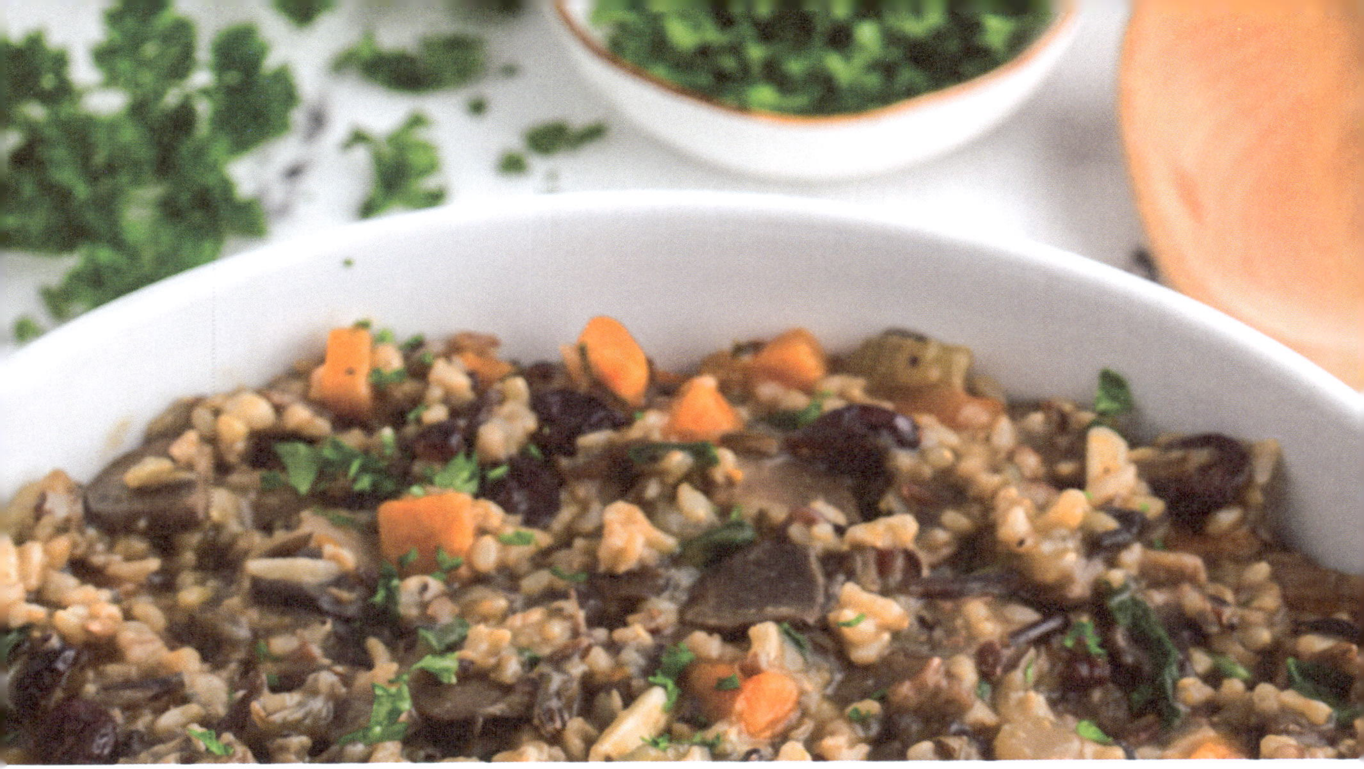

SUGESTÕES DO *CHEF*

Substituições

Use chalotas no lugar da cebola.

Substitua o arroz selvagem por arroz preto ou vermelho orgânico.

Coloque outro grão integral de sua preferência no lugar do arroz, como farro ou sementes de trigo. Não esqueça que o tempo de cozimento pode ser maior no caso de grãos mais resistentes.

Substitua o espinafre por outra verdura folhosa, como couve-galega, repolho ou acelga suíça.

Em vez de *cranberries*, use uvas-passas.

Coloque sementes de girassol ou de abóbora no lugar de amêndoas.

Instruções para o preparo no fogão

Em uma panela grande em fogo médio-alto, cozinhe a cebola, o aipo e as cenouras por 3 a 4 minutos ou até que as cebolas fiquem translúcidas. Adicione o alho e cozinhe por 1 minuto.

Acrescente os cogumelos, a sálvia, o tomilho, o sal e a pimenta, mais 1 a 2 colheres de sopa de água para deglaçar a panela. Mexa e cozinhe por mais 2 minutos. Adicione o arroz e o caldo, deixe ferver, depois tampe e deixe cozinhar por 40 a 45 minutos ou até que o arroz esteja macio.

Verifique o arroz na metade e em três quartos do tempo para verificar se não precisa de mais caldo ou de água. Retire do fogo e misture o espinafre. Acrescente as *cranberries* e as amêndoas e salpique com salsa.

Armazenamento

Guarde as sobras na geladeira, em um recipiente hermético, por até 7 dias ou congele no *freezer* por até um mês.

BRÓCOLIS COM PARMESÃO E ALHO

Esse acompanhamento saboroso e fácil de fazer inclui uma verdadeira superestrela do reino vegetal: o brócolis! O brócolis sozinho já fornece muitos nutrientes, incluindo sulforafano, vitamina C e fibras. Adicionar um pouco de "parmesão" feito com nozes e sementes enriquece esse acompanhamento em nutrição e sabor. Guarde o parmesão que sobrar para usar em outros pratos durante a semana!

Rendimento 2 porções **Tempo de preparo** 10 minutos **Tempo de cozimento** 10 minutos

Parmesão de nozes

¾ de xícara de nozes cruas, sem sal, picadas
¼ de xícara de sementes de girassol cruas, sem sal
¼ de colher de chá de alho em pó
¼ de colher de chá de cebola em pó
2 colheres de sopa de levedura nutricional
¼ de colher de chá de sal (opcional)

Brócolis

6 xícaras de floretes de brócolis cortados em pedaços de 2,5 a 5 centímetros
¼ xícara de caldo de legumes sem sal ou com baixo teor de sódio
5 dentes de alho picados
1 a 2 sucos de limão espremidos na hora
¼ de colher de chá de sal (opcional)
Pimenta-do-reino moída a gosto (opcional)

1. Faça o parmesão: coloque todos os ingredientes em um processador de alimentos e bata até que as nozes e as sementes de girassol fiquem com textura de farinha. Importante: não bata demais ou você acabará com manteiga de parmesão!
2. Prove e ajuste os sabores conforme o seu paladar (mais cebola, alho ou levedura nutricional).
3. Cozinhe o brócolis no vapor: ele precisa de 700 ml a 1 litro de água para ferver.
4. Coloque o brócolis em uma peneira (ou cesta de vapor) e posicione-o em cima da água fervente. Se estiver usando uma peneira, coloque cuidadosamente uma tampa em cima da peneira para manter o vapor.
5. Cozinhe o brócolis no vapor por 5 a 6 minutos, dependendo da sua preferência de maciez.
6. Enquanto isso, aqueça o caldo de legumes em uma panela grande em fogo médio-alto. Adicione o alho. Mexa e deixe cozinhar por 1 a 2 minutos.
7. Misture o brócolis e cozinhe até que o caldo de legumes tenha evaporado – cerca de 1 a 2 minutos.
8. Adicione um pouco de suco de limão e sal e pimenta (opcionais).
9. Polvilhe 1 a 2 colheres de sopa de parmesão de nozes em cima de cada porção.

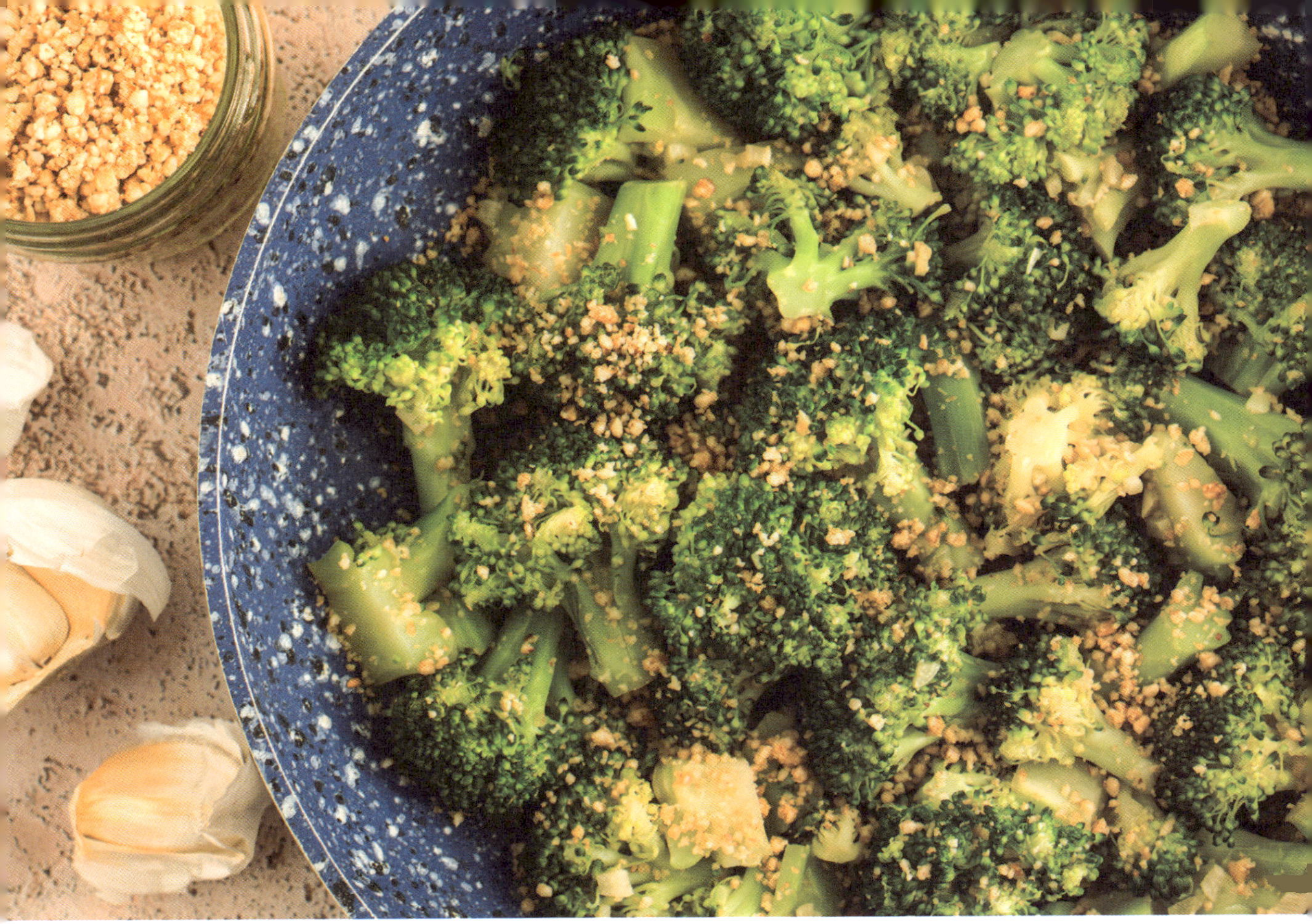

SUGESTÕES DO *CHEF*

Substituições

Use couve-flor no lugar do brócolis.

Em vez de nozes, experimente amêndoas ou castanhas-de-caju para o parmesão.

Use 1 xícara de nozes para substituir as sementes de girassol no parmesão.

Use grânulos de cebola e/ou grânulos de alho no lugar da cebola e do alho em pó (no parmesão), mas saiba que você pode precisar usar um pouco mais dos grânulos para atingir a mesma intensidade de sabor.

Opção sem nozes

Substitua as nozes por 1 xícara cheia de sementes de girassol.

Prepare com antecedência

Faça o parmesão com antecedência e guarde-o na geladeira por até 2 semanas.

Armazenamento

Guarde as sobras na geladeira, em um recipiente hermético, por até 2 semanas ou congele-as no *freezer* por até um mês.

LENTILHAS QUENTES COM ERVAS

As lentilhas oferecem todos os benefícios de outras leguminosas, mas sem a necessidade de imersão prévia. Lentilhas quentes, misturadas com alecrim fresco e alho curativo, proporcionarão sentimentos de bem-estar e conforto quando servidas como um delicioso acompanhamento para uma refeição à base de plantas, como adição saborosa a saladas verdes, como cobertura divertida em pães integrais ou, sozinhas, como um lanche completo.

Rendimento 4 porções **Tempo de preparo** 10 minutos **Tempo de cozimento** 5 minutos

½ xícara de caldo de legumes sem sal ou com baixo teor de sódio
½ xícara de tomates, em cubos
6 dentes de alho, cortados em pedaços finos
2 colheres de chá de alecrim fresco, picado
2 xícaras de lentilhas marrons ou verdes, caseiras ou enlatadas, escorridas e enxaguadas
1½ colheres de sopa de suco de limão espremido na hora
2 colheres de sopa de manjericão fresco picado bem fininho (*chiffonade*)
¼ de colher de chá de sal (opcional)
¼ de colher de chá de pimenta-do-reino moída (opcional)
Flocos de pimenta vermelha amassados a gosto (opcional)

1. Aqueça uma panela grande em fogo médio-alto. Adicione o caldo de legumes, os tomates, o alho e o alecrim. Coloque em fogo baixo, mexendo sempre, até o líquido reduzir bastante – cerca de 3 a 5 minutos.
2. Misture as lentilhas, depois retire a panela do fogo.
3. Adicione o suco de limão e acrescente o manjericão até a mistura ficar macia.
4. Adicione sal, pimenta-do-reino e, se desejar, pimenta vermelha amassada a gosto.
5. Sirva como parte de uma refeição, ou como aperitivo para abrir o apetite servido com pão integral, ou como uma opção de lanche!

SUGESTÕES DO *CHEF*

Substituições

Para os tomates, use qualquer tomate caseiro ou orgânico de sua escolha.

Use tomilho ou orégano frescos no lugar do alecrim fresco.

No lugar do manjericão, use salsa ou cebolinha.

Prepare com antecedência

Cozinhe as lentilhas com antecedência e guarde-as na geladeira, em um recipiente hermético, por até 5 dias (ou no *freezer* por até 30 dias). Comece com aproximadamente 1 xícara de lentilhas secas (mais 3 xícaras de água) que irão render um pouco mais de 2 xícaras quando cozidas.

Armazenamento

Guarde as sobras na geladeira, em um recipiente hermético, por até 5 dias ou no *freezer* por até 30 dias.

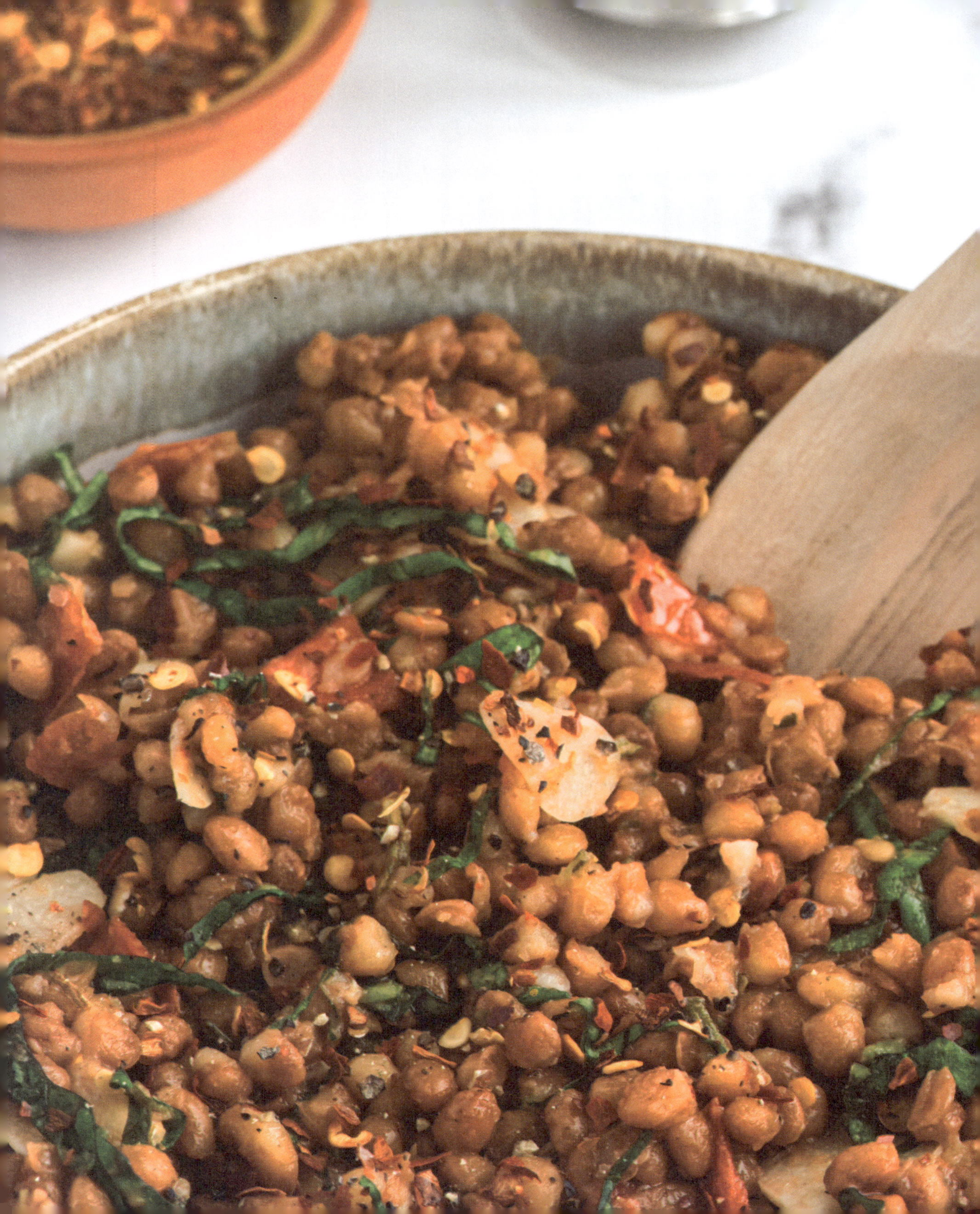

BISCOITOS DE BATATA-DOCE SUBLIMES

Prepare-se para esses biscoitos sem manteiga e sem óleo que são perfeitamente crocantes por fora e úmidos por dentro. Esses biscoitos são feitos com ingredientes vegetais saudáveis como batata-doce, iogurte vegetal e farinha de aveia. Sirva-os no seu próximo jantar de final de ano com um pouco de *maple syrup* ou pasta de tâmaras e, acredite, seus convidados vão ficar impressionados. Dica: faça um bom número deles!

Rendimento 6 porções **Tempo de preparo** 10 minutos **Tempo de cozimento** 18 minutos

Ingredientes líquidos

⅓ de xícara de leite vegetal puro, sem açúcar
1 colher de sopa de vinagre de maçã
¾ de xícara de batata-doce cozida e amassada, sem casca
¼ de xícara de iogurte natural, sem açúcar, integral, de amêndoa ou caju
3 colheres de sopa de *maple syrup* puro

Ingredientes secos

1 xícara de farinha de aveia
¼ de xícara de farinha de amêndoa
2 colheres de chá de fermento em pó
½ colher de chá de bicarbonato de sódio
½ colher de chá de sal

1. Pré-aqueça o forno a 230 °C e forre uma assadeira com papel-manteiga.
2. Em uma tigela pequena, misture o leite e o vinagre de maçã e reserve.
3. Em uma tigela média, misture a batata-doce, o iogurte e 1 colher de sopa de *maple syrup* ou pasta de tâmaras (guarde para mais tarde as 2 colheres de sopa restantes). Misture bem e reserve.
4. Em uma tigela grande, misture todos os ingredientes secos e, em seguida, forme um buraco no centro.
5. Adicione lentamente o leite vegetal ao centro e, em seguida, misture com os ingredientes secos. Deve ficar um pouco irregular.
6. Acrescente a mistura de batata-doce e mexa para incorporar todos os ingredientes. Se você não quiser que a massa fique muito lisa – misture até ficar um pouco irregular. Deve ser uma mistura úmida, mas não aquosa.
7. Despeje colheres de sopa cheias de massa na assadeira. A massa ficará áspera e grossa nas bordas, mas não se preocupe em transformá-la em bola ou achatá-la como um biscoito. Os biscoitos não crescerão muito, por isso não há nenhum problema em deixar pouco espaço entre um biscoito e outro. Você deve ter aproximadamente 18 biscoitos pequenos.
8. Asse-os por 18 minutos ou até que as bordas fiquem douradas e crocantes. Pincele as partes de cima com o *maple syrup* restante ou a pasta de tâmaras.

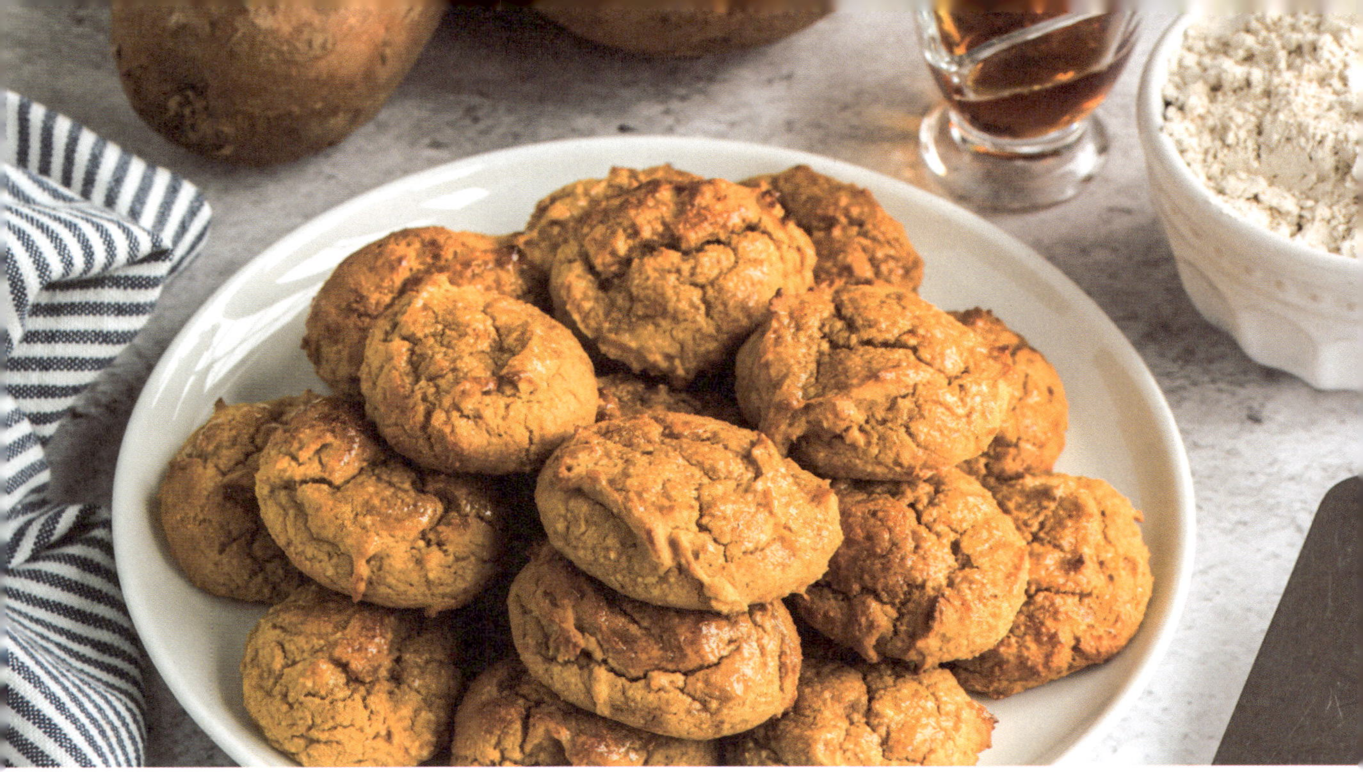

SUGESTÕES DO *CHEF*

Substituições

Use farinha de trigo integral orgânica no lugar da farinha de aveia.

Adoçante natural

Use pasta de tâmaras no lugar do *maple syrup*.

Prepare com antecedência

Prepare as batatas-doces com antecedência, cozinhando-as e depois armazenando-as na geladeira, em um recipiente hermético, por até 4 dias.

Diferentes métodos para cozinhar batatas-doces

Ferver: Descasque as batatas-doces e corte-as em cubos de 2,5 cm. Em uma panela, cubra-as completamente com água. Aqueça em fogo médio-alto até ferver e deixe cozinhar por 10 a 12 minutos ou até ficarem macias. Escorra e deixe esfriar antes de amassar com um garfo ou espremedor de batatas.

Assar: Pré-aqueça o forno a 220 °C e forre uma assadeira com papel-manteiga. Descasque as batatas-doces e corte em cubos de 2,5 cm. Espalhe-as de modo uniforme na assadeira. Asse por 30 minutos ou até ficarem macias.

Cozinhar no vapor: Descasque as batatas-doces e corte em cubos de 2,5 cm. Encha uma panela de água até o nível logo abaixo da cesta de cozimento a vapor e deixe ferver. Adicione a cesta de cozimento a vapor com as batatas-doces. Mantenha uma fervura constante e cozinhe no vapor por cerca de 15 minutos ou até as batatas ficarem macias.

Armazenamento

Guarde as sobras na geladeira, em um recipiente hermético, por até 7 dias. Reaqueça os biscoitos no forno entre 220 °C e 230 °C por 5 a 10 minutos.

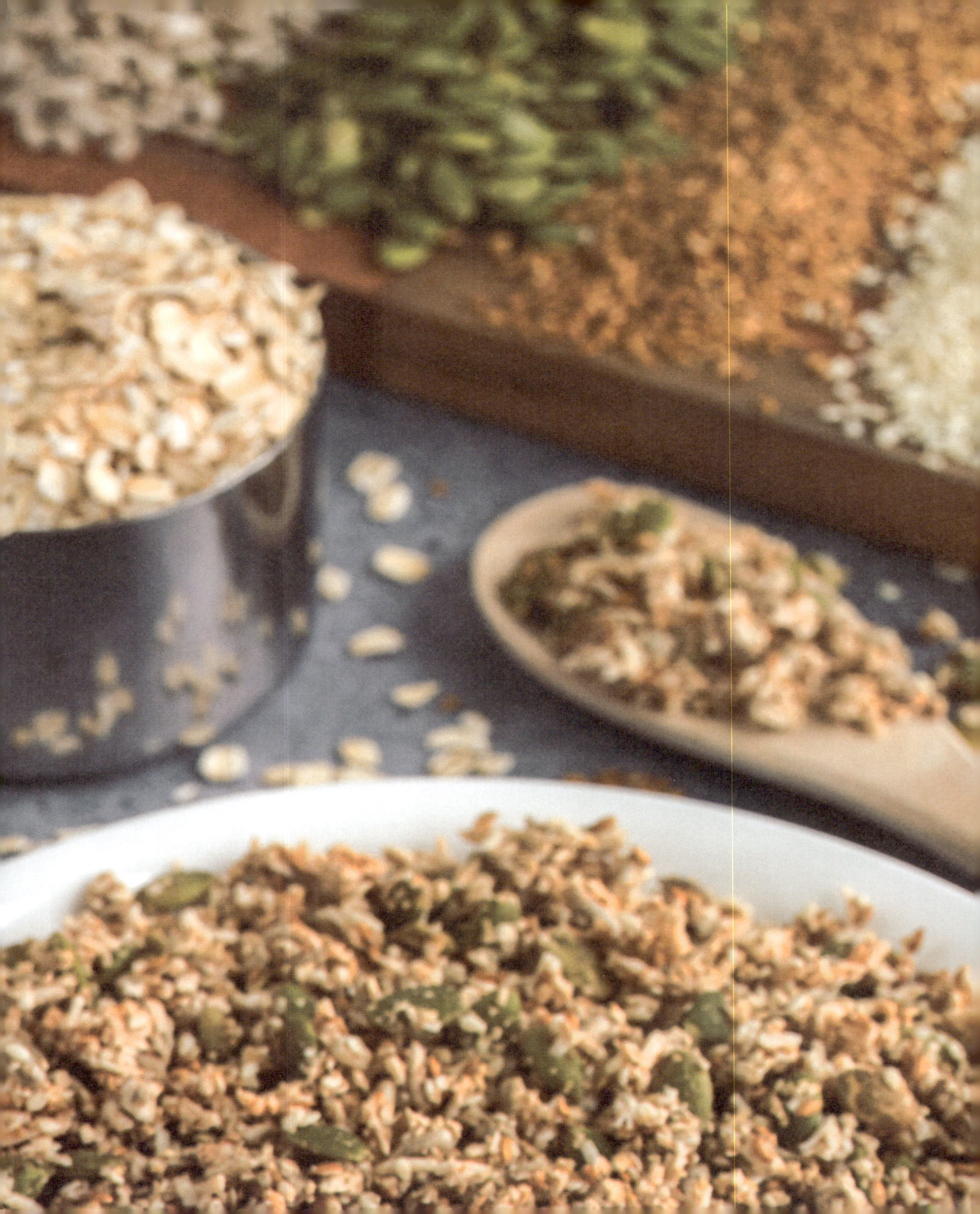

LANCHES QUE SÃO UMA DELÍCIA

MUFFINS DE *MATCHA* ILUMINADORES

Amplie sua consciência, melhore seu foco e receba uma dose suave de energia com esses deliciosos *muffins*, e cheios de antioxidantes, de *matcha*. Faça-os no início da semana e aproveite-os durante a semana inteira como forma de começar suas manhãs ou energizar suas tardes. Tenha em mente que se você é sensível à cafeína, essas saborosas guloseimas têm uma pequena dose de cafeína. Em cada *muffin* há cerca de ⅙ de colher de chá de *matcha*, o que corresponde aproximadamente a 10 miligramas de cafeína. Não é muito, mas planeje de acordo!

Rendimento 8 porções **Tempo de preparação** 15 minutos **Tempo de cozimento** 20 minutos

Substituto de ovo de chia

1 colher de sopa de sementes de chia

Ingredientes secos

1 xícara de farinha de aveia
1 xícara de aveia em flocos
2 colheres de sopa de farinha de linhaça moída
⅓ de xícara de açúcar de coco
2 colheres de chá de fermento em pó
¼ de colher de chá de sal (opcional)
2 colheres de chá de pó de *matcha* sem açúcar

Ingredientes líquidos

1 xícara de leite vegetal puro, sem açúcar
¼ de colher de chá de baunilha pura ou extrato de amêndoa
⅓ de xícara de banana madura, amassada
2 colheres de sopa de *tahine*

Cobertura

¼ de xícara de amêndoas, lascadas

1. Pré-aqueça o forno a 190 °C e forre os tabuleiros de *muffin* com forminhas de papel ou usando uma fôrma de silicone para *muffins*.
2. Em uma tigela pequena, misture as sementes de chia e 3 colheres de sopa de água. Reserve.
3. Em uma tigela grande, adicione os ingredientes secos e misture bem.
4. Em uma tigela média, adicione os ingredientes molhados e misture até que todos sejam incorporados.
5. Despeje os ingredientes líquidos sobre os secos e misture bem.
6. Adicione o ovo de chia.
7. Transfira a massa para as fôrmas de *muffin*, enchendo cerca de ¾ de cada uma delas. Polvilhe, se desejar, o topo de cada *muffin* com amêndoas lascadas.
8. Asse por 20 minutos ou até dourar.

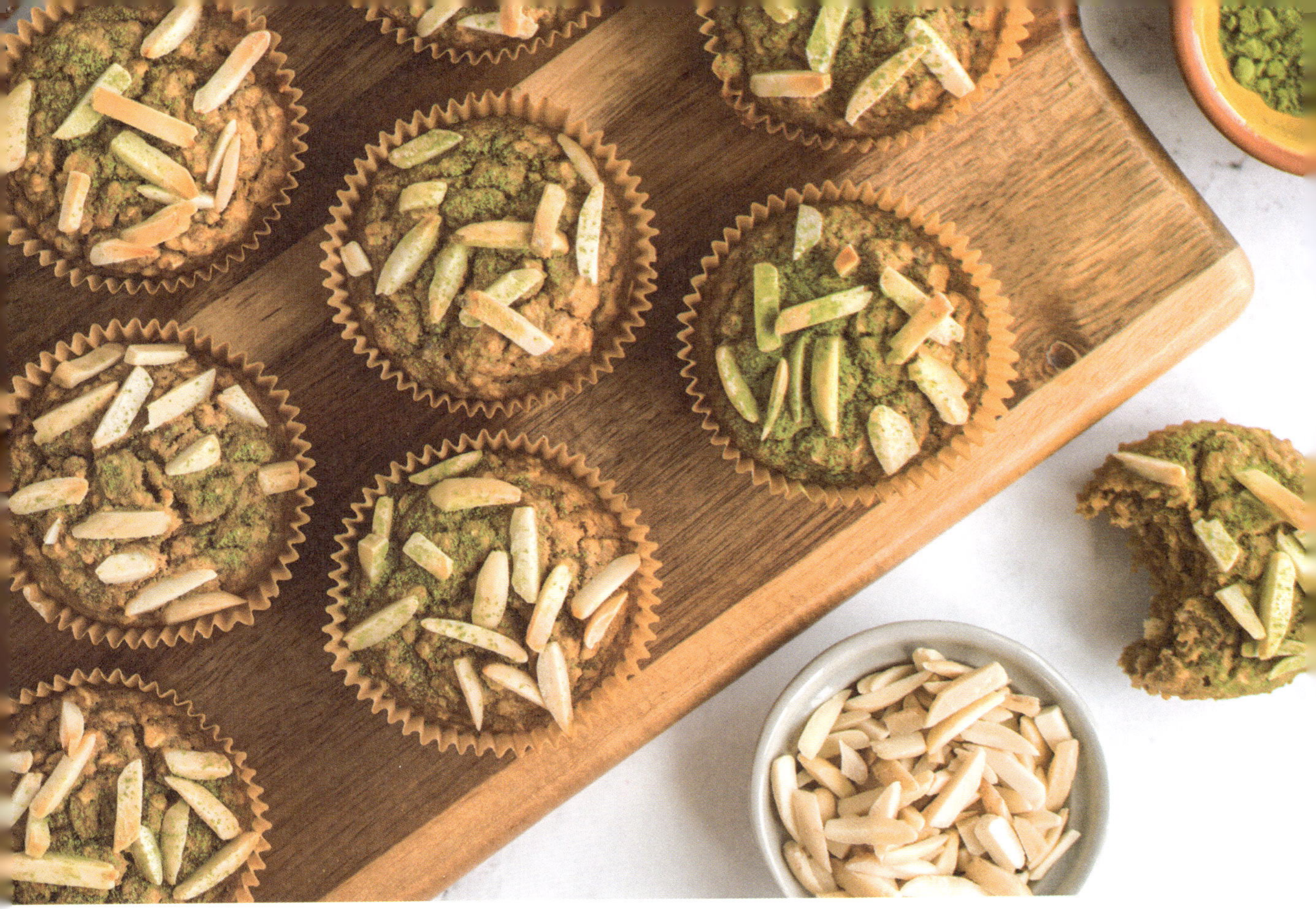

SUGESTÕES DO *CHEF*

Substituições

Em vez de farinha de aveia, use farinha de trigo integral.

Substitua ¼ da farinha de aveia por farinha de *teff*.

Use ⅓ de xícara de purê de maçã no lugar da banana.

Substitua o *tahine* por manteiga de amêndoas.

Adoçante natural

Substitua o açúcar de coco por pasta de tâmara, mas adicione-a aos ingredientes molhados. Você precisará apenas de ¾ de xícara de leite vegetal em vez de 1 xícara quando substituir o açúcar de coco por pasta de tâmara.

Opção sem amêndoas

No lugar das amêndoas, adicione sementes de girassol, sementes de linhaça ou outra cobertura de sua preferência.

Armazenamento

Guarde os *muffins* na geladeira, em um recipiente hermético, por até 5 dias ou no *freezer* por até 30 dias.

CHIPS DE COUVE COM LIMÃO E PIMENTA PICANTE

Este é um lanche que vale cada mordida! *Chips* de couve oferecem uma leve crocância, sabor picante e saboroso, muita fibra e fitonutrientes em abundância. Talvez você se espante ao ver como as folhas de couve cruas, que antes tomavam conta de toda a assadeira, se transformam no que parece ser apenas um punhado de *chips* de couve crocantes depois de assados! Se estiver fazendo essa receita para mais de duas pessoas ou quiser uma quantidade maior para lanchar mais tarde, considere dobrá-la. Você precisará de quatro assadeiras ou fazer duas fornadas, case opte por usar as mesmas duas assadeiras.

Rendimento 2 porções **Tempo de preparo** 5 minutos **Tempo de cozimento** 25 minutos

1 colher de sopa de *tahine*
1 colher de sopa de suco de limão fresco
1 colher de chá de pimenta em pó
1 colher de chá de alho em pó
4 xícaras de couve-crespa ou toscana, sem caule, com as folhas cortadas em pedaços
1 a 2 pitadas de sal (opcional)

1. Pré-aqueça o forno a 120 °C e forre duas assadeiras com papel-manteiga.
2. Em uma tigela grande, adicione o *tahine*, o suco de limão, a pimenta em pó e o alho em pó. Misture bem.
3. Adicione a couve e a massageie levemente na mistura de limão com especiarias. Como o ideal é que as folhas fiquem apenas ligeiramente murchas, massagear por 15 a 30 segundos será suficiente.
4. Coloque a couve nas assadeiras preparadas em uma única camada. Os pedaços que ficarem sobrepostos não secarão. Se desejar, polvilhe 2 pitadas de sal na couve.
5. Asse por 20 a 25 minutos ou até que a couve esteja seca e crocante. Sirva de imediato ou deixe esfriar por completo antes de armazenar.

SUGESTÕES DO *CHEF*

Substituições

No lugar da couve, use outra folha verde resistente, como mostarda, alface ou acelga suíça.

Em vez de suco de limão, use vinagre de maçã ou vinagre balsâmico.

No lugar do alho em pó, use cebola em pó.

Armazenamento

Guarde os *chips* de couve em um recipiente com a tampa ligeiramente aberta por até 3 dias.

Observe que os *chips* de couve que sobrarem não ficarão tão crocantes, por isso é melhor comê-los assim que saírem do forno!

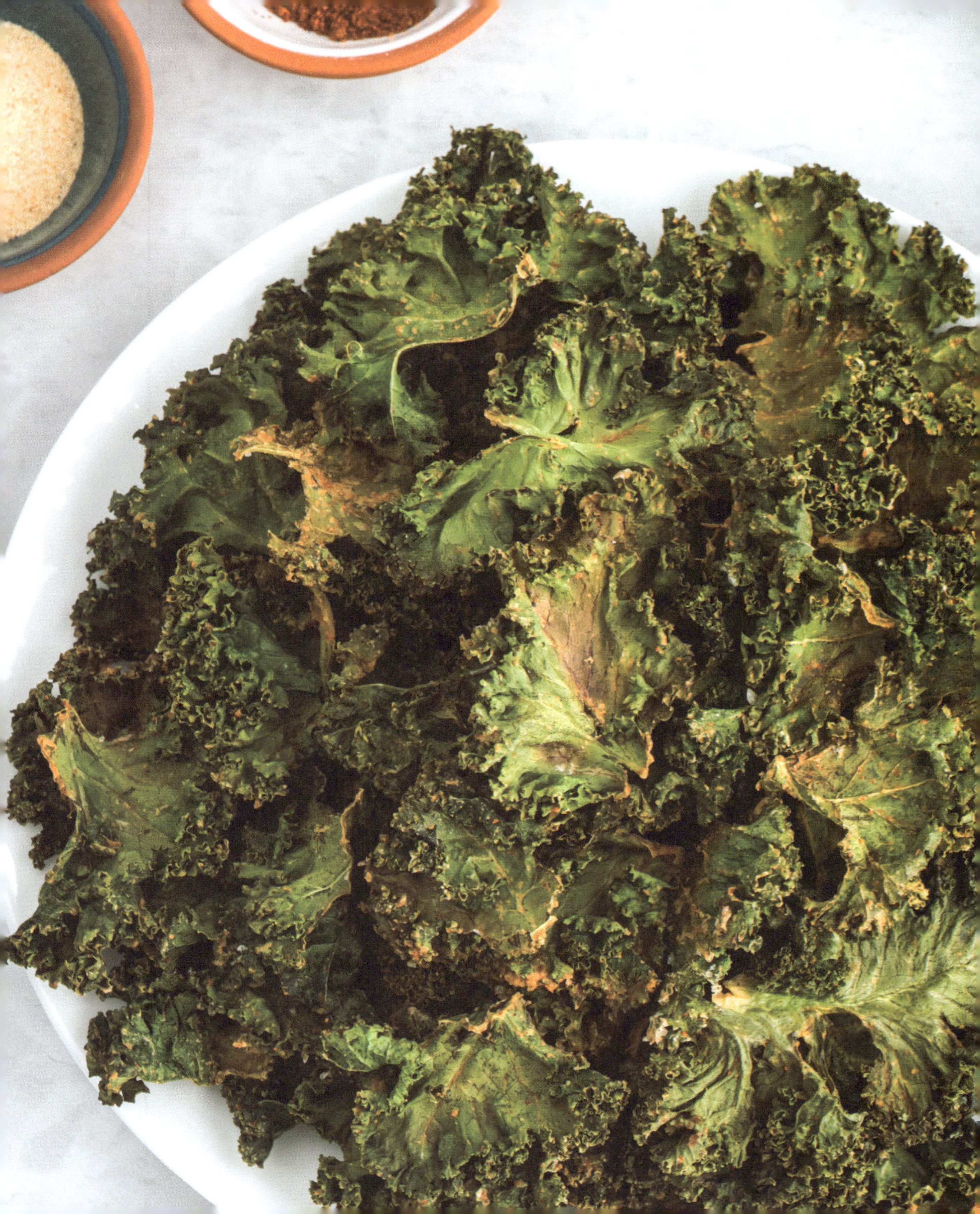

GRÃO-DE-BICO CROCANTE COM CEBOLA E MISSÔ

Uma combinação de grânulos de cebola, missô orgânico e *tamari* com sódio reduzido dá a esses grãos-de-bico um belo sabor temperado, enquanto assá-los até ficarem crocantes traz aquele agradável ruído na mastigação do lanche. Além disso, os grãos-de-bico ricos em fibras e proteínas podem ajudar a nos manter satisfeitos e com boa energia durante todo o dia!

Rendimento 2 porções **Tempo de preparo** 5 minutos **Tempo de cozimento** 40 minutos

1 colher de chá de missô branco suave ou de grão-de-bico
1 colher de sopa de *tamari* ou *shoyu* de coco com baixo teor de sódio
½ colher de chá de grânulos de cebola ou cebola em pó
2 xícaras de grão-de-bico caseiro ou enlatado, lavado, escorrido e seco

1. Pré-aqueça o forno a 200 °C e forre uma assadeira com papel-manteiga.
2. Bata o missô, o *tamari* e os grânulos de cebola em uma tigela média até que o missô esteja dissolvido.
3. Adicione o grão-de-bico e mexa até ele ficar coberto com a mistura de missô.
4. Espalhe de maneira uniforme o grão-de-bico na assadeira e asse por 40 minutos, mexendo na metade do tempo.
5. Deixe esfriar por 5 a 10 minutos (o grão-de-bico ficará mais crocante à medida que esfriar!).

SUGESTÕES DO *CHEF*

Substituições

Em vez de grão-de-bico, use outro feijão-branco de sua preferência.

Substitua a cebola em pó por alho em pó.

Prepare com antecedência

Prepare o grão-de-bico caseiro com antecedência e guarde-o na geladeira, em um recipiente hermético, por até 3 dias (ou no *freezer* por até 30 dias). Torne a aquecê-lo a 200 °C por 10 a 15 minutos antes de usá-lo.

Armazenamento

Guarde o grão-de-bico restante em um recipiente hermético, em temperatura ambiente, por até 2 dias. Para deixá-lo crocante, procure reaquecê-lo entre 190 °C e 200 °C por 5 a 10 minutos.

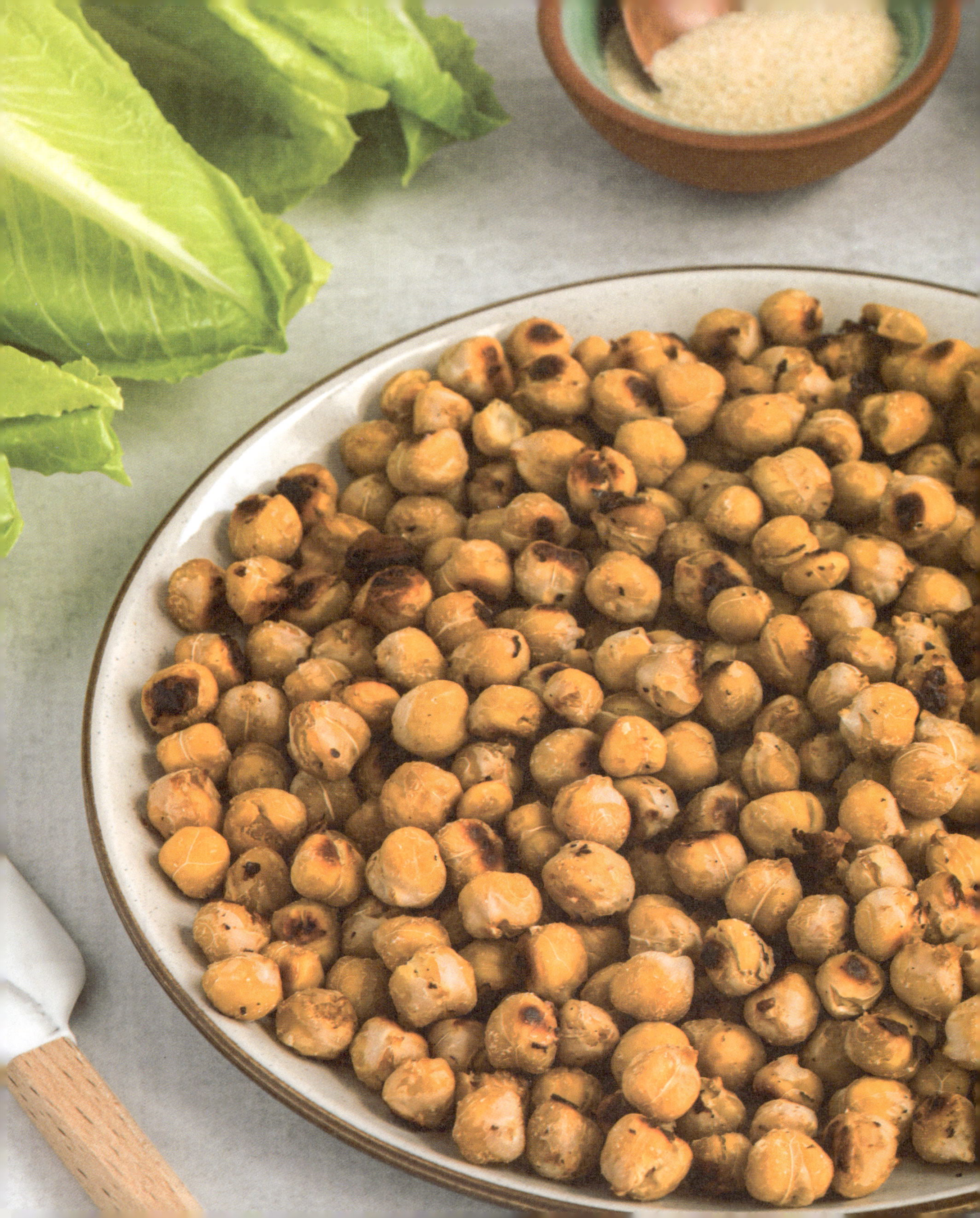

PECÃS COM TEMPEROS DOCES E SALGADOS

Essa deliciosa opção de lanche vem com um aviso: seu sabor doce e salgado, além da textura perfeitamente crocante, fará você querer sempre mais! As nozes-pecãs se encaixam na categoria de superalimentos por sua proteína vegetal, gordura saudável e abundância de fitonutrientes, o que as transforma em um lanche ideal, prático e nutritivo. As nozes-pecãs temperadas, doces e salgadas, também adicionam o sabor e a textura mais incríveis a saladas e tigelas de grãos. Também podemos usá-las como cobertura em batatas-doces e pratos com vegetais cozidos.

Rendimento 8 porções **Tempo de preparo** 5 minutos **Tempo de cozimento** 15 minutos

2 xícaras de nozes-pecãs cruas e cortadas ao meio
3 colheres de sopa de *maple syrup* puro
1 colher de chá de extrato de baunilha
1 colher de chá de canela em pó
1 pitada de noz-moscada em pó
¼ de colher de chá de sal (opcional)

1. Pré-aqueça o forno a 180 °C.
2. Adicione todos os ingredientes, exceto as nozes-pecãs, a uma tigela média. Misture bem.
3. Adicione as nozes-pecãs à tigela e misture bem.
4. Em uma assadeira forrada com papel-manteiga, espalhe de maneira uniforme as nozes-pecãs.
5. Se desejar, polvilhe apenas uma pitada de sal sobre as nozes-pecãs. Neste ponto podemos adicionar um pouco mais de *maple syrup*, canela ou especiarias se tivermos uma preferência por este ou aquele sabor.
6. Asse por 15 minutos, virando as nozes-pecãs na metade do tempo para garantir um cozimento uniforme.
7. Retire a assadeira do forno e deixe que as nozes-pecãs esfriem. Elas ficarão mais crocantes à medida que esfriarem.

SUGESTÕES DO *CHEF*

Substituições

Amêndoas, castanhas, pistaches ou alguma combinação dessas três oleaginosas ficaria uma delícia!

Adoçante natural

Use suco de laranja no lugar do *maple syrup*, mas tenha em mente que o resultado final pode ser menos crocante.

Deixe picante

Antes de assar, polvilhe uma pitada de pimenta-caiena em cima das nozes-pecãs.

Armazenamento

Armazene as nozes-pecãs em um recipiente hermético, em temperatura ambiente, por até 2 semanas, na geladeira por até um mês ou no *freezer* por até 3 meses.

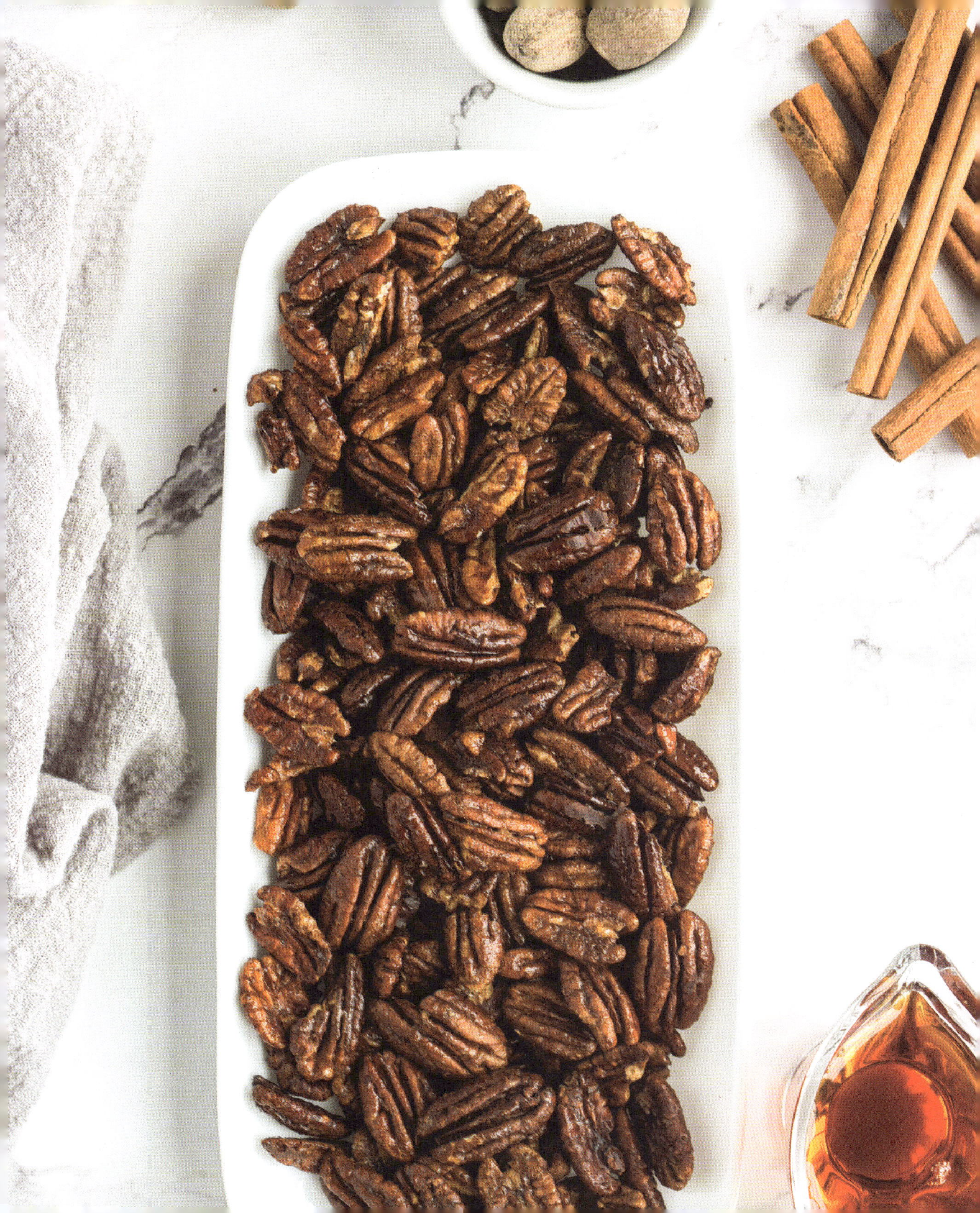

GRANOLA "SEMENTUDA"

Uma versão da granola tradicional sem oleaginosas, mas igualmente saborosa, crocante e nutritiva! Esta granola é deliciosa sozinha, servida como lanche, ou podemos apreciá-la como cereal acompanhando leite vegetal ou cobrindo iogurte vegetal para aquela mastigação crocante. As sementes enquanto superalimentos estão repletas de zinco, magnésio e ferro.

Rendimento 4 porções **Tempo de preparo** 5 minutos **Tempo de cozimento** 20 minutos

- ½ xícara de sementes de abóbora cruas e sem sal
- ½ xícara de sementes de girassol cruas e sem sal
- ½ xícara de linhaça marrom ou dourada
- ¼ de xícara de sementes de gergelim descascadas
- 1 xícara de coco ralado sem açúcar
- 1 xícara de aveia crua em flocos
- ¼ de xícara de *maple syrup* puro
- 1½ colheres de chá de extrato de baunilha puro
- 1 colher de chá de canela em pó
- 2 pitadas de sal (opcional)

1. Pré-aqueça o forno a 160 °C.
2. Adicione todas as sementes e o coco ralado em uma tigela grande. Misture bem.
3. Adicione a aveia a um processador de alimentos e bata até obter uma consistência de farinha. Misture a aveia na tigela grande com o mix de sementes.
4. Acrescente o *maple syrup*, o extrato de baunilha, a canela em pó e o sal (opcional). Misture bem até que os ingredientes secos fiquem umedecidos.
5. Espalhe a mistura de modo uniforme em uma assadeira forrada com papel-manteiga.
6. Asse por 20 minutos ou até dourar, mexendo na metade do tempo. Deixe esfriar por 10 minutos antes de saborear. O prato ficará mais crocante à medida que esfriar.

SUGESTÕES DO *CHEF*

Substituições

Use quaisquer sementes de que você goste! Se houver uma semente específica de que não goste ou não consiga encontrar, pule e adicione uma quantidade maior da sua favorita.

Adoçante natural

Você pode usar pasta de tâmaras no lugar do *maple syrup*. O resultado final, no entanto, pode não ser tão crocante e talvez seja preciso diluir a pasta de tâmaras com água até obter uma consistência de xarope para que ela grude em toda a mistura de sementes.

Dicas de cozimento

As temperaturas do forno podem variar. Verifique a granola na metade do tempo, enquanto estiver mexendo, para determinar com que rapidez ela está cozinhando. Como pode queimar, fique de olho!

Armazenamento

Depois que a granola estiver completamente fria, guarde-a em um recipiente hermético, em temperatura ambiente, por até 10 dias ou leve à geladeira por até um mês. Tenha em mente que, se você usar pasta de tâmaras como adoçante, ela só vai durar na geladeira no máximo uma semana.

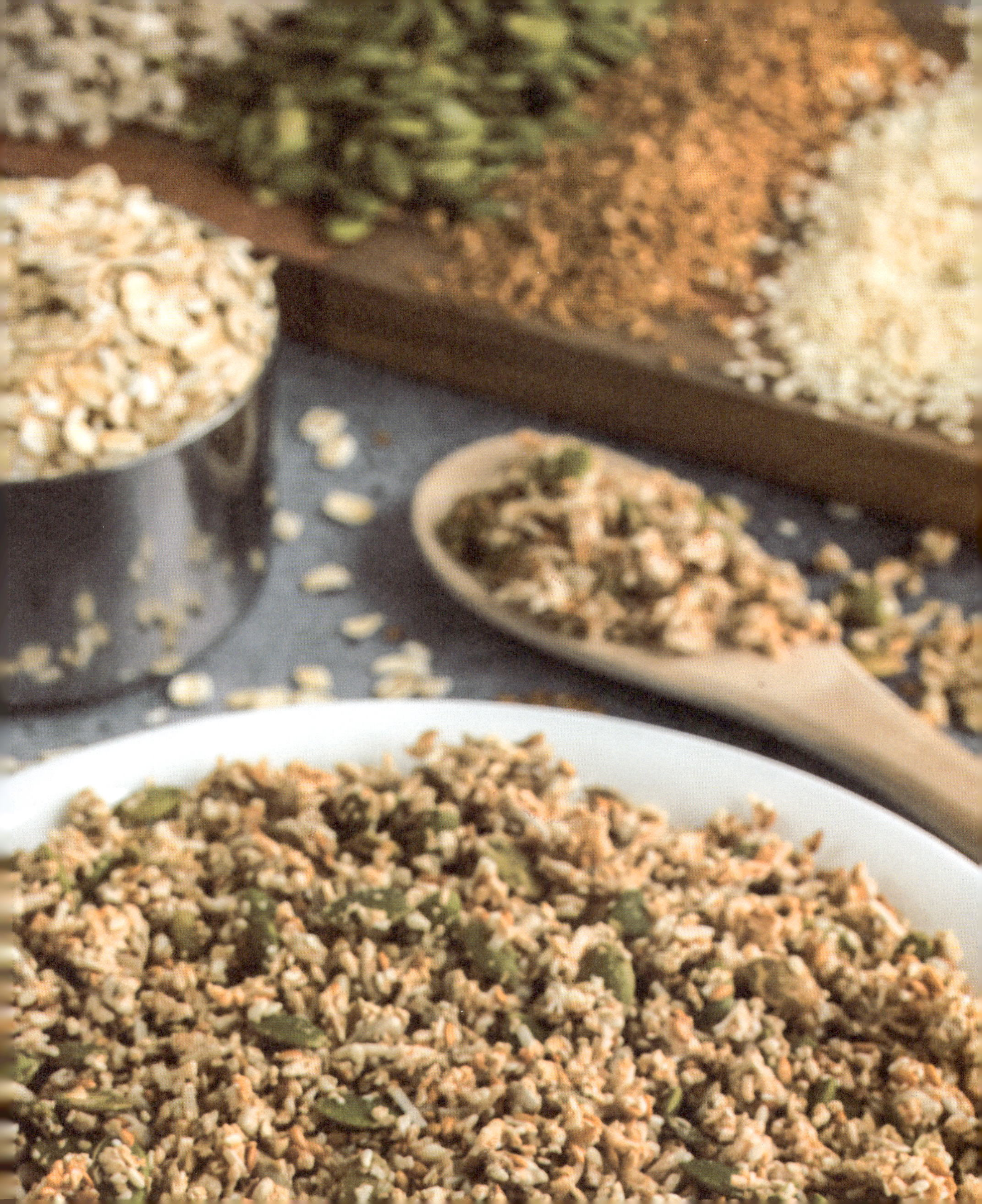

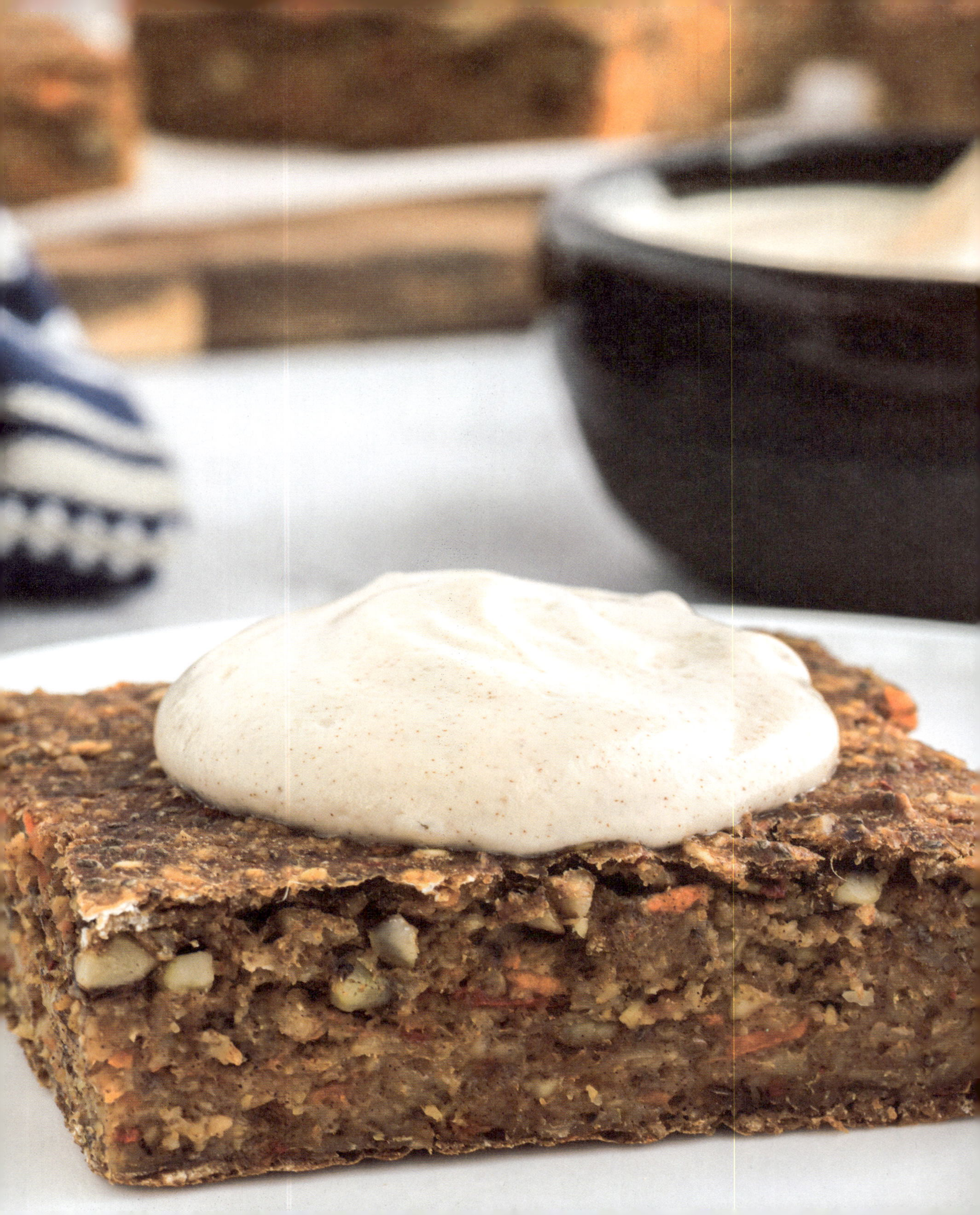

SOBREMESAS DIVINAS

SORVETE DE CHÁ VERDE E PISTACHE

Com os muitos antioxidantes do chá verde, as fibras prebióticas da banana e as proteínas vegetais dos pistaches, esse é um sorvete que fará com que você se sinta bem ao experimentar cada refrescante variação de sabor. O leite de coco oferece uma cremosidade extra; mas, se não quiser usá-lo, pode ficar tranquilo que ainda assim o sorvete ficará bastante cremoso (graças à banana). Coloque algumas frutinhas silvestres e frescas por cima para desfrutar as virtudes de mais um superalimento!

Rendimento 2 porções **Tempo de preparo** 5 minutos **Tempo de cozimento** nenhum

- 2 bananas pequenas maduras
- ½ xícara de leite de coco (opcional)
- 2 colheres de chá de pó de *matcha* sem açúcar
- ¼ de xícara de pistache, descascado e picado

1. Adicione as bananas, o leite de coco (se for usar, veja as Sugestões do *Chef*) e o pó de *matcha* a um liquidificador ou processador de alimentos. Bata até ficar uniforme e cremoso.
2. Transfira para um recipiente próprio para congelar. Misture os pistaches.
3. Congele por 1 a 2 horas, mexendo a cada 20 minutos durante a primeira hora.
4. Para servir, deixe o sorvete descansar em temperatura ambiente até ele ficar mole o bastante para ser dividido em tigelas. Se quiser, cubra com mais pistaches.

SUGESTÕES DO *CHEF*

Substituições

Se você é sensível à cafeína, substitua o pó de *matcha* pelo pó de moringa ou de açaí.

Versão sem gordura saturada

Se estiver controlando seus níveis de colesterol, opte por não utilizar o leite de coco.

Armazenamento

Guarde no congelador, em um recipiente hermético, por até 2 semanas.

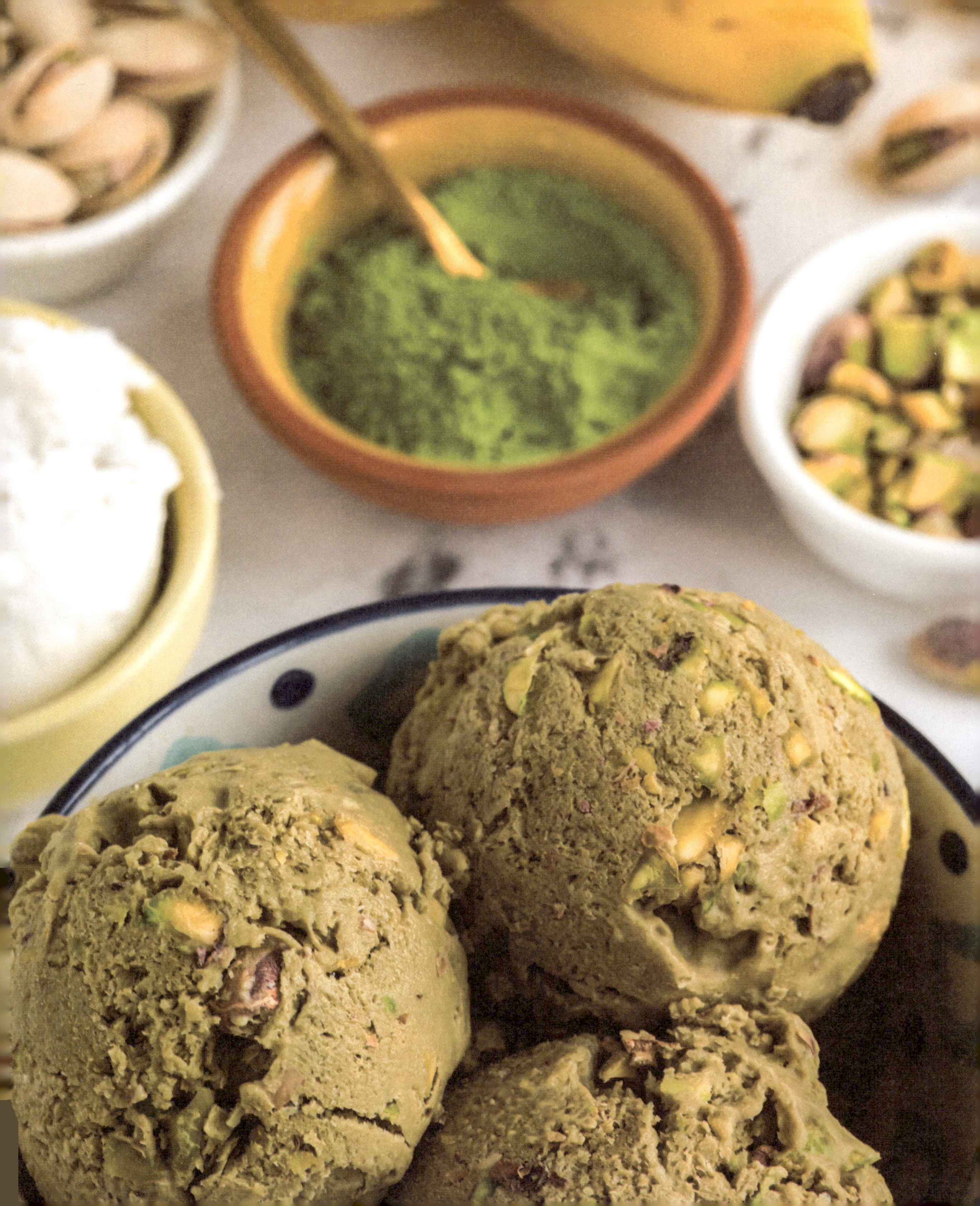

BARRINHAS DE LIMÃO E MIRTILO

Essas barrinhas podem parecer inofensivas na primeira mordida, mas o que você está experimentando é o poder dos alimentos à base de vegetais e sua decadência saudável! São guloseimas levemente doces, com um pouco de acidez, e incluem todos os elementos para deixar sua cozinha com um cheiro incrível e o corpo se sentindo fabuloso. E não servem apenas para sobremesa – você também pode desfrutá-las no café da manhã ou como lanche no meio da tarde.

Rendimento 6 porções **Tempo de preparo** 15 minutos **Tempo de cozimento** 40 minutos

Recheio

3 xícaras de mirtilos frescos ou congelados
¼ de xícara de *maple syrup* puro
2 colheres de sopa de sementes de chia
½ xícara de suco de limão espremido na hora
2 colheres de sopa de raspas de limão
2 colheres de sopa de pó de araruta ou amido de milho

Massa

1 xícara de aveia em flocos
2 colheres de sopa de sementes de cânhamo descascadas
1 xícara de farinha de amêndoa
1 xícara de farinha de aveia
1 colher de chá de fermento em pó
2 pitadas de sal (opcional)
⅓ de xícara de banana madura amassada
¼ de xícara de *maple syrup* puro
¼ de xícara de leite vegetal sem açúcar
1 colher de chá de extrato de baunilha puro

1. Pré-aqueça o forno a 190 °C. Forre uma forma de pão ou uma assadeira quadrada de 20 cm de lado com papel-manteiga.
2. Faça o recheio: coloque os mirtilos, o *maple syrup*, as sementes de chia, o suco de limão e as raspas de limão em uma panela pequena. Cozinhe em fogo médio, por 6 a 8 minutos, mexendo de vez em quando até que o recheio esteja borbulhante e com a textura de uma geleia de mirtilo a ponto de derramar. (Opcional: amasse metade dos mirtilos com uma espátula ou deixe-os inteiros se você gosta de mais textura.)
3. Faça a pasta de araruta combinando o pó de araruta com 2 colheres de sopa de água em uma tigela pequena. Misture até que a araruta esteja dissolvida.
4. Misture a pasta de araruta com os mirtilos até a mistura engrossar (cerca de um minuto). Retire do fogo e reserve.
5. Em uma tigela grande, adicione a aveia, as sementes de cânhamo, a farinha de amêndoa, a farinha de aveia, o fermento em pó e o sal. Misture bem.
6. Em uma tigela pequena, adicione a banana amassada, o *maple syrup*, leite e baunilha. Misture bem.

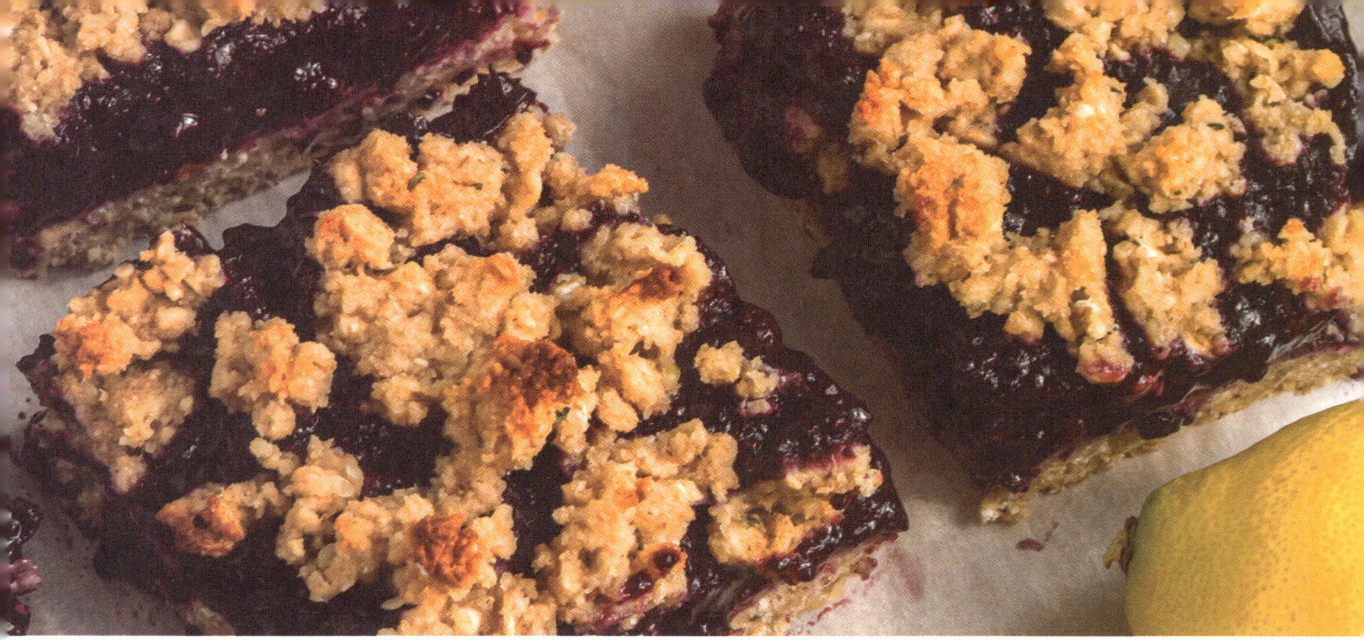

7. Acrescente a mistura de banana aos ingredientes secos. Misture bem para formar uma massa.
8. Espalhe ⅔ da massa na assadeira forrada com papel-manteiga.
9. Com uma espátula, espalhe o recheio, de maneira uniforme, sobre a massa.
10. Esfarele o restante ⅓ da massa sobre o recheio (como estará úmido, o restante da massa pode não exatamente "esfarelar" por cima. Basicamente, colocaremos os pedaços da massa por cima, o que talvez não cubra o prato inteiro. Mas não tem problema!)
11. Asse por 30 minutos ou até que o topo da massa fique dourado. Deixe a massa descansar por 10 minutos.
12. Depois de esfriar, remova os grãos e sementes assados puxando o papel-manteiga para fora da assadeira e transferindo-o para uma tábua de corte. Corte em barras de 5 x 5 centímetros.

SUGESTÕES DO *CHEF*

Substituições

Use outra fruta silvestre de sua preferência no lugar de mirtilos.

Use outras frutas de sua escolha, como maçãs ou peras cortadas em cubos, no lugar de mirtilos.

Adoçante natural

Use pasta de tâmaras em vez de *maple syrup*.

Frutas silvestres

Mirtilos silvestres orgânicos congelados são pequenos e têm um teor de água maior do que frutas frescas, o que torna as barras mais pegajosas. A consistência final do seu recheio pode depender do tipo de frutas que você usar.

Prepare com antecedência

Faça o recheio com antecedência e guarde-o na geladeira, em um recipiente hermético, por até 2 dias.

Armazenamento

Guarde as sobras na geladeira, em um recipiente hermético, por até 5 dias ou as congele no *freezer* por até 30 dias.

CROCANTE DE MORANGO E RUIBARBO PERFEITO PARA O VERÃO

Se você é fã de torta de morango e ruibarbo, vai adorar essa torta crocante e fácil de preparar. Morangos e ruibarbo adquirem sua linda cor vermelha a partir de compostos chamados antocianinas, que comprovadamente cultivam um intestino saudável, baixam a pressão arterial, diminuem o colesterol e reduzem o risco de certos tipos de câncer. A cobertura crocante é repleta das fibras e das proteínas vegetais da aveia e das amêndoas. Que tal uma salva de palmas para os alimentos à base de vegetais que além de muita nutrição também oferecem uma sobremesa deliciosa?

Rendimento 6 porções **Tempo de preparo** 15 minutos **Tempo de cozimento** 30 minutos

Frutas

4 xícaras de morangos, sem talo e cortados em quatro partes
4 xícaras de ruibarbo, cortados em pedaços de 1,25 cm
⅓ de xícara de *maple syrup* puro
½ xícara de pó de araruta ou amido de milho
2 colheres de sopa de suco de limão espremido na hora
⅛ de colher de chá de sal (opcional)

Cobertura

1 xícara de aveia em flocos
1 xícara de farinha de amêndoa
1 xícara de farinha de aveia
1 colher de chá de fermento em pó
2 pitadas de sal (opcional)
⅓ de xícara de banana amassada
¼ de xícara de *maple syrup* puro
¼ de xícara de leite vegetal sem açúcar
1 colher de chá de extrato de baunilha puro

1. Pré-aqueça o forno a 180 °C e forre uma assadeira com papel-manteiga.
2. Em uma tigela grande, misture os morangos, o ruibarbo, o *maple syrup*, o pó de araruta, o suco de limão e o sal (opcional). Espalhe as frutas de maneira uniforme na assadeira forrada com papel-manteiga. Reserve.
3. Faça a cobertura: na mesma tigela grande que usou para as frutas, adicione a aveia, a farinha de amêndoa, a farinha de aveia, o fermento em pó e o sal (opcional). Misture bem.
4. Em uma tigela pequena, adicione a banana amassada, o *maple syrup*, o leite vegetal e a baunilha. Misture bem.
5. Acrescente a mistura de banana molhada aos ingredientes secos. Misture bem para formar uma massa.
6. Esfarele a massa sobre a mistura de morango. (Como ficará úmido, o farelo pode não chegar exatamente a "esfarelar" por cima. Basicamente, você colocará pedaços do farelo por cima e pode ser que ele não cubra a assadeira inteira. Não tem problema!)
7. Asse por 30 minutos ou até que o topo fique dourado.

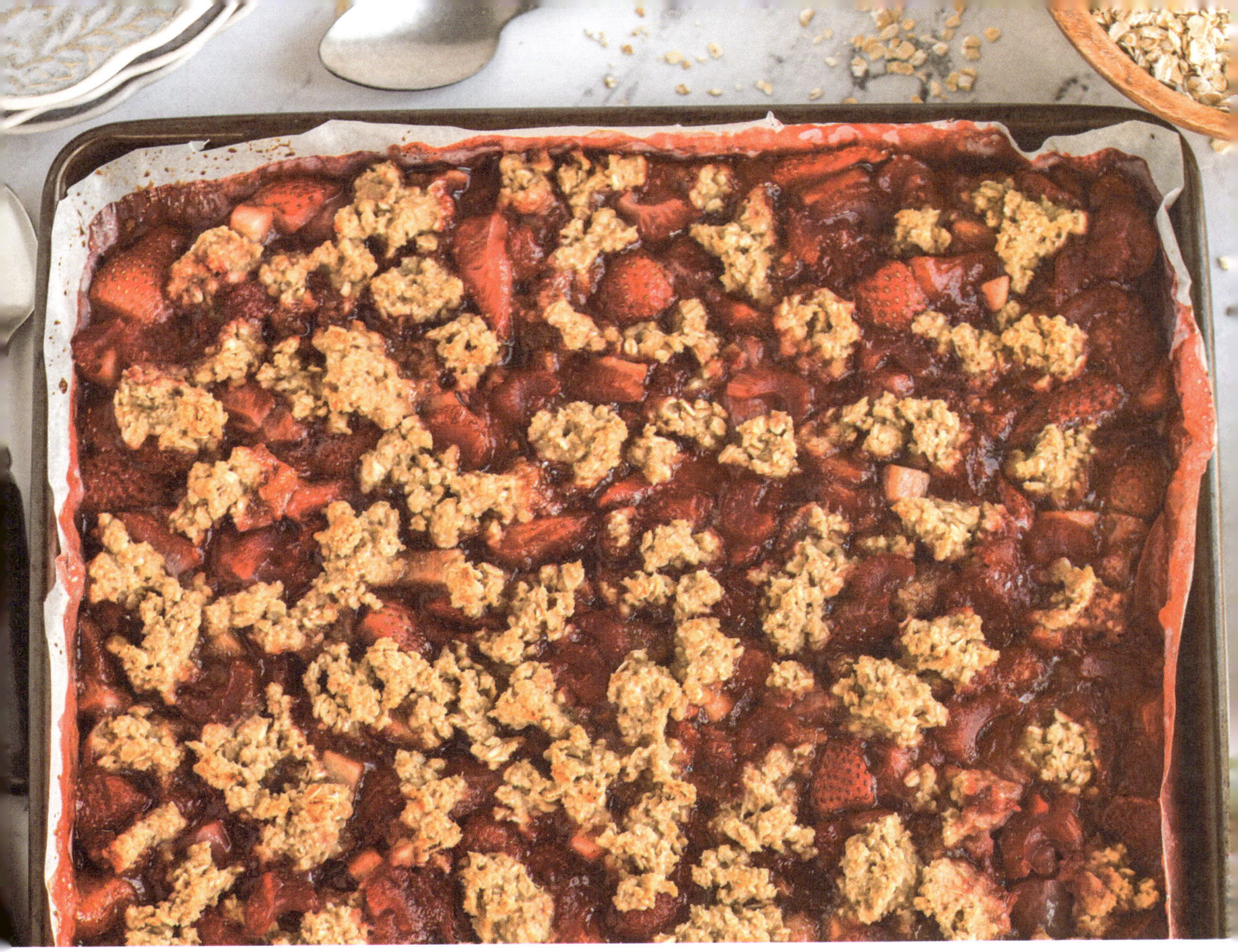

SUGESTÕES DO *CHEF*

Substituições

Substitua os morangos e o ruibarbo por duas frutas quaisquer (ou uma única fruta) da estação que você tenha em casa.

Substitua ⅓ de xícara de banana por purê de maçã sem açúcar.

Adoçante natural

Use pasta de tâmaras em vez do *maple syrup*.

Prepare com antecedência

Prepare a cobertura com antecedência e guarde na geladeira, em um compartimento hermético, por até 2 dias.

Armazenamento

Guarde as sobras na geladeira, em um recipiente hermético, por até 5 dias. Reaqueça a torta no forno a 180 °C por 10 a 15 minutos.

COPINHO DE CHOCOLATE E FRAMBOESAS SILVESTRES

A combinação de chocolate amargo enriquecido com framboesas ácidas e frutadas é simplesmente divina – esses dois superalimentos à base de plantas realmente foram feitos um para o outro! Além disso, combinam o perfil nutricional de cada um para criar uma guloseima repleta de antioxidantes que fazem bem para nossa saúde. Se ser criativo na cozinha é sua ideia de diversão, essa receita é para você!

Rendimento 20 copinhos **Tempo de preparo** 25 minutos **Tempo de cozimento** 10 minutos

Purê de Framboesa

2 xícaras de framboesas frescas ou congeladas
2 colheres de sopa de *maple syrup* puro
1 colher de sopa de suco de limão espremido na hora
½ colher de chá de extrato de baunilha
1 pitada de sal (opcional)
1 colher de sopa de pó de araruta ou amido de milho orgânico

Copinhos de chocolate

270 gramas *fair-trade* ou *direct trade** com 85% de chocolate amargo.

1. Forre um tabuleiro padrão de *muffins* com 20 forminhas de papel pequenas (usamos forminhas de papel de 3,5 cm).
2. Faça o purê de framboesa: aqueça uma pequena panela em fogo médio-alto. Adicione 1 xícara de framboesas (reserve a outra xícara para mais tarde), *maple syrup*, suco de limão, ¼ de xícara de água, baunilha e sal (opcional). Deixe ferver, depois cozinhe em fogo brando, mexendo até o purê engrossar e ficar cerca de 30% menor (em cerca de 5 a 7 minutos).
3. Enquanto isso, misture o pó de araruta e 1 colher de sopa de água em uma tigela pequena para fazer uma pasta.
4. Assim que o purê de framboesa reduzir, misture a pasta de araruta até que o purê volte a engrossar, atingindo uma consistência de geleia, por cerca de 30 segundos. Desligue o fogo e coloque a panela de lado para esfriar.
5. Derreta, agora, o chocolate em banho-maria. (Alternativamente, você pode derreter o chocolate no micro-ondas, usando uma vasilha própria para micro-ondas, em segmentos de 30 segundos, e mexendo a vasilha entre eles até que o chocolate tenha derretido por completo.)
6. Usando uma colher de chá, adicione o chocolate derretido a cada uma das forminhas que completam o tabuleiro. Depois bata devagar com o tabuleiro de *muffin* na bancada para nivelar o chocolate e remover quaisquer bolhas de ar. Coloque o tabuleiro no *freezer* por 5 minutos para que o chocolate endureça.
7. Assim que o chocolate endurecer, coloque ½ a ¾ de colher de chá do purê de framboesa (certifique-se de que esteja frio) no centro de cada forminha de chocolate. Coloque mais chocolate derretido (cerca de 1½ colheres de chá de chocolate) para cobrir totalmente o topo e as laterais. Coloque uma framboesa inteira no centro de cada forminha. Coloque o tabuleiro na geladeira

* No *fair-trade* a compra implica a certificação de que o produto adquirido respeita normas sociais, econômicas e ambientais; no *direct trade* há um contato direto entre compradores e vendedores, no qual se espera que certas dúvidas sejam esclarecidas. (N. do T.)

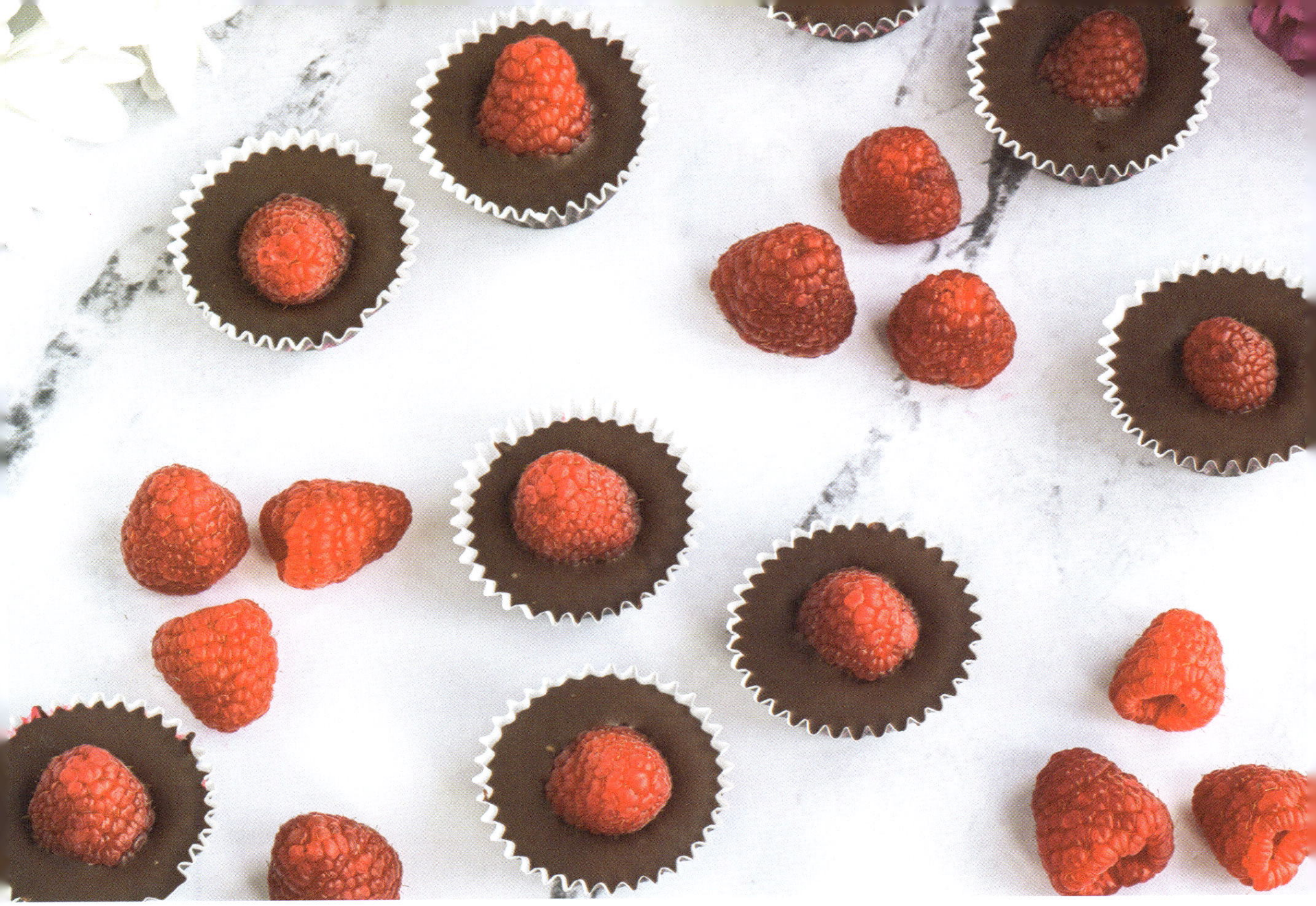

até o novo chocolate endurecer – em cerca de 30 minutos – ou leve o tabuleiro ao congelador por cerca de 15 minutos. Conserve tudo na geladeira até a hora de comer.

SUGESTÕES DO *CHEF*

Substituições

Use outra fruta no lugar das framboesas, como morangos orgânicos ou mirtilos.

Utilize uma porcentagem diferente de chocolate amargo. Recomendamos mais de 70% e que você procure se certificar de que seja de *fair-trade* ou *direct-trade.*

Substitua o *maple syrup* por 3 colheres de sopa de pasta de tâmaras.

Prepare com antecedência

Faça o purê de framboesa com antecedência e guarde-o na geladeira, em um recipiente hermético, por até 5 dias.

Armazenamento

Guarde os chocolates na geladeira, em um recipiente hermético, por 5 a 7 dias.

BOLO DE CENOURA DOCE VITALIDADE

Será que bolo pode promover saúde e vitalidade? Existem evidências de que a cúrcuma e o gengibre frescos diminuem a inflamação por meio de seus fitonutrientes, respectivamente curcumina e gingerol. A fibra prebiótica presente na aveia alimenta as bactérias saudáveis do intestino. E os carotenoides nas cenouras eliminam os radicais livres. Esse bolo espirituoso e gostoso é perfeito por si só, mas se você sempre adorou a cobertura de *cream cheese* no bolo de cenoura tradicional, incluímos uma alternativa cremosa à base de plantas!

Rendimento 8 **Tempo de preparo** 15 minutos **Tempo de cozimento** 45 minutos

Creme de castanha-de-caju com baunilha

1 xícara de castanhas-de-caju cruas e temperadas (veja as Sugestões do *Chef*)
½ xícara de leite vegetal sem açúcar
¼ de xícara de pasta de tâmaras
1½ colher de chá de extrato de baunilha
1 pitada de sal (opcional)

Ovo de chia

1 colher de sopa de sementes de chia
3 colheres de sopa de água

Massa de bolo

1½ xícaras de leite vegetal sem açúcar
½ xícara de tâmaras *Medjool* sem caroço e temperadas, ver as Sugestões do *Chef*
½ xícara de banana madura amassada
2 colheres de chá de extrato de baunilha
1 colher de sopa de vinagre de maçã
1¾ de xícaras de farinha de aveia
1 xícara de aveia em flocos
2 colheres de chá de fermento em pó
1 colher de chá de bicarbonato de sódio
2 colheres de chá de canela em pó
2 colheres de sopa de gengibre fresco, ralado
1 colher de sopa de açafrão fresco, ralado
1 colher de chá de noz-moscada moída
2 pitadas de cravo moído
¼ de colher de chá de sal (opcional)
⅛ de colher de chá de pimenta-do-reino moída (opcional)
1½ xícaras de cenouras, raladas
¾ de xícara de nozes, picadas

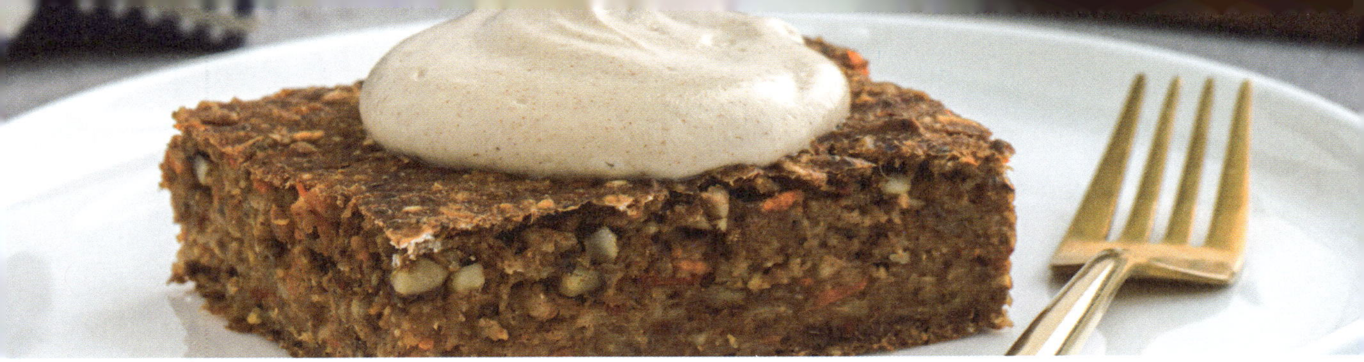

1. Pré-aqueça o forno a 180 °C.
2. Escorra as castanhas-de-caju temperadas (ver as Sugestões do *Chef*). Bata as castanhas-de-caju, o leite, a pasta de tâmaras, a baunilha e o sal em um liquidificador ou processador de alimentos até ficar homogêneo.
3. Prove e realce qualquer sabor adicional de acordo com o seu paladar (mais tâmaras para doçura, mais baunilha etc.) ou adicione mais leite se quiser uma consistência mais fina. Reserve.
4. Em uma tigela pequena, faça o substituto do ovo de chia misturando as sementes de chia e 3 colheres de sopa de água. Reserve.
5. Escorra as tâmaras que foram colocadas de molho. Bata no liquidificador as tâmaras, o leite, a baunilha, a banana e o vinagre de maçã até a mistura ficar homogênea. Reserve.
6. Em uma tigela grande, misture a farinha de aveia, a aveia em flocos, o fermento em pó, o bicarbonato de sódio, a canela, o gengibre, o açafrão, a noz-moscada, o cravo, o sal, a pimenta e as cenouras raladas.
7. Despeje os ingredientes líquidos nos ingredientes secos. Misture bem.
8. Acrescente o ovo de chia. Misture as nozes.
9. Transfira a mistura para uma assadeira quadrada de 20 ou 22 centímetros forrada com papel-manteiga ou para potinhos de cerâmica individuais (borrifados levemente com azeite em spray). Asse por 40 a 45 minutos ou até a mistura ficar crocante e dourada.
10. Depois de esfriar, espalhe por cima o creme de baunilha e castanha-de-caju (opcional).

SUGESTÕES DO *CHEF*

Substituições

No lugar da pasta de tâmaras no creme de baunilha e castanha-de-caju, use *maple syrup*. Tenha em mente que o *maple syrup* dará ao creme uma consistência um pouco mais fina.

No lugar da farinha de aveia, use farinha de amêndoa, mas não esqueça que você pode precisar reduzir a quantidade de leite vegetal em aproximadamente 25%.

Em vez de nozes, adicione nozes-pecãs.

Use ½ colher de chá de gengibre moído e ½ colher de chá de açafrão moído no lugar de gengibre fresco e açafrão fresco.

Faça *muffins* de cenoura

Forre os tabuleiros de *muffin* com forminhas de papel e as encha até o topo. Asse a 180 °C por 20 a 25 minutos ou até dourar por cima. Rende aproximadamente 18 *muffins*.

Prepare com antecedência

Deixe as tâmaras de molho e mantenha na geladeira, em um recipiente hermético, por até 48 horas. Como alternativa, deixe as tâmaras de molho em água morna por 10 minutos antes de usar.

Faça o creme de baunilha e castanha-de-caju com antecedência. Deixe as castanhas de molho por 4 a 6 horas antes de preparar o creme. Guarde as castanhas-de-caju na geladeira, em um recipiente hermético, por até 4 dias.

Armazenamento

Guarde as sobras do bolo de cenoura na geladeira, em um recipiente hermético, por até 5 dias ou no *freezer* por até 30 dias.

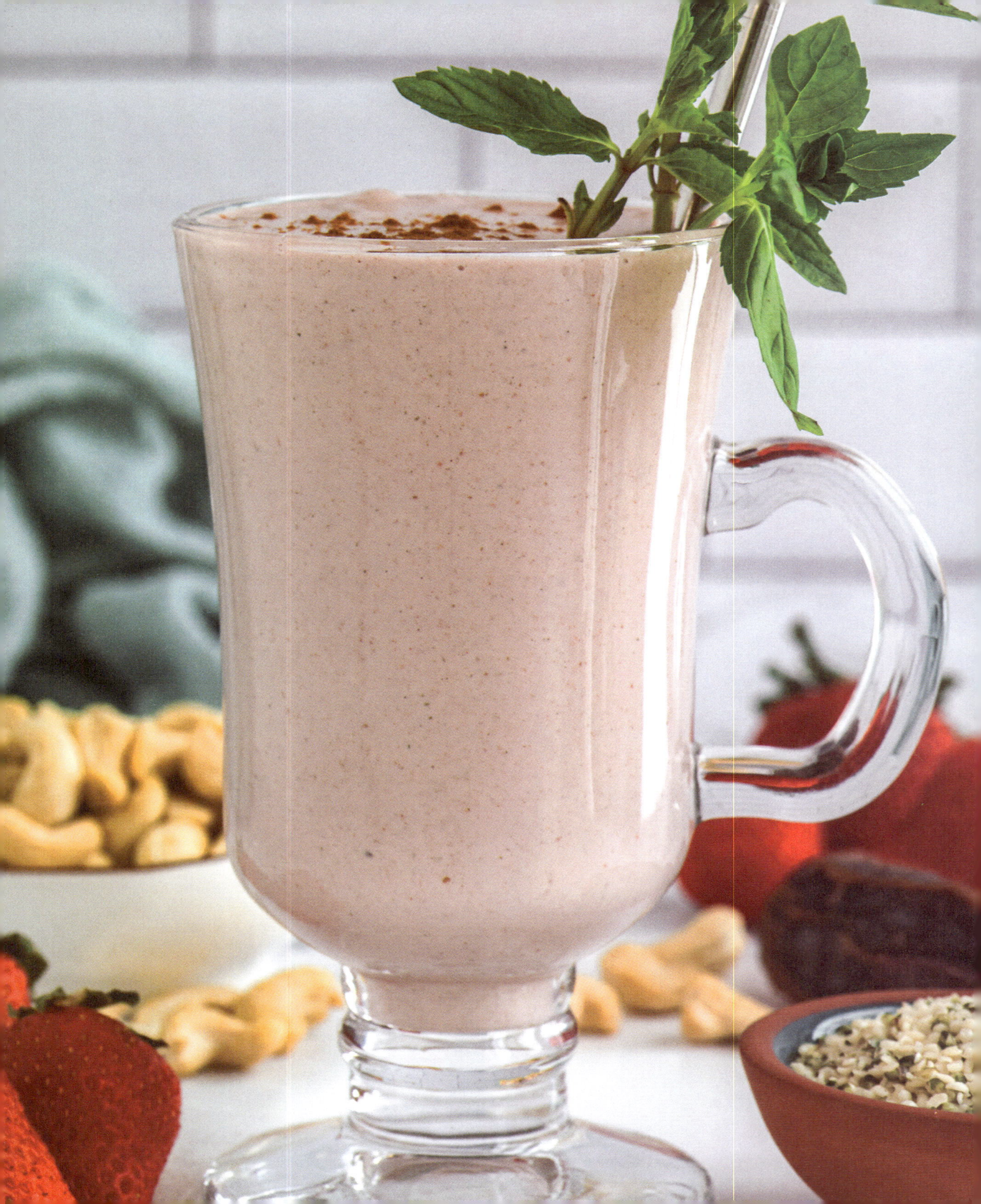

BEBIDAS DINÂMICAS

LIMONADA BRILHO RADIANTE

Refrescante, revigorante e rejuvenescedora – é o que sentimos ao beber e saborear essa bebida curativa. Gengibre e açafrão têm compostos anti-inflamatórios que curam no nível celular. Use gengibre e açafrão frescos se puder encontrá-los, pois eles realmente têm mais vigor. De qualquer forma, açafrão e gengibre moídos também são ótimas opções!

Rendimento 2 copos **Tempo de preparo** 10 minutos **Tempo de cozimento** 20 minutos

- ¼ de xícara de gengibre, descascado e grosseiramente picado
- ¼ de xícara de açafrão, descascado e grosseiramente picado
- 1 colher de sopa inteira de pimenta-do-reino
- ¼ de xícara de suco de limão espremido na hora
- ½ xícara de suco de abacaxi 100% sem açúcar
- 2 colheres de sopa de folhas frescas de hortelã (opcional)

1. Deixe o chá em infusão: adicione 3 xícaras de água junto com o gengibre, o açafrão e a pimenta em uma panela média. Aqueça em fogo médio-alto até ferver, depois abaixe o fogo e deixe cozinhar por 20 minutos.
2. Deixe o chá esfriar antes de coá-lo para um recipiente ou jarra de vidro de 960 ml.
3. Adicione os sucos de limão e abacaxi e misture. Se estiver usando uma jarra com tampa, aperte a tampa e agite bem.
4. Prove e aumente a doçura (suco de abacaxi) ou acidez (suco de limão), conforme a sua preferência.
5. Aprecie sua limonada em temperatura ambiente ou com gelo. Enfeite com folhas de hortelã fresca e pedaços de abacaxi (em espetos se você quiser parecer requintado!).

SUGESTÕES DO *CHEF*

Substituições

Use suco de maçã orgânica, suco de manga ou suco de laranja no lugar do suco de abacaxi.

Em vez de açafrão fresco, misture 1 colher de chá de açafrão moído na mistura de limonada e abacaxi.

Em vez de gengibre fresco, misture 1 colher de chá de gengibre moído na mistura de limonada e abacaxi.

Adicione outros sabores

Deixe o hibisco em infusão junto com o gengibre, o açafrão e a pimenta para obter uma cor profunda, mais nutrição e um sabor ácido de frutas silvestres.

Amasse as frutas silvestres no suco.

Faça um chá verde em infusão com gengibre e açafrão.

Deixe-o picante adicionando uma pitada de pimenta-caiena.

Em vez de usar como guarnição, deixe a hortelã em infusão junto com o gengibre e o açafrão.

Faça um Spritzer

Adicione 240 ml de água gaseificada a 240 ml da limonada.

Armazenamento

Guarde as sobras em uma jarra, tampada, ou em um recipiente de vidro por até 7 dias na geladeira.

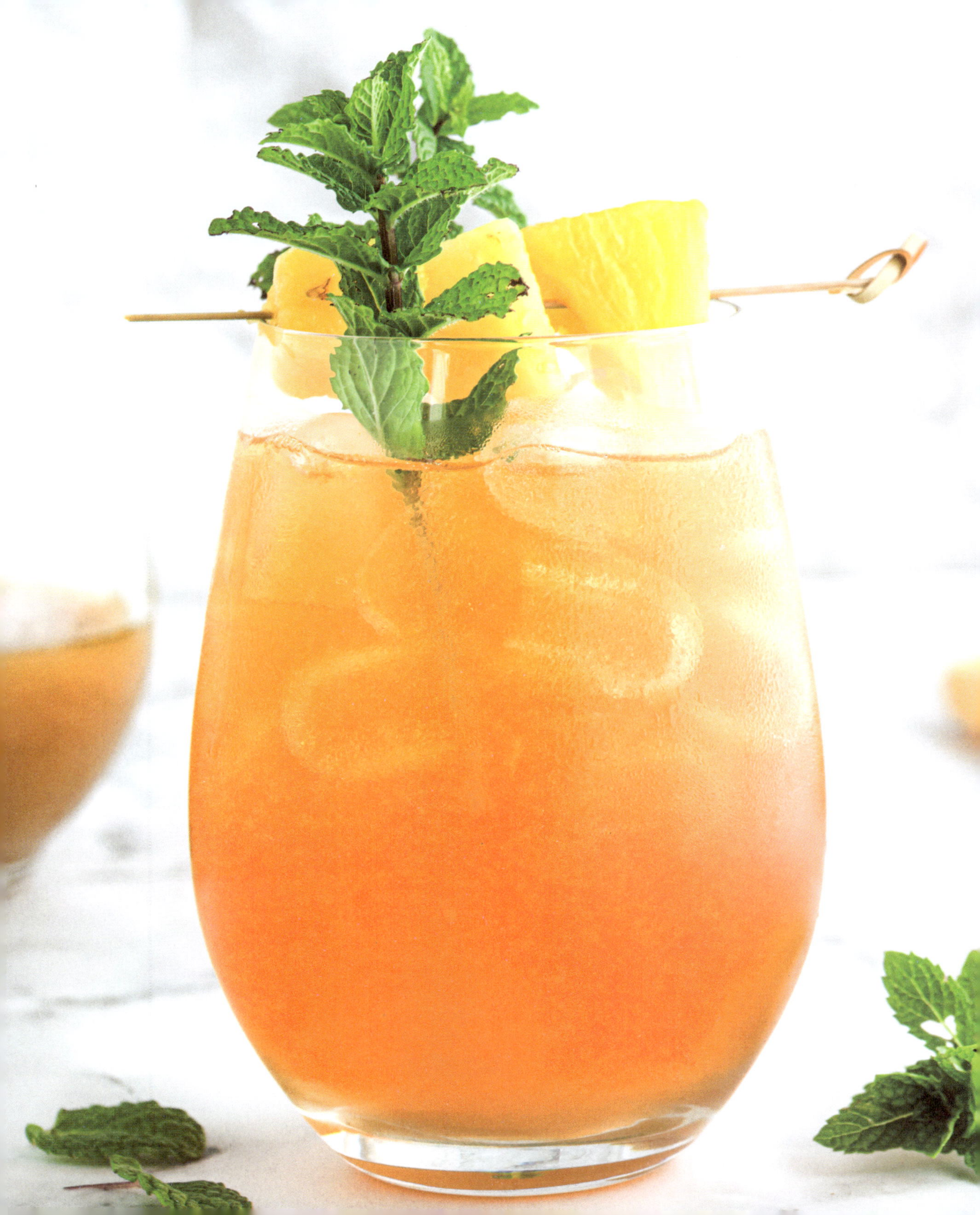

MATCHA REFRESCANTE DE PEPINO

Um *Matcha* refrescante de pepino é para aqueles momentos em que precisamos de algo hidratante, estimulante e energizante. O *matcha* oferece um toque antioxidante, enquanto os pepinos fornecem muita água hidratante e a hortelã ajuda a abrir os sentidos. Essa receita pede suco de abacaxi, mas, se você preferir alimentos integrais, um abacaxi inteiro fresco também vai funcionar!

Rendimento 2 copos **Tempo de preparo** 5 minutos **Tempo de cozimento** nenhum

2 xícaras de pepino sem cera, com casca, picado (ou de pepino descascado se houver cera)
¼ de xícara de folhas de hortelã picadas
¼ de xícara de suco de limão fresco
¼ de xícara de suco de abacaxi natural sem açúcar
2 colheres de chá de pó de *matcha* sem açúcar
2 raminhos de hortelã

1. Coloque o pepino, as folhas de hortelã, o suco de limão, o suco de abacaxi, o *matcha* e 1 xícara de água em um liquidificador. Bata por cerca de 2 a 3 minutos até ficar homogêneo.
2. Despeje em dois copos de 360 ml cheios de gelo (se desejar).
3. Enfeite com um raminho de hortelã e aproveite!

SUGESTÕES DO *CHEF*

Substituições

Quanto ao pepino, você pode usar o inglês ou o persa.

Se desejar, use suco de limão-galego em vez do taiti.

Use suco de laranja, suco de manga ou outro suco de sua preferência em vez do suco de abacaxi.

Adoçante natural

Use um abacaxi inteiro fresco ou congelado em vez do suco de abacaxi. Não se esqueça de que pode ter de acrescentar um pouco mais de água para alcançar a consistência desejada.

Variação sem polpa

Se for bater esse suco até ficar homogêneo, vai ter uma quantidade de polpa muito pequena. E se quiser que ele fique ainda mais homogêneo, o suco ainda terá de ser coado antes de ser despejado no gelo.

Armazenamento

Guarde o suco restante na geladeira, em um pote de vidro ou jarra, por até 5 dias.

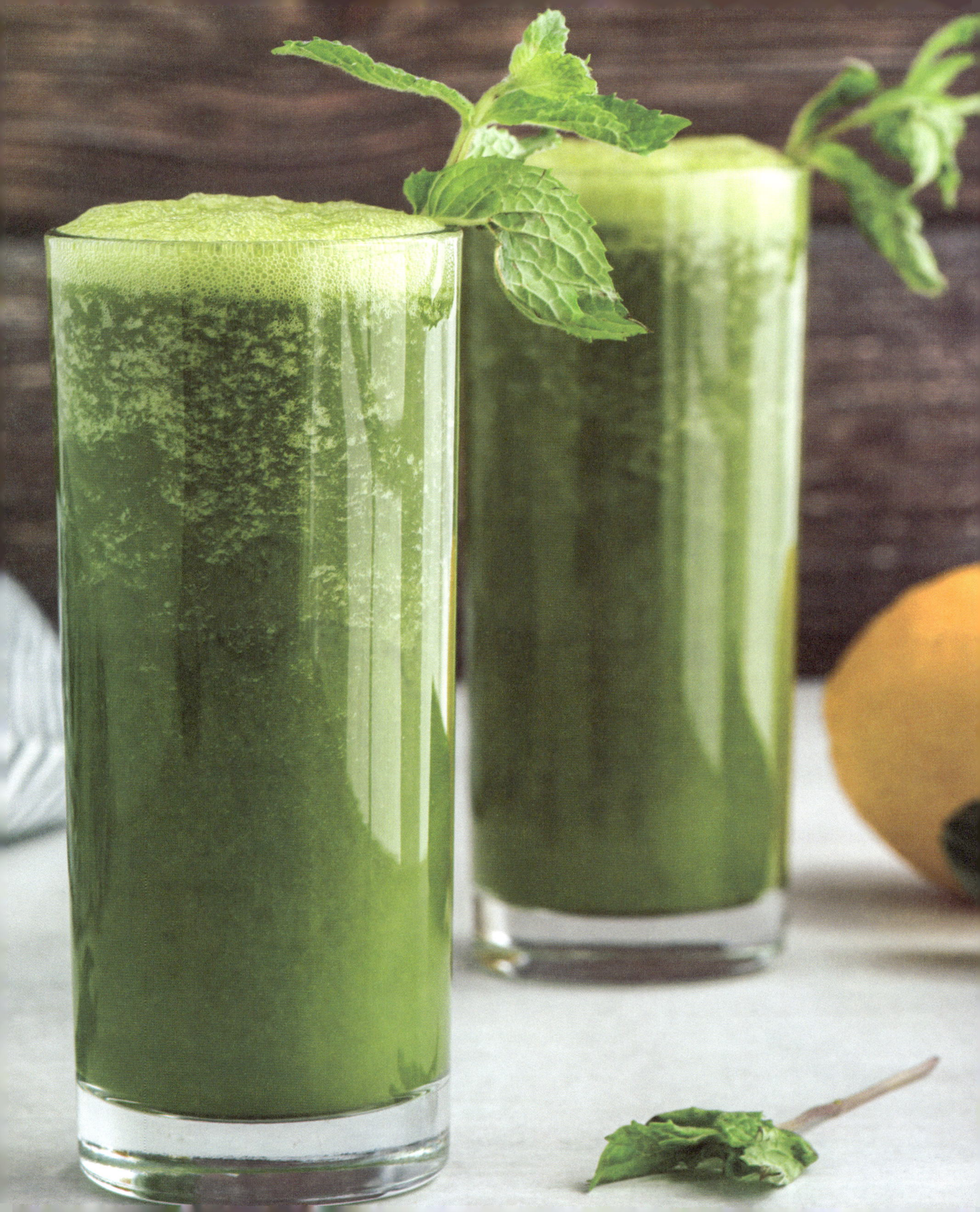

LEITE DOURADO PARA ACALMAR A ALMA

Acalme a alma e fortaleça a sua saúde enquanto bebe e saboreia esse leite dourado cremoso e terroso. Beba-o pela manhã como um substituto do café ou procure, antes de dormir, apreciá-lo como bebida calmante que prepara seu corpo para um sono profundo.

Rendimento 1 copo **Tempo de preparo** 2 minutos **Tempo de cozimento** 5 minutos

- 240 ml do leite vegetal sem açúcar de sua preferência
- 1 colher de chá de *tahine*
- 1 colher de chá de extrato de baunilha
- ½ colher de chá de cúrcuma moída
- ½ colher de chá de canela em pó
- ¼ de colher de chá de gengibre moído
- 1 pitada de pimenta-do-reino moída
- 1 pitada de cravo moído
- 1 pitada de noz-moscada moída

1. Adicione o leite vegetal, o *tahine* e a baunilha em uma panela pequena. Aqueça em fogo médio-alto até a mistura ficar quente e vaporosa (mas não deixe queimar ou ferver) e mexa até o *tahine* se dissolver por completo (o que não deve levar mais que 1 minuto).
2. Enquanto o leite esquenta, combine os temperos em uma tigela pequena e mexa até misturar bem.
3. Quando a mistura de leite e *tahine* estiver quente, desligue o fogo e despeje a mistura de temperos na panela com o leite. Misture até que todos os temperos tenham se dissolvido.
4. Despeje na sua caneca favorita e bom proveito!

SUGESTÕES DO *CHEF*

Substituições

Em vez de especiarias moídas, use canela, cravo, gengibre e açafrão inteiros, fervendo-os no leite vegetal por cerca de 10 minutos e coando quando estiver na hora de servi-los.

Para mais cremosidade

Leite de soja orgânico e sem açúcar é o que fornece uma consistência mais cremosa entre os tipos mais comuns de leite vegetal.

Considere a possibilidade de adicionar outra colher de chá de *tahine* para tornar o leite mais cremoso, mas saiba que ele deixará um leve sabor de *tahine* no leite – o que é ótimo se você ama o *tahine*!

Use manteiga de amêndoa ou outra manteiga de oleaginosas ou sementes no lugar do *tahine*. Elas tornarão a bebida um pouco mais cremosa e adicionarão um pouco de doçura natural sem açúcar.

Considere usar 240 ml de leite de coco *light* no lugar de 240 ml de outro leite vegetal.

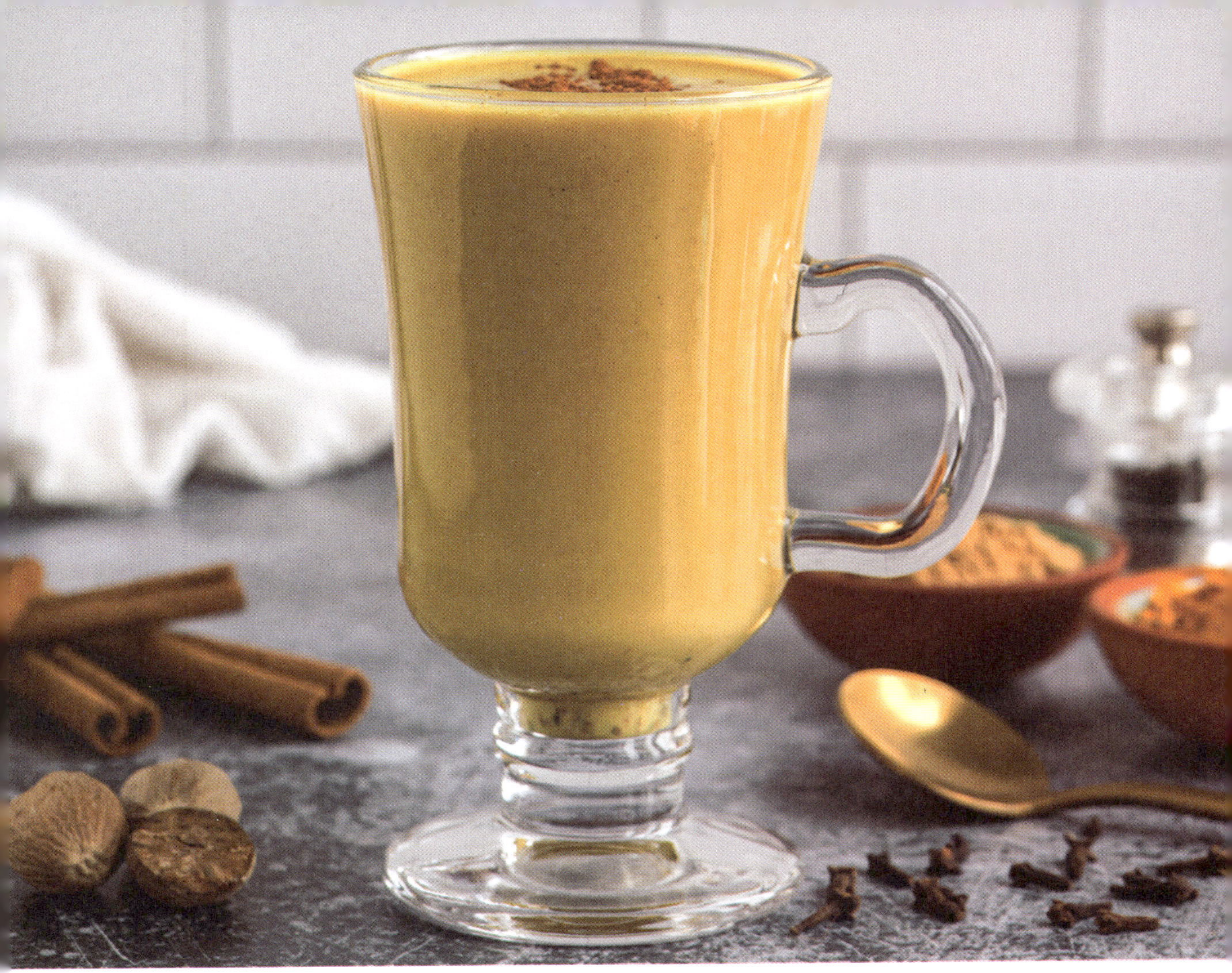

Adicione um pouco de doçura

O *tahine* dá a esta bebida um pouco de doçura natural. Se você quiser um pouco mais, adicione uma colher de chá de *maple syrup* puro.

Se você tem um liquidificador à mão, pode deixar o leite pronto esfriar um pouco e depois transferi-lo para o liquidificador adicionando 1 ou 2 tâmaras e batendo bem para conseguir ainda mais um pouco de doçura natural. Isso também vai garantir que os temperos fiquem bem misturados com o leite. Transfira a mistura batida de volta à panela para aquecê-la novamente no fogão antes de despejá-la em sua caneca.

Armazenamento

Guarde as sobras na geladeira, em um recipiente hermético ou frasco de vidro, por até 3 dias.

ENCANTADOR *MASALA CHAI*

O *chai* quente e nutritivo pode ser o antídoto perfeito para temperaturas frias, estresse interno ou tristeza de inverno. O primeiro passo para promover conforto e calma começa no simples processo de fazer o *chai*. Essa bebida usa especiarias curativas naturais – se você puder, reserve um tempo para observar suas belas formas, aromas e texturas ao adicioná-las à água. Infundir lentamente as especiarias na água criará os sabores picantes e revigorantes do *masala*. Leite vegetal é adicionado para dar um pouco de cremosidade, e o teor de doçura fica a seu critério!

Rendimento 2 canecas **Tempo de preparo** 5 minutos **Tempo de cozimento** 15 minutos

2 canelas em pau
2 sementes de anis-estrelado
12 cravos inteiros
3 vagens de cardamomo, abertas
8 grãos de pimenta (opcional)
1 colher de sopa de gengibre fresco, fatiado
3 a 4 colheres de sopa de folhas soltas de chá de *rooibos* (ver as Sugestões do *Chef*)
2 xícaras de leite vegetal sem açúcar
Açúcar de coco a gosto (opcional)

1. Adicione 4 xícaras de água e os temperos, das canelas em pau ao gengibre, a uma panela média. Deixe ferver e cozinhe por 10 minutos para concentrar os temperos (o líquido vai se reduzir pela metade).
2. Abaixe o fogo, adicione o chá de *rooibos* e deixe em infusão por 4 a 5 minutos.
3. Coe o chá e os temperos, com uma peneira de malha fina, em um grande pote ou jarra.
4. Aqueça o leite na mesma panela até que ele comece a ferver.
5. Misture o leite com o chá.
6. Divida o *chai* entre duas canecas. Adicione açúcar de coco ou outro adoçante de sua preferência.

SUGESTÕES DO *CHEF*

Substituições

Se não encontrar especiarias inteiras, use as seguintes proporções de pó para fazer sua mistura de especiarias *masala*:

1 colher de chá de canela em pó

1¼ colheres de chá de gengibre em pó

¼ de colher de chá de cravos em pó

½ colher de chá de noz-moscada em pó

¼ de colher de chá de cardamomo em pó

¼ de colher de chá de pimenta-da-jamaica em pó

⅛ de colher de chá de pimenta-do-reino moída

Se pode tolerar (e quer) cafeína, use chá preto em vez do chá de *rooibos*.

Versão zero açúcar

O *chai* é normalmente adoçado, mas não é necessário fazer isso se você preferir uma bebida sem açúcar.

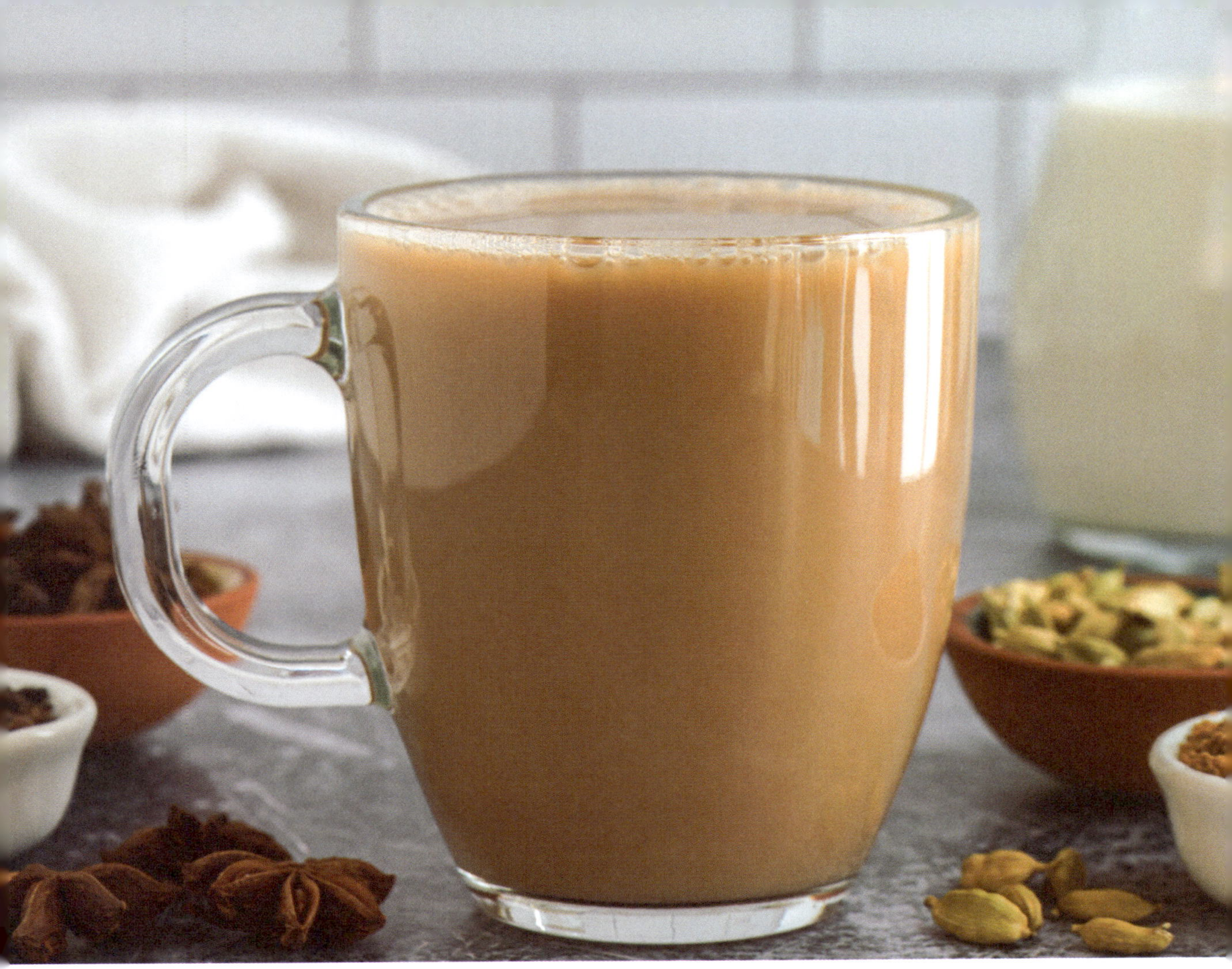

Opções de tempero

O tempero *masala* é realmente uma preferência pessoal. Se você preferir menos tempero, use menos gengibre. Se não gosta do sabor de alcaçuz, não use o anis-estrelado. A mistura de sabores pode ser facilmente alterada conforme seu gosto.

Adicione adaptógenos

Adicione ½ a 1 colher de chá de maca peruana, *ashwagandha* ou *cordyceps* a cada xícara para um equilíbrio hormonal adicional.

Armazenamento

Guarde o que restar do *chai* na geladeira, em um recipiente hermético ou de vidro, por até 3 dias.

MOMENTO DE ATENÇÃO PLENA COM CHÁ DE *MATCHA*

Comece o dia energizado ou cure o desânimo vespertino com esse chá calmante, mas revigorante. O *matcha* contribui para uma energia estável, para uma agradável sensação de consciência e foco aprimorado, enquanto a cúrcuma promove a saúde imunológica e combate a inflamação.

O *matcha* e a cúrcuma são verdadeiros heróis quando se trata de plantas que nutrem!

Rendimento 2 canecas **Tempo de preparo** 5 minutos **Tempo de cozimento** 5 minutos

360 ml de leite vegetal sem açúcar
2 colheres de chá de pó de *matcha* sem açúcar
½ colher de chá de cúrcuma moída
¼ de colher de chá de canela em pó
2 pitadas de noz-moscada
2 pitadas de pimenta-do-reino moída

1. Aqueça 360 ml de água e o leite em uma panela pequena até começar a sair vapor, mas não deixe ferver (isso coalha o leite e não é bom para os nutrientes do *matcha*).
2. Enquanto isso, misture a cúrcuma, a canela, a noz-moscada e a pimenta em uma tigela pequena.
3. Quando a mistura de água e leite estiver quente, desligue o fogo e adicione o *matcha* e a mistura de especiarias.
4. Misture até que todo o pó esteja dissolvido. Pode mexer bem por 1 a 2 minutos. Como alternativa, use um *mixer*.
5. Divida o chá entre duas canecas.

SUGESTÕES DO *CHEF*

Substituições

Não tem *matcha*? Coloque um saquinho de chá verde em 180 ml de água quente (não fervente) por 2 a 3 minutos enquanto aquece 180 ml de leite vegetal sem açúcar no fogão. Quando o leite estiver quente, adicione a mistura de especiarias. Despeje o chá verde.

Substitua o chá de *matcha* por cacau em pó de *fair-trade* para obter um aumento semelhante em energia e antioxidantes!

Deixe mais doce

Se esta for sua primeira experiência com *matcha*, ele pode ter um gosto um pouco amargo, mas quanto mais você beber, menos amargo ficará. Suas papilas gustativas se ajustarão! Pode adicionar 1 colher de chá de *maple syrup* ou néctar de coco para neutralizar o amargor.

Adicione uma colher de chá de extrato de baunilha.

Se estiver usando um liquidificador, em vez de um batedor de ovos, adicione 1 a 2 tâmaras.

Para mais cremosidade

Em vez de água, use 360 ml de leite vegetal.

Adicione 120 ml de leite de coco *light*.

Armazenamento

Guarde as sobras na geladeira, em um recipiente hermético ou pote de vidro, por até 3 dias.

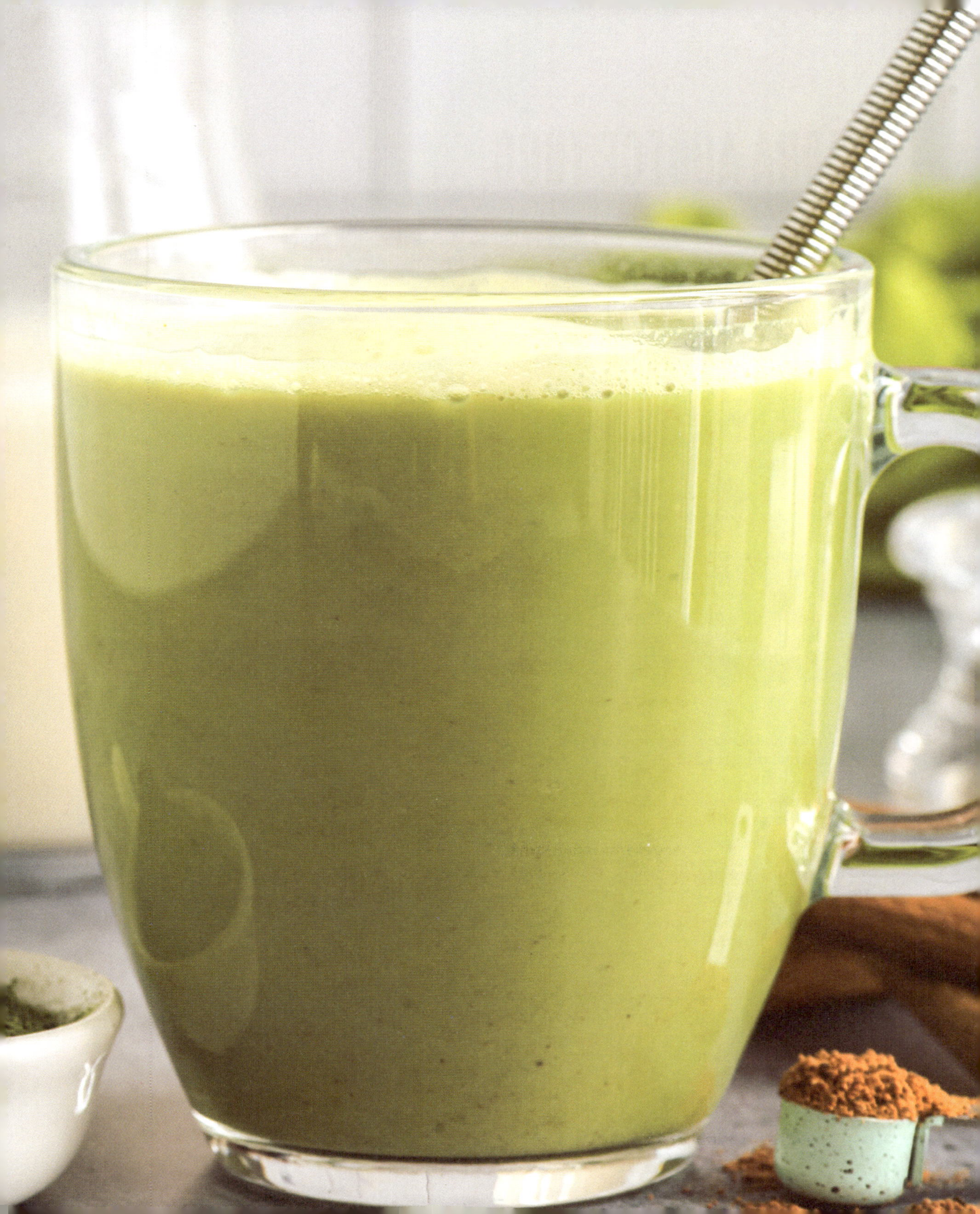

SIDRA AQUECE TUDO

Paciência é uma virtude quando fazemos a Sidra Aquece Tudo e não há dúvida de que vale a pena esperar! Os ingredientes dessa bebida têm seus próprios fitonutrientes que a tornam um tônico revigorante e saudável. Além disso, é magnificamente saborosa. Desfrute de 30 ml por dia para fortalecer o sistema imunológico.

Serve 2 pessoas **Tempo de preparo** 10 minutos (+ 4 semanas) **Tempo de cozimento** nenhum

2 colheres de sopa de gengibre fresco, picado
2 colheres de sopa de alho, picado
¼ de xícara de cebola-roxa, picada
2 colheres de sopa de pimenta-habanero, picada
1 colher de sopa de açafrão fresco, picado
1 colher de chá de raiz-forte em conserva, apenas com vinagre e sal
¼ de xícara de raspas de limão
1 colher de chá de semente de mostarda
1 colher de chá de semente de erva-doce
1 colher de sopa de alecrim fresco
1 colher de sopa de pimenta em grão
2 xícaras de vinagre de sidra

1. Adicione todos os ingredientes, exceto o vinagre de sidra, a um pote de vidro de 480 ml.
2. Despeje o vinagre de sidra sobre os ingredientes até que fiquem inteiramente submersos.
3. Coloque um pedaço de papel-manteiga sobre a borda do pote. Feche bem a tampa. Agite bem.
4. Deixe a mistura descansar em um lugar escuro e fresco por quatro semanas, agitando uma vez por dia.
5. Após quatro semanas, despeje o conteúdo em uma peneira forrada com musselina ou gaze e posicionada sobre uma panela estável. Deixe a sidra escorrer por 30 minutos. Junte então os cantos do pano, torcendo e apertando até que todo o líquido seja liberado. Quando a sidra estiver totalmente coada, adicione um toque de *maple syrup* puro ou néctar de tâmaras e despeje a mistura em um jarro de conserva esterilizado.
6. Desfrute diariamente 30 ml desta bebida como um tônico revigorante.

SUGESTÕES DO *CHEF*

Substituições

Use uma colher de chá de açafrão em pó ou gengibre em pó em vez de especiarias frescas.

Use uma colher de chá de alecrim seco no lugar de alecrim fresco.

Se você não tiver pimenta-habanero, pode usar *jalapeño* ou uma colher de chá de flocos de pimenta vermelha. Se não quiser o tempero, simplesmente não use pimenta.

Use cebola-branca ou amarela no lugar da roxa.

Use ½ colher de chá de raiz-forte ralada na hora em vez de raiz-forte em conserva.

Armazenamento

Guarde em local escuro e fresco por até um ano, agitando bem antes de usar.

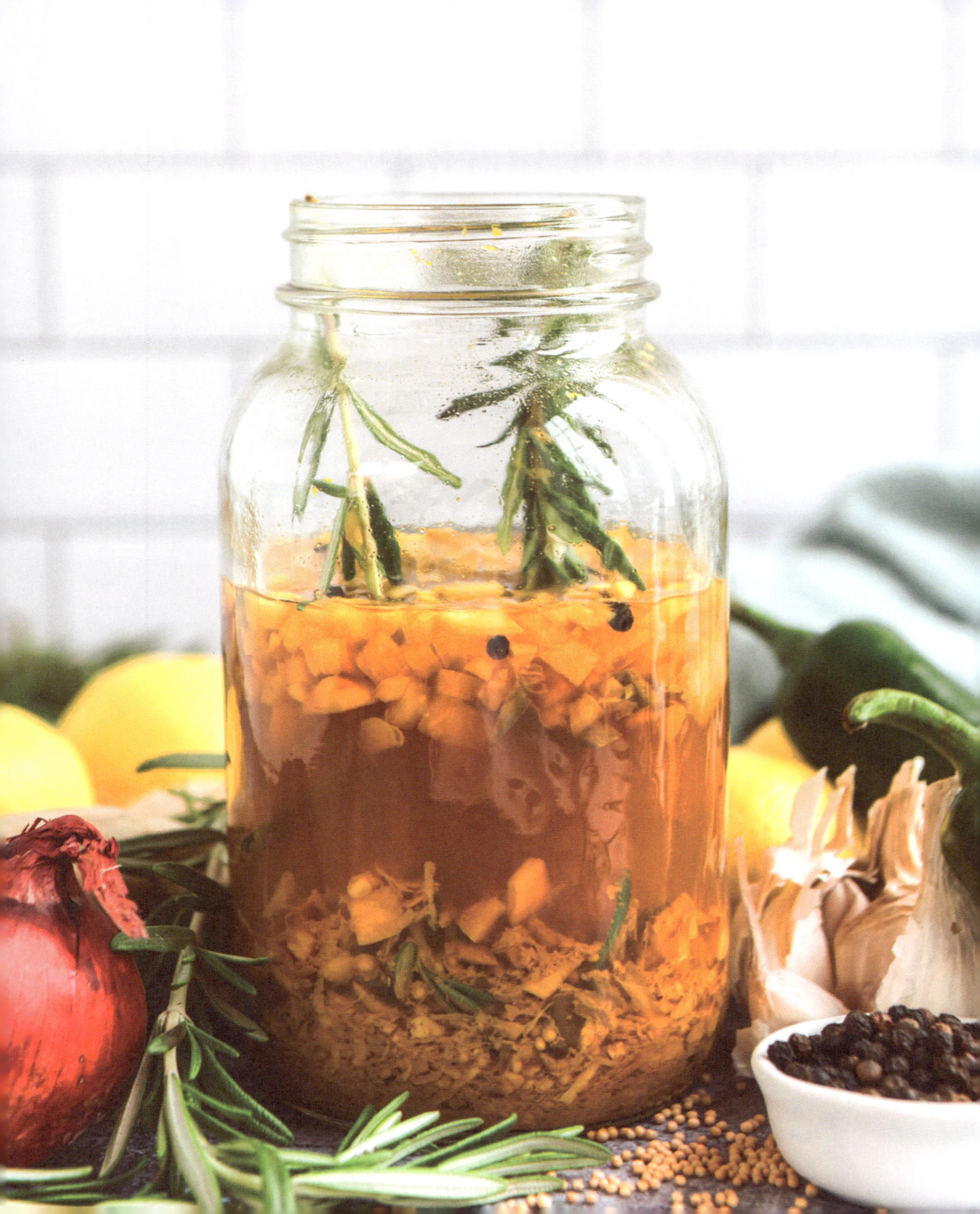

VITAMINA VERDE TROPICAL REVIGORANTE

Vitaminas são definitivamente as bebidas favoritas da equipe da Food Revolution Network graças à capacidade que elas têm de combinar muitos superalimentos, transformando-os em uma bebida fabulosa e refrescante. Essa deliciosa vitamina inclui fibra prebiótica (banana), bactérias probióticas (iogurte), fitonutrientes coloridos (abacaxi e couve) e uma quantidade ainda maior de fibras das sementes de chia. Comece seu dia ou recarregue sua tarde com uma dose de ânimo restauradora enquanto saboreia essa vitamina carregada de energia.

Rendimento 2 copos **Tempo de preparo** 5 minutos **Tempo de cozimento** nenhum

1 xícara de iogurte vegetal sem açúcar
2 punhados de couve, apenas as folhas
2 xícaras de abacaxi em lata, sem açúcar
1 banana madura
2 colheres de sopa de sementes de chia

1. Adicione todos os ingredientes em um liquidificador com 1 xícara de água e bata até ficar homogêneo.
2. Prove e incremente com ingredientes adicionais de sua preferência.
3. Adicione mais água conforme necessário para atingir a consistência desejada.

SUGESTÕES DO *CHEF*

Substituições

Em vez de couve, use agrião, folhas de mostarda ou brotos de brócolis.

No lugar do abacaxi, use manga ou uma combinação dos dois.

Em vez de iogurte, use *kefir* vegetal.

Armazenamento

Guarde as sobras na geladeira, em um recipiente hermético, por até 3 dias. Adicione mais água conforme necessário para ajustar a consistência.

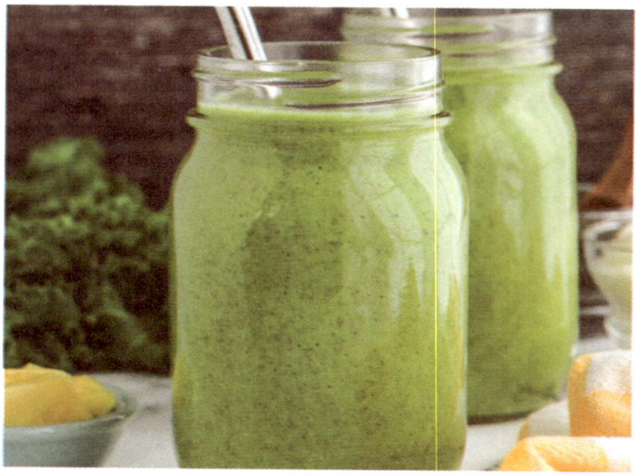

VITAMINA PARAÍSO ROXO

Mirtilos naturalmente doces, gengibre picante e vegetais terrosos compõem uma vitamina refrescante e energizante para revitalizar seus sentidos e inflamar sua alma. Use qualquer verdura que tiver em casa e, se verduras de sabor forte estiverem crescendo em seu quintal (como dente-de-leão ou couve), equilibre o amargo adicionando mais mirtilos para doçura ou gengibre para dar um toque especial!

Rendimento 2 copos **Tempo de preparo** 10 minutos **Tempo de cozimento** nenhum

1½ xícaras de mirtilos frescos ou congelados
1 xícara de alface-romana picada
1 xícara de leite vegetal sem açúcar
4 colheres de sopa de aveia em flocos
1 colher de chá de gengibre fresco picado
⅓ de colher de chá de canela em pó

1. Se quiser, adicione todos os ingredientes e gelo a um liquidificador e bata até ficar homogêneo.
2. Prove e incremente com ingredientes adicionais de sua preferência (mais verduras, frutas silvestres, gengibre ou canela).
3. Divida a vitamina entre dois copos de servir e, se desejar, cubra com uma pitada adicional de canela.

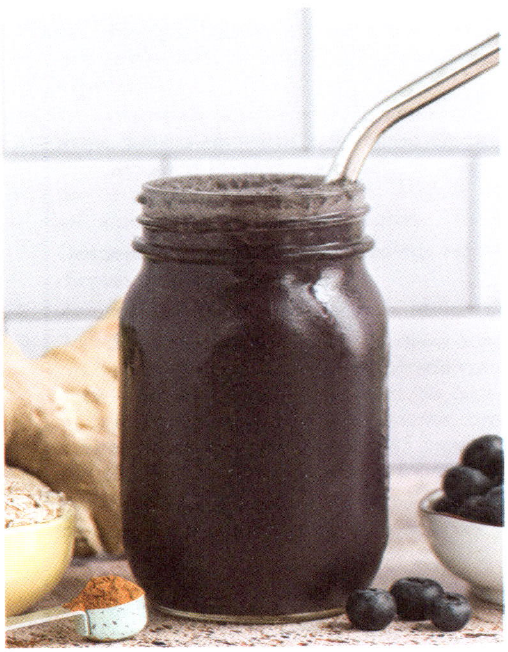

SUGESTÕES DO *CHEF*

Substituições

Substitua mirtilos por outra fruta silvestre de sua preferência, como morangos, framboesas ou amoras.

Substitua a aveia por sementes de cânhamo.

Deixe doce

Adicione 1 ou 2 tâmaras sem caroço ou 1 a 2 colheres de sopa de pasta de tâmaras antes de bater.

Armazenamento

Guarde as sobras em um recipiente hermético ou jarra de vidro por até 3 dias.

VITAMINA DE CÂNHAMO E TORTA DE MORANGO FANTÁSTICA

Frescas ou congeladas, frutas silvestres são sempre nutritivas, o que significa que estão disponíveis o ano todo, o que as torna ideais para vitaminas. Uma vitamina é certamente refrescante no verão, mas é também ideal durante o inverno, já que os morangos são enriquecidos com vitamina C, as castanhas-de-caju têm muito zinco e sementes de cânhamo são uma ótima fonte de proteína vegetal e de gorduras saudáveis – todos nutrientes que contribuem para uma vida saudável o ano inteiro!

Rendimento 1 copo **Tempo de preparo** 10 minutos **Tempo de cozimento** nenhum

- 1 xícara de morangos fatiados, pontas verdes removidas
- ½ xícara de castanhas-de-caju cruas
- ½ xícara de aveia em flocos
- 2 tâmaras médias sem caroço
- 2 colheres de sopa de sementes de cânhamo descascadas
- 1 colher de chá de extrato de baunilha
- 1 raminho de hortelã (opcional)
- 1 pitada de canela em pó (opcional)

1. Adicione 1 xícara de água e todos os ingredientes, exceto a hortelã e a canela, a um liquidificador e bata em alta velocidade até que os morangos, as castanhas-de-caju e as sementes de cânhamo estejam completamente misturados. Um *mixer* também funcionará, mas pode demorar um pouco mais.
2. Se desejar, enfeite com uma pitada de canela, mais sementes de cânhamo e um raminho de hortelã.

SUGESTÕES DO *CHEF*

Substituições

Mirtilos, amoras e/ou framboesas podem ser deliciosos substitutos para os morangos.

Pecãs ou nozes podem ser usadas no lugar de castanhas-de-caju, mas tendem a resultar em uma textura mais arenosa.

Qualquer aveia em flocos que você tenha em casa, fina ou tradicional, funciona bem.

Construa camadas

Adicione uma colher de chá do seu favorito superalimento em pó, como espirulina, maca peruana ou moringa, à vitamina.

Adicione uma colher de chá de canela para realmente aumentar o quociente de especiarias.

Adicione 1 a 2 colheres de sopa de sementes de chia para uma mastigação crocante e textura (talvez também seja necessário adicionar um pouco mais de água para obter a consistência desejada).

Adicione uma colher de sopa de cacau em pó para uma bebida de frutas vermelhas com chocolate.

Adicione ½ banana para aproveitar a incrível combinação banana e morango.

Armazenamento

Guarde as sobras na geladeira, em um recipiente hermético, por até 3 dias.

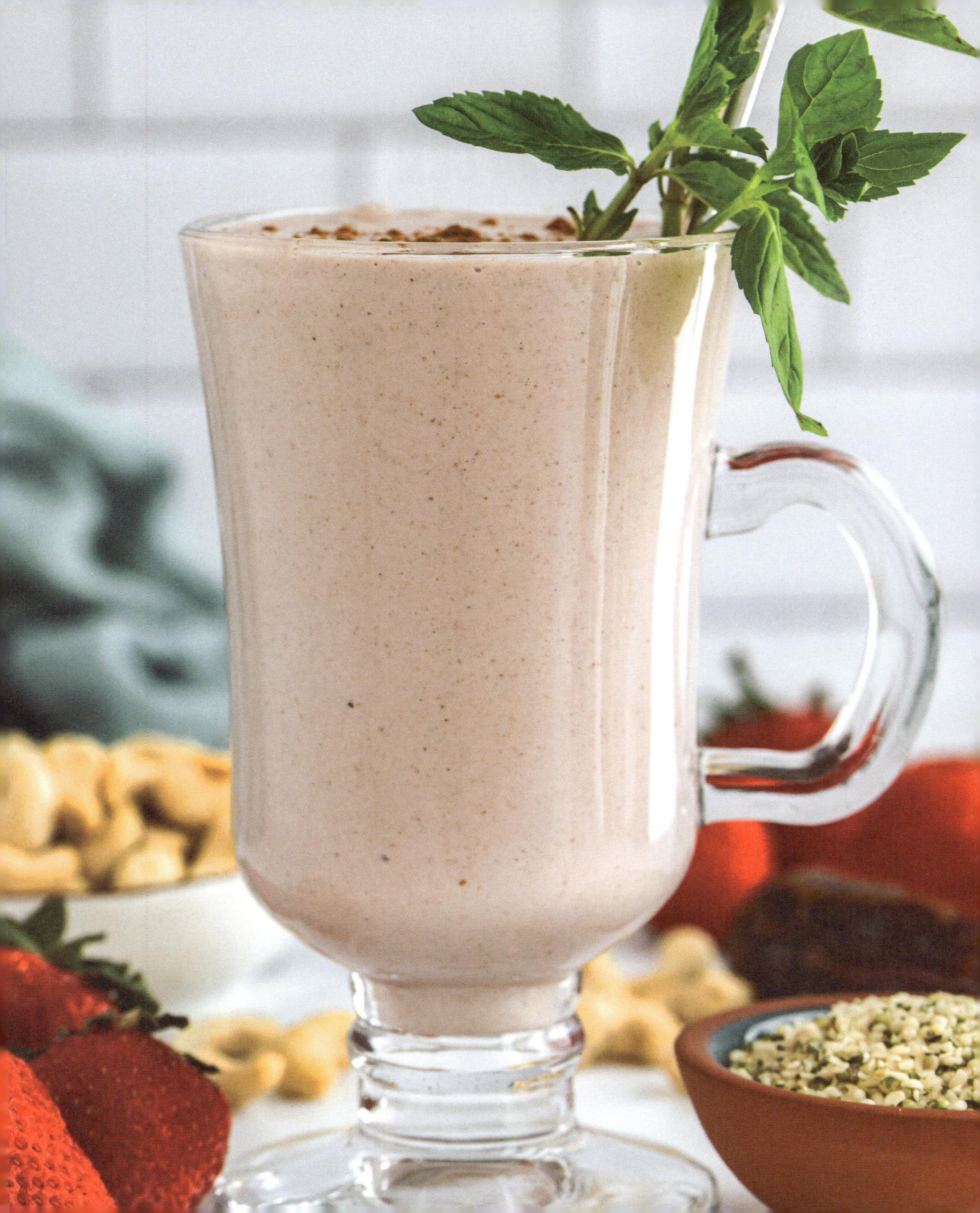

VITAMINA DE *MOCHA* COM BANANA E NOZES

Gelada, fresca e doce, o *mocha* é uma combinação icônica de café expresso e chocolate, e essa receita certamente fará parte de suas bebidas favoritas. Banana, tâmaras, cacau em pó, nozes e sementes de cânhamo fornecem minerais importantes, como magnésio, ferro, potássio e cobre. Aveia, tâmaras e cacau também são excelentes fontes de vitaminas B, que auxiliam na produção de energia celular, tornando essa vitamina ideal para quando você precisa de um pouco mais de energia.

Rendimento 2 copos **Tempo de preparo** 10 minutos **Tempo de cozimento** nenhum

1½ xícaras de leite vegetal sem açúcar
1½ banana fresca ou congelada
½ xícara de aveia em flocos
2 colheres de sopa de sementes de cânhamo descascadas
¼ de xícara de nozes cruas
1 colher de sopa de cacau ou chocolate em pó de *fair-trade* ou *direct-trade* [comércio justo ou direto]
2 tâmaras sem caroço
2 a 4 colheres de sopa de café expresso coado
1 a 2 punhados de gelo (opcional)

1. Adicione todos os ingredientes, exceto o gelo, a um liquidificador e bata até ficar homogêneo.
2. Prove e realce os sabores com ingredientes adicionais de sua preferência.
3. Adicione 1 a 2 punhados de gelo e torne a bater.
4. Divida entre dois copos e polvilhe com grãos de cacau [chocolate vegano] ou chocolate em pó.

SUGESTÕES DO *CHEF*

Substituições

Use nozes-pecãs ou castanhas-de-caju no lugar de nozes. Para conseguir o sabor expresso, use o café com cafeína ou descafeinado, o que você preferir. Para uma vitamina de *mocha* menos forte, ou se você não tiver uma opção de café expresso, substitua-o por 30 a 60 gramas de café comum.

Opções para fazer o café expresso

Algumas cafeteiras têm uma opção de café expresso que é útil! Para fazer expresso em uma prensa francesa, use moagem média-fina. Aqueça ¾ de xícara de água até que esteja quente, mas não ferva. Adicione o expresso à prensa francesa seguido pela água. Mexa e deixe descansar por 4 minutos antes de usar o expresso em sua vitamina.

Opção sem nozes

Em vez de nozes, use sementes de girassol cruas.

Armazenamento

Guarde as sobras na geladeira, em um recipiente hermético ou pote de vidro, por até 3 dias.

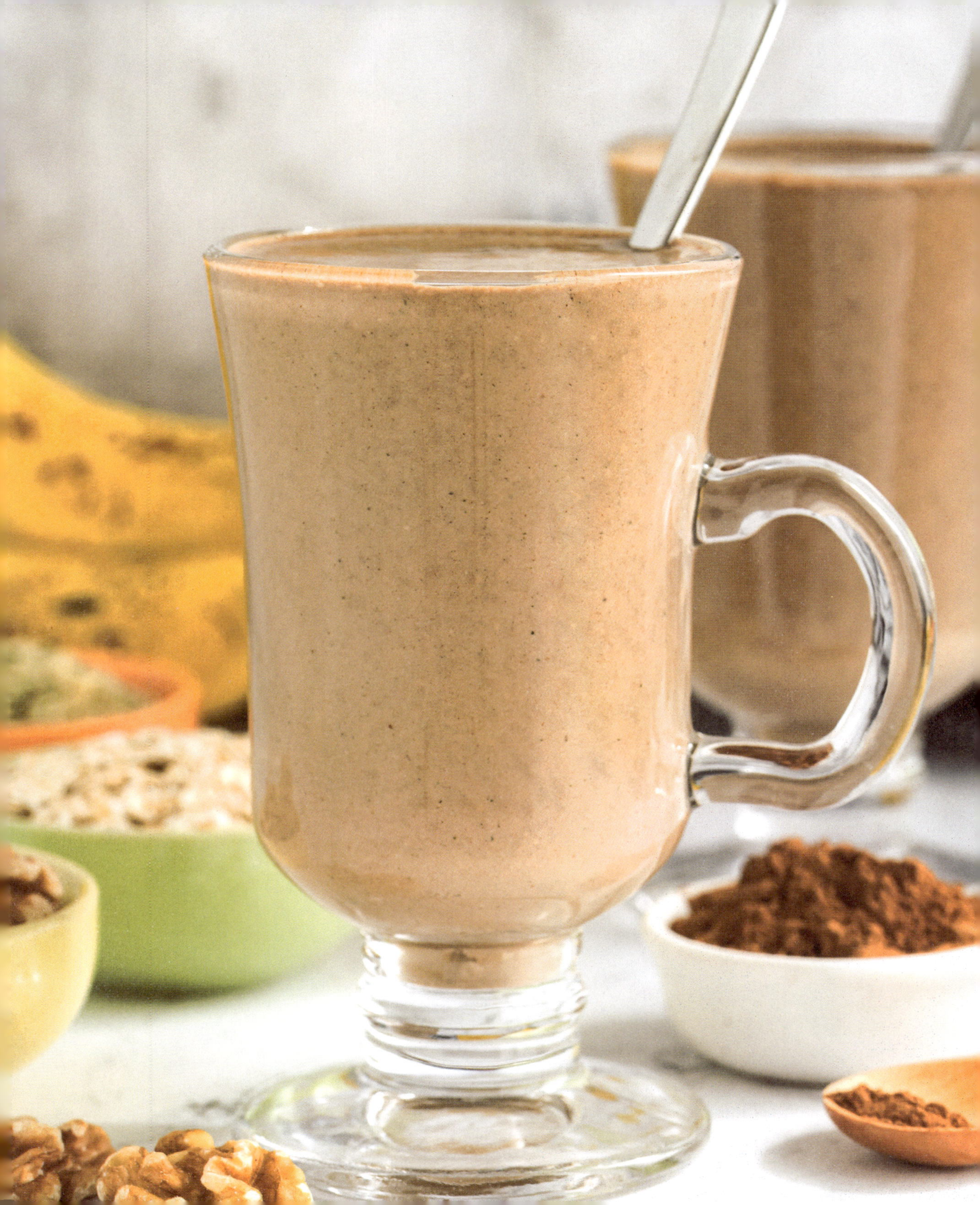

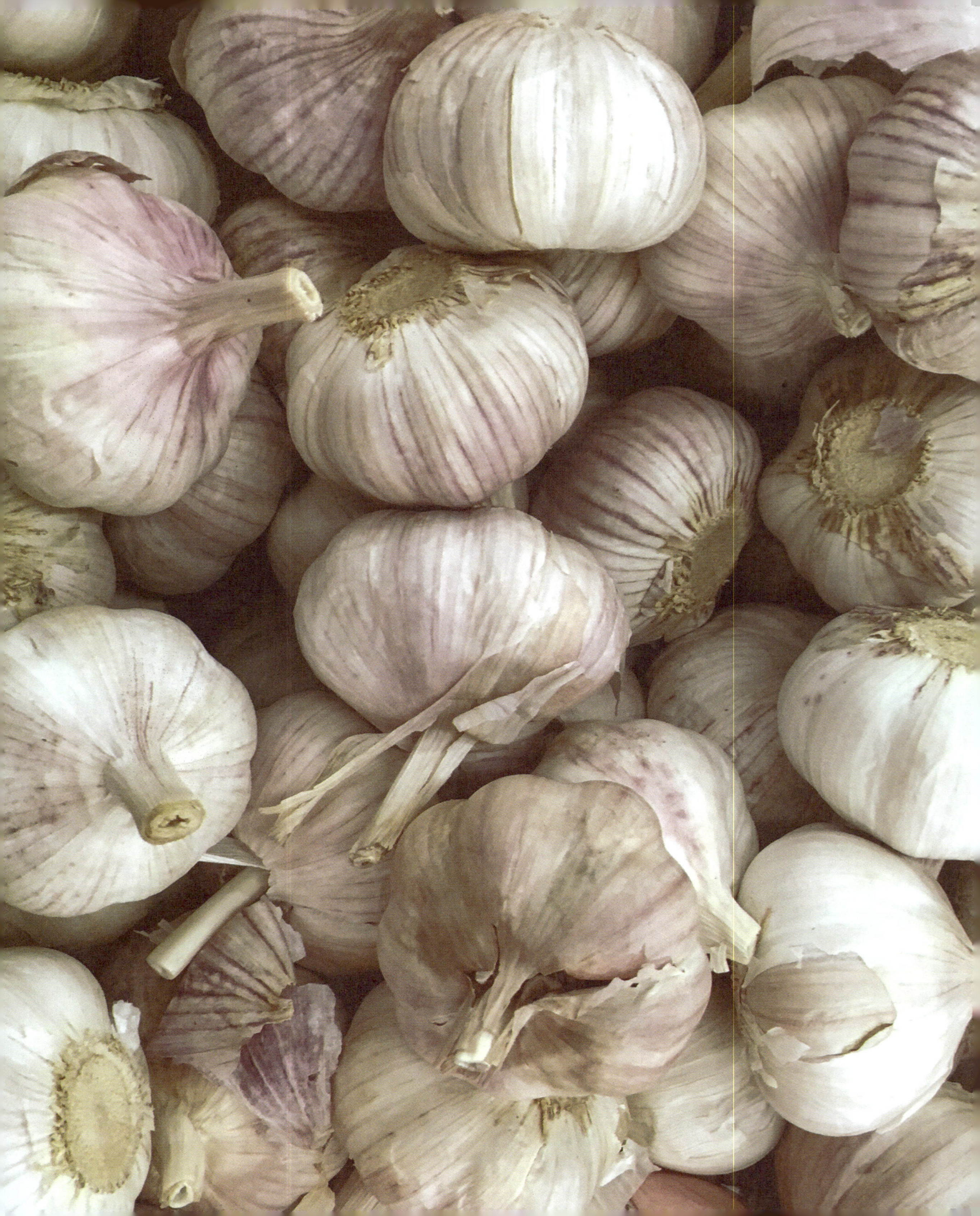

NOTAS

Introdução

1. "Adult Obesity Facts." Centers for Disease Control and Prevention, última alteração em 17 maio 2022. Disponível em: https://www. cdc.gov/obesity/data/adult.html.
2. "Leading Causes of Death." Centers for Disease Control and Prevention, última alteração em 6 set. 2022. Disponível em: https://www.cdc.gov/nchs/fastats/leading-causes-of-death.htm.
3. Kate Eller. "These 27 Medical Problems Are Caused by a Poor Diet." *health enews*, última alteração em 24 out. 2017. Disponível em: https://www.ahchealthenews.com/2017/10/24/27-medical-problems-caused-poor-diet.
4. "Stop Using Antibiotics in Healthy Animals to Prevent the Spread of Antibiotic Resistance." World Health Organization, última alteração em 7 nov. 2017. Disponível em: https://www.who.int/news/item/07-11-2017-stop-using-antibiotics-in-healthy-animals-to-prevent-the-spread-of-antibiotic-resistance.
5. Winston Wong. "Economic Burden of Alzheimer Disease and Managed Care Considerations." *American Journal of Managed Care* 26, nº 8 (agosto 2020): S177-S182. Disponível em: https://www.ajmc.com/view/economic-burden-of-alzheimer-disease-and-managed-care-considerations.
6. Steve Finlay. "GM Is Getting Sick of High Health Care Costs." WardsAuto, última alteração em 1º mar. 2004. Disponível em: https://www.wardsauto.com/news-analysis/gm-getting-sick-high-health-care-costs.
7. "US Health Expenditure as Percent of GDP from 1960 to 2021." Statista, última alteração em 9 jan. 2023. Disponível em: https://www.statista.com/statistics/184968/us-health-expenditure-as-percent-of-gdp-since-1960.
8. "US Defense Outlays and Forecast as a Percentage of GDP 2000-2032." Statista, última alteração 30 set. 2022. Disponível em: https://www.statista.com/statistics/217581/outlays-for-defense-and-forecast-in-the-us-as-a-percentage-of-the-gdp.
9. J. Poore e T. Nemecek. "Reducing Food's Environmental Impacts Through Producers and Consumers." *Science* 630, nº 6392 (junho 2018): 987-992. Disponível em: https://www.science.org/doi/10.1126/science.aaq0216.
10. "Disrupting Meat." Yale Center for Business and the Environment, última alteração 12 out. 2016. Disponível em: https:// cbey.yale.edu/our-stories/disrupting-meat.

11. “World Hunger Facts.” Action Against Hunger, último acesso em 24 jan. 2023. Disponível em: https://www.actionagainsthunger.org/world-hunger-facts-statistics.

Capítulo 1

1. Frugé *et al.* “A Dietary Intervention High in Green Leafy Vegetables Reduces Oxidative DNA Damage in Adults at Increased Risk of Colorectal Cancer: Biological Outcomes of the Randomized Controlled Meat and Three Greens (M3G) Feasibility Trial.” *Nutrients* 13, nº 4 (abr. 2021). Disponível em: doi:10.3390/nu1304122.
2. Ocean Robbins. “What Is Sulforaphane?” Food Revolution Network, última alteração em 16 dez. 2020. Disponível em: https://foodrevolution.org/blog/what-is-sulforaphane/.
3. Morris *et al.* “Nutrients and Bioactives in Green Leafy Vegetables and Cognitive Decline: Prospective Study.” *Neurology* 90, nº 3 (2018): e214-e222. Disponível em: doi:10.1212/WNL.0000000000004815.
4. Michael Greger. “Brain-Healthy Food to Fight Aging.” *Nutrition Facts*, última alteração em 26 dez. 2018. Disponível em: https://nutritionfacts.org/video/brain-healthy-foods-to-fight-aging.
5. “Nutrition Facts: Kale.” University of Rochester Medical Center, último acesso em 24 jan. 2023. Disponível em: https://www.urmc.rochester.edu/encyclopedia/content.aspx?contenttypeid=76&contentid=11236-1.
6. “Nutrition Facts: Spinach.” University of Rochester Medical Center, último acesso em 24 jan. 2023. Disponível em: https://www.urmc.rochester.edu/encyclopedia/content.aspx?contenttypeid=76&contentid=11463-2.
7. Cooper *et al.* “Fruit and Vegetable Intake and Type 2 Diabetes.” *European Journal of Clinical Nutrition* 66 (2012): 1082-1092. Disponível em: https://doi.org/10.1038/ejcn.2012.85.
8. Blekkenhorst *et al.* “Cardiovascular Health Benefits of Specific Vegetable Types: A Narrative Review.” *Nutrients* 10, nº 5 (mai. 2018). Disponível em: doi:10.3390/nu10050595.

Capítulo 2

1. “White button mushroom phytochemicals inhibit aromatase activity and breast cancer cell proliferation.” *In* J. Nutrition, 2001 Dez.131(12):3288-93. Disponível em: https://pubmed.ncbi.nlm.nih.gov/11739882/.
2. Hannah Sentenac. “Why Healing Your Gut (and Keeping Your Gut Happy) Is Essential for Good Health.” Food Revolution Network, última alteração em 27 fev. 2018. Disponível em: https://foodrevolution.org/blog/best-foods-for-gut-health.
3. Sentenac. “Why You Need Both Probiotics and Prebiotics for Good Gut Health and Overall Wellness (Plus the Best Food Sources).” Food Revolution Network, última alteração em 14 set. 2018. Disponível em: https://foodrevolution.org/blog/probiotics-and-prebiotics.
4. Paul Stamets. “Mushrooms and Mycelium Help the Microbiome.” GreenMedinfo, última alteração em 27 jul. 2016. Disponível em: https://greenmedinfo.com/blog/mushrooms-and-mycelium-help-microbiome.
5. Ergotioneína está associada à redução da mortalidade e menor risco de doença cardiovascular, BMJ Heart. Disponível em: https://heart.bmj.com/content/106/9/691.
6. Mushroom Consumption and Incident Dementia in Elderly Japanese: The Ohsaki Cohort 2006 Study; J Am Geriatr Soc. 2017 Jul;65(7):1462-1469. Disponível em: https://pubmed.ncbi.nlm.nih.gov/28295137/.

7. The Association between Mushroom Consumption and Mild Cognitive Impairment: A Community-Based Cross-Sectional Study in Singapore, J Alzheimers Dis. 2019;68(1):197-203. Disponível em: https://pubmed.ncbi.nlm.nih.gov/30775990/.
8. Ocean Robbins. "Amazing Study: Mushrooms Reduce Breast Cancer by 64%." Food Revolution Network, 1º mar. 2016. Disponível em: https://foodrevolution.org/blog/how-to-fight-prevent-cancer-with-mushrooms.
9. Twardowski *et al.* "A Phase I Trial of Mushroom Powder in Patients with Biochemically Recurrent Prostate Cancer: Roles of Cytokines and Myeloid-derived Suppressor Cells for Agaricus bisporus–induced Prostate-specific Antigen Responses." Cancer 121, nº 17 (set. 2015): 2942-2950. Disponível em: https://doi.org/10.1002/cncr.29421.
10. Ocean Robbins. "The Power of Mushrooms: Nutrition, Benefits, and Risks of Edible Mushrooms." Food Revolution Network, última alteração em 11 dez. 2020. Disponível em: https://foodrevolution.org/blog/mushrooms-nutrition-benefits-risks.
11. Reynolds *et al.* "Carbohydrate Quality and Human Health: A Series of Systematic Reviews and Meta-analyses." *The Lancet* 393, nº 10170 (fev. 2019): P434-445. Disponível em: https://www.thelancet.com/article/S0140-6736(18)31809-9/fulltext.
12. Lindsay Oberst. "Mushrooms Have Stunning Powers to Heal People and the Planet." Food Revolution Network, última alteração 30 jul. 2021. Disponível em: https://foodrevolution.org/blog/health-benefits-of-mushrooms.

Capítulo 3

1. Poulain *et al.* "Identification of a Geographic Area Characterized by Extreme Longevity in the Sardinia Island: the AKEA study." *Experimental Gerontology* 39, nº 9, (2004): 1423-1429. Disponível em: https://halshs.archives-ouvertes.fr/halshs-00175541/file/2004%20POULAIN%20BZ%20EXP%20GERONT.pdf.
2. "The World's #1 Longevity Food." Blue Zones, último acesso em 4 jan. 2023. Disponível em: https://www.bluezones.com/2016/06/10-things-about-beans/.
3. Lanza *et al.* "High Dry Bean Intake and Reduced Risk of Advanced Colorectal Adenoma Recurrence Among Participants in the Polyp Prevention Trial." *The Journal of Nutrition* 136, nº. 7 (2006): 1896-1903. Disponível em: doi:10.1093/jn/136.7.1896.
4. P. N. Singh e G. E. Fraser. "Dietary Risk Factors for Colon Cancer in a Low-risk Population." *American Journal of Epidemiology* 148, nº 8 (1998): 761-774. Disponível em: doi:10.1093/oxfordjournals.aje.a009697.
5. Jukanti *et al.* "Nutritional Quality and Health Benefits of Chickpea (Cicer arietinum L.): A Review." *British Journal of Nutrition* 108, nº S1 (2012): S11-S26. Disponível em: doi:10.1017/S0007114512000797.
6. Marc P. McRae. "The Benefits of Dietary Fiber Intake on Reducing the Risk of Cancer: An Umbrella Review of Meta-analyses." *Journal of Chiropractic Medicine* 17, nº 2 (2018): 90-96. Disponível em: doi:10.1016/j.jcm.2017.12.001.
7. Mazza *et al.* "Impact of Legumes and Plant Proteins Consumption on Cognitive Performances in the Elderly." *Journal of Translational Medicine* 15, nº 1 (mai. 2017). Disponível em: 109, doi:10.1186/s12967-017-1209-5.
8. Paula Cohen. "The MIND Diet: 10 Foods that Fight Alzheimer's (e 5 to Avoid)." CBS News, 30 mar. 2015. Disponível em: https://www.cbsnews.com/media/mind-diet-foods-avoid-alzheimers-boost-brain-health.

9. Yanni Papanikolaou e Viktor L. Fulgoni. "Bean Consumption is Associated with Greater Nutrient Intake, Reduced Systolic Blood Pressure, Lower Body Weight, and a Smaller Waist Circumference in Adults: Results from the National Health and Nutrition Examination Survey 1999-2002." *Journal of the American College of Nutrition* 27, nº 5 (out. 2008). Disponível em: 569-76, doi: 10.1080/07315724.2008.10719740.
10. Winham, Donna, Andrea M. Hutchins e Carol S. Johnson. Pinto Bean Consumption Reduces Biomarkers for Heart Disease Risk. *Journal of the American College of Nutrition* 26, nº 3 (2007): 243-249. Disponível em: doi: 10.108%07315724.2007.10719607.
11. Polak, Rani, Edward M. Phillips, e Amy Campbell. "Legumes: Health Benefits and Culinary Approaches to Increase Intake." *Clinical Diabetes* 33, nº 4 (out. 2015): 198-205. Disponível em: https://doi.org/10.2337//diaclin.33.4.198.

Capítulo 4

1. Michael Greger. "Best Berries." *Nutrition Facts*, última alteração em 9 jan. de 2012. Disponível em: https://nutritionfacts.org/video/best-berries/.
2. Khalid *et al.* "Effects of Acute Blueberry Flavonoids on Mood in Children and Young Adults." *Nutrients* 9, nº 2 (2017): 158. Disponível em: https://doi.org/10.3390/nu9020158.
3. Jessica Maki. "Berries Keep Your Brain Sharp." *The Harvard Gazette*, última alteração em 26 abr. 2012. Disponível em: https://news.harvard.edu/gazette/story/2012/04/berries-keep-your-brain-sharp.
4. E. Devore, J. H. Kang, M. Breteler *et al.* "Dietary Intakes of Berries and Flavonoids in Relation to Cognitive Decline." *Annals of Neurology* 72, nº1 (2012): 135-143. Disponível em: doi:10.1002/ana.23594.
5. Michael Greger. "Berries vs. Pesticides in Parkinson's Disease." Nutrition Facts, última alteração 13 jul. 2016. Disponível em: https://nutritionfacts.org/video/berries-vs-pesticides-in-parkinsons-disease.
6. P. Pan, Y. Huang, K. Oshima *et al.* "An Immunological Perspective for Preventing Cancer with Berries." *Journal of Berry Research* 8, nº 3 (jan. 2018): 163-175. Disponível em: https://content.iospress.com/articles/journal-of-berry-research/jbr180305.
7. F. Aquil, J. Jeyabalan, H. Kauser *et al.* "Lung Cancer Inhibitory Activity of Dietary Berries and Berry Polyphenolics." *Journal of Berry Research 6*, nº 2 (jan. 2016): 105-114. Disponível em: https://content.iospress.com/articles/journal-of-berry-research/jbr120.
8. Rani Polak, Edward M. Phillips, e Amy Campbell. "Legumes: Health Benefits and Culinary Approaches to Increase Intake." *Clinical Diabetes* 33, nº 4 (out. 2015): 198-205. Disponível em: https://doi.org/10.2337/diaclin.33.4.198.
9. J, Docherty, H. McEwen, T. Sweet *et al.* "Resveratrol Inhibition of Propionibacterium Acnes." *The Journal of Antimicrobial Chemotherapy* 59, nº 6 (2007): 1182-1184. Disponível em: doi:10.1093/jac/dkm099.

Capítulo 5

1. Maria Webster. "The Importance of Sulphur in Your Garden." Family Handyman, última alteração em 29 nov. 2022. Disponível em: https://www.familyhandyman.com/article/garden-soil-sulfur.

2. Seema Yadav *et al.* "Antimicrobial Activity of Fresh Garlic Juice: An In vitro Study." *Ayu* 36, nº 2 (2015): 203-207. Disponível em: doi:10.4103/0974-8520.175548.
3. E. Elnima *et al.* "The Antimicrobial Activity of Garlic and Onion Extracts." *Die Pharmazie* 38, nº 11 (1983): 747-748. Disponível em: https://pubmed.ncbi.nlm.nih.gov/6669596/.
4. Taiichiro Seki e Takashi Hosono. "Prevention of Cardiovascular Diseases by Garlic-Derived Sulphur Compounds." *Journal of Nutritional Science and Vitaminology* 61 (2015): S83-S85. Disponível em: https://www.jstage.jst.go.jp/article/jnsv/61/Supplement/61_S83/_pdf/-char/en.
5. Zahra Bahadoran *et al.* "Allium Vegetable Intakes and the Incidence of Cardiovascular Disease, Hypertension, Chronic Kidney Disease, and Type 2 Diabetes in Adults." *Journal of Hypertension* 35, nº 9 (set. 2017): 1909-1916. Disponível em: doi: 10.1097/HJH.0000000000001356.
6. Mahshad Sarvizadeh *et al.* "Allicin and Digestive System Cancers: From Chemical Structure to Its Therapeutic Opportunities." *Frontiers in Oncology* 11 (abr. 2021). Disponível em: doi:10.3389/fonc.2021.650256.
7. Ocean Robbins. "Amazing Alliums–Why These Disease Fighting Veggies Are Worth Eating Every Day." Food Revolution Network, última alteração 23 jul. 2021. Disponível em: https://foodrevolution.org/blog/allium-vegetables.
8. Ardini Pangastuti, Sri Endah Indriwati e Mohamad Amin. "Investigation of the Anti-aging Properties of Allicin from *Allium sativum* L Bulb Extracts by a Reverse Docking Approach." *Tropical Journal of Pharmaceutical Research* 17, nº 4 (2018). Disponível em: https://www.researchgate.net/publication/325066943_Investigation_of_the_antiaging_properties_of_allicin_from_Allium_sativum_L_bulb_extracts_by_a_reverse_docking_ approach.
9. J. Ban, J. Oh, T. Kim *et al.* "Anti-inflammatory and Arthritic Effects of Thiacremonone, a Novel Sulfur Compound Isolated from Garlic via Inhibition of NF-κB." *Arthritis Research & Therapy* 11, nº R145 (2009). Disponível em: https://doi.org/10.1186/ar2819.
10. "Onions Can Help Prevent Inflammation." Arthritis Foundation, última alteração em 1º jun. 2022, http://blog.arthritis.org/living-with-arthritis/onions-prevent-inflammation-arthritis-diet.
11. "Onion Myths and FAQs." National Onion Association, acessado em 24 de jan. 2003. Disponível em: https://www.onions-usa.org/tips-onion-myths-faqs/faqs.

Capítulo 6

1. Cho *et al.* "Antioxidant and Anti-Inflammatory Activities in Relation to the Flavonoids Composition of Pepper (*Capsicum annuum* L.)." *Antioxidantes* 9, nº 10 (2020): 986. Disponível em: https://doi.org/10.3390/antiox9100986.
2. Sarah Rautio. "Increase Intake of Fresh Herbs for Everyday Health." MSU Extension, última alteração em 17 de fevereiro de 2017. Disponível em: https://www.canr.msu.edu/news/increase_intake_of_fresh_herbs_for_everyday_health.
3. Ocean Robbins. "How Curcumin Can Help You Hack Your Genes and Avoid Disease." Food Revolution Network, última alteração em 23 jan. 2020. Disponível em: https://foodrevolution.org/blog/health-benefits-of-curcumin.

4. Michael Greger. "Peppermint Oil for Irritable Bowel Syndrome." Nutrition Facts, última alteração em 10 jul. 2015. Disponível em: https://nutritionfacts.org/video/peppermint-oil-for-irritable-bowel-syndrome/.
5. Ocean Robbins. "Ginger Benefits and Side Effects." Food Revolution Network, 22 abr. 2020. Disponível em: https://foodrevolution.org/blog/ginger-benefits-and-side-effects/.
6. Krishnapura Srinivasan. "Cominho (*Cuminum cyminum*) e Cominho Preto (*Nigella sativa*) Seeds: Traditional Uses, Chemical Constituents, and Nutraceutical Effects." *Food Quality and Safety* 2, nº 1 (mar. 2018): 1-16. Disponível em: https://doi.org/10.1093/fqsafe/fyx031.
7. G. J. Kaur e D. S. Arora. "Antibacterial and Phytochemical Screening of *Anethum graveolens, Foeniculum vulgare* e *Trachyspermum ammi.*" *BMC Complementary and Alternative Medicine* 9, nº (2009). Disponível em: https://doi.org/10.1186⁄1472-6882-9-30.
8. Shyamapada Mandal e Manisha Mandal. "Coriander (*Coriandrum sativum* L.) Essential Oil: Chemistry and Biological Activity." *Asian Pacific Journal of Tropical Biomedicine* 5, nº 6, (2015): 421-428. Disponível em: https://www.sciencedirect.com/science/article/pii/S2221169115000647.
9. Ocean Robbins. "Fresh vs. Dried: A Guide to Herbs and Spices." Food Revolution Network.
10. Lindsay Oberst. "How to Stay Healthy and Fight Cancer with Parsley." Food Revolution Network, última alteração em 16 dez. 2015. Disponível em: https://foodrevolution.org/blog/parsley-cancer-health.
11. Ocean Robbins. "Fresh vs. Dried: A Guide to Herbs and Spices." Food Revolution Network, última alteração em 11 nov. 2021. Disponível em: https://foodrevolution.org/blog/cooking-with-herbs-and-spices-fresh-vs-dried/.
12. Ocean Robbins. "What Is Cumin, and Should You Eat It for Your Health." Food Revolution Network, última alteração em 31 jan. 2020. Disponível em: https://foodrevolution.org/blog/health-benefits-of-cumin.
13. Ocean Robbins. "Ginger Benefits and Side Effects." Food Revolution Network.
14. Cho *et al.* "Antioxidant and Anti-Inflammatory Activities in Relation to the Flavonoids Composition of Pepper (*Capsicum annuum* L.)." 986.
15. Ocean Robbins. "Ginger Benefits and Side Effects." Food Revolution Network.
16. Kuptniratsaikul *et al.* "Efficacy and Safety of Curcuma domestica Extracts Compared with Ibuprofen in Patients with Knee Osteoarthritis: a Multicenter Study." *Clinical Interventions in Aging 9* (mar. 2014): 451-458. Disponível em: doi:10.2147/CIA.S58535.

Capítulo 7

1. Aaron Hutcherson. "A Guide to Sweet Potato Varieties." *The Washington Post*. Disponível em: https://www.washingtonpost.com/food/2021/09/24/sweet-potatoes-guide/.
2. "New research suggests sweet potatoes did not originate in the Americas." Indiana University News, última alteração em 21 mai. 2018. Disponível em: https://news.iu.edu/live/news/25018-new-research-suggests-sweet-potatoes-did-not.
3. Lindeberg *et al.* "Cardiovascular Risk Factors in a Melanesian Population Apparently Free from Stroke and Ischaemic Heart Disease: the Kitava Study." *Journal of Internal Medicine* 236, nº 3 (1994): 331-340. Disponível em: doi:10.1111/j.1365-2796.1994.tb00804.x.

4. Daniel J. DeNoon. "Death Stalks Smokers in Beta-Carotene Study." WebMD, 30 nov. 2004. Disponível em: https://www.webmd.com/smoking-cessation/news/20041130/death-stalks-smokers-in-beta-carotene-study.
5. Cheow Peng Ooi e Seng Cheong Loke. "Sweet Potato for Type 2 Diabetes Mellitus." *The Cochrane Database of Systematic Reviews* 2013, nº 9 (set. 2013). Disponível em: doi:10.1002/14651858.CD009128.pub3.
6. Kendra Cherry. "What Is Acetylcholine? Verywellmind, última alteração em 9 set. 2022. Disponível em: https://www.verywellmind.com/what-is-acetylcholine-2794810.
7. Priyanka Runwal. "Sweet Potato Sends Secret Signals." *Scientific American*, última alteração em 24 jan. 2020. Disponível em: https://www.scientificamerican.com/article/sweet-potato-sends-secret-signals/.

Capítulo 8

1. Ruth Schuster. "Archaeologists Find 780,000-Year-Old Remains of Prehistoric Man's Meal." *Haaretz*, última alteração em 5 dez. 2016. Disponível em: https://www.haaretz.com/archaeology/2016-12-05/ty-article-magazine/780-000-year-old-remains-of-plant-diet-found-in-israel/0000017f-f87e-d887-a7ff-f8fe05f00000.
2. "Healthy Foods High in Selenium." WebMD, última alteração em 23 nov. 2022. Disponível em: https://www.webmd.com/diet/foods-high-in-selenium.
3. Ying Bao. "Association of Nut Consumption with Total and Cause-Specific Mortality." *New England Journal of Medicine* 369, nº 21 (nov. 2013): 2001-2011. Disponível em: https://www.nejm.org/doi/full/10.1056/NEJMoa1307352.
4. Emily Esfahani Smith. "The Lovely Hill: Where People Live Longer and Happier." *The Atlantic*, última alteração em 4 fev. 2013. Disponível em: https://www.theatlantic.com/health/archive/2013/02/the-lovely-hill-where-people-live-longer-and-happier/272798.
5. "Nuts and Your Heart: Eating Nuts for Heart Health." Clínica Mayo, última alteração em 2 ago. 2022. Disponível em: https://www.mayoclinic.org/diseases-conditions/heart-disease/in-depth/nuts/art-20046635.
6. Mohammadifard *et al.* "Longitudinal Association of Nut Consumption and the Risk of Cardiovascular Events: A Prospective Cohort Study in the Eastern Mediterranean Region." *Frontiers in Nutrition 7* nº 610467 (janeiro de 2021). Disponível em: doi:10.3389/fnut.2020.610467.
7. Ocean Robbins. "You Won't Believe How Healthy Nuts Are For You." Food Revolution Network, última alteração em 29 jul. 2021. Disponível em: https://foodrevolution.org/blog/nuts-health.
8. Edel *et al.* "Dietary Flaxseed Independently Lowers Circulating Cholesterol and Lowers It Beyond the Effects of Cholesterol-lowering Medications Alone in Patients with Peripheral Artery Disease." *The Journal of Nutrition* 145, nº 4 (2015): 749-757. Disponível em:https://pubmed.ncbi.nlm.nih.gov/25694068.
9. Kailash Prasad e Ashok Jadhav. "Prevention and Treatment of Atherosclerosis with Flaxseed-derived Compound Secoisolariciresinol Diglucoside." *Current Pharmaceutical Design* 22, nº 2 (2016): 214-220. Disponível em: doi:10.2174/1381612822666151112151130.
10. Ocean Robbins. "All About Hemp Seeds-A Nutritionally Dense Superfood." Food Revolution Network, 18 jun. 2020. Disponível em: https://foodrevolution.org/blog/hemp-seeds.
11. Toscano *et al.* "Chia Flour Supplementation Reduces Blood Pressure in Hypertensive Subjects." *Plant Foods for Human Nutrition* 69, nº 4 (2014): 392-398. Disponível em: doi:10.1007/s11130-014-0452-7.

12. Sánchez-González *et al.* "Walnut Polyphenol Metabolites, Urolithins A and B, Inhibit the Expression of the Prostate-specific Antigen and the Androgen Receptor in Prostate Cancer Cells." *Food & Function* 11 (2014): 2922-2930. Disponível em: https://pubs.rsc.org/en/content/articlelanding/2014/fo/c4fo00542b#!divAbstract.

13. Sara Bondell. "Eating Walnuts May Help Breast Cancer Patients." Endeavor, última alteração em 1º abr. 2019. Disponível em: https://moffitt.org/endeavor/archive/eating-walnuts-may-help-breast-cancer-patients.

14. Ocean Robbins. "Are Flaxseeds Good For You? – And the Best Way to Eat Them." Food Revolution Network, última alteração em 13 ago. 2021. Disponível em: https://foodrevolution.org/blog/is-flaxseed-good-for-you.

15. Deshpande *et al.* "Alpha-linolenic Acid Regulates the Growth of Breast and Cervical Cancer Cell Lines through Regulation of NO Release and Induction of Lipid Peroxidation." *Journal of Molecular Biology* (fev. 2013). Disponível em: http://www.jmolbiochem.com/index.php/JmolBiochem/article/view/52.

16. Seema Gulati, Anoop Misra e Ravindra M. Pandey. "Effect of Almond Supplementation on Glycemia and Cardiovascular Risk Factors in Asian Indians in North India with Type 2 Diabetes Mellitus: A 24-Week Study." Metabolic Syndrome and Related Disorders 15, nº 2 (2017): 98-105. Disponível em: https://www.ncbi.nlm.nih.gov/pmc/articles/PMC5333560.

17. Arab *et al.* "Association Between Walnut Consumption and Diabetes Risk in NHANES." *Diabetes Metabolism Research and Reviews* 34, nº 7 (out. 2018). Disponível em: https://onlinelibrary.wiley.com/doi/full/10.1002/dmrr.3031.

18. Ho *et al.* "Effect of Whole and Ground Salba Seeds (Salvia Hispanica L.) on Postprandial glycemia in Healthy Volunteers: a Randomized Controlled, Dose-response Trial." *European Journal of Clinical Nutrition* 67, nº 7 (2013): 786-788. Disponível em: doi:10.1038/ejcn.2013.103.

19. "Worldwide Revenue of Pfizer's Viagra from 2003 to 2017 (*in* Million U.S. Dollars). Statistica, fev. 2018.

20. Tsai *et al.* "A Prospective Cohort Study of Nut Consumption and the Risk of Gallstone Disease in Men." *American Journal of Epidemiology* 160, nº 10 (2004): 961-968. Disponível em: doi:10.1093/aje/kwh302.

21. Aldemir *et al.* "Pistachio Diet Improves Erectile Function Parameters and Serum Lipid Profiles in Patients with Erectile Dysfunction." *International Journal of Impotence Research* 23 (2011): 32-38. Disponível em: https://doi.org/10.1038/ijir.2010.33.

Capítulo 9

1. "The Discovery of Coffee: The Legend of Kaldi." Waycap Capsules and Coffee, última alteração em 19 jun. 2018. Disponível em: https://www.compatible-capsules.com/coffee-culture/discovery-of-coffee-legend-of-kaldi/.

2. "Legend of Teas." Dethlefsen and Balk, último acesso em 24 jan. 2023. Disponível em: https://www.dethlefsen-balk.de/ENU/10730/Legende_vom_Tee.html.

3. "Types of Coffee Beans and What Sets Them Apart." District Roasters, última alteração em 13 mar. 2019. Disponível em: https://districtroasters.com/blogs/news/types-of-coffee-beans.

4. Ocean Robbins. "Is Coffee Good for You or Bad for You? Find Out the Truth!" Food Revolution Network, última alteração em 20 jan. 2023. Disponível em: https://foodrevolution.org/blog/coffee-health/.

5. Lopez-Garcia *et al.* "Coffee Consumption and Risk of Stroke in Women." *Circulation* 119, nº 8 (2009): 1116-1123. Disponível em: doi:10.1161/CIRCULATIONAHA.108.826164.

6. Susanna Larsson, Jarmo Vitarmo e Alicja Wolk. "Coffee Consumption and Risk of Stroke in Women." *Stroke* 42, nº 4 (2011): 908-912. Disponível em: doi:10.1161/STROKEAHA.110.603787.
7. "Coffee." The Nutrition Source, acessado em 24 jan. 2023. Disponível em: https://www.hsph.harvard.edu/nutritionsource/food-features/coffee.
8. Ocean Robbins. "Tea Health Benefits." Food Revolution Network, última alteração em 4 mai. 2020. Disponível em: https://foodrevolution.org/blog/tea-health-benefits.
9. Grassi *et al.* "Black Tea Consumption Dose-dependently Improves Flow-mediated Dilation in Healthy Males." *Journal of Hypertension* 27, nº 4 (abr. 2009): 774-781. Disponível em: DOI: 10.1097/HJH.0b013e328326066c.
10. Zheng *et al.* "Green Tea Intake Lowers Fasting Serum Total and LDL Cholesterol in Adults: a Meta-analysis of 14 Randomized Controlled Trials." *The American Journal of Clinical Nutrition* 94, nº 2 (2011): 601-610. Disponível em: doi:10.3945/ajcn.110.010926.
11. Kuriyama *et al.* "Green Tea Consumption and Mortality Due to Cardiovascular Disease, Cancer, and All Causes in Japan: The Ohsaki Study." *Journal of the American Medical Association* 296, nº 10 (set. 2006): 1255-1265. Disponível em: doi:10.1001/jama.296.10.1255.
12. Ocean Robbins. "What to Eat and Drink for Better Sleep." Food Revolution Network, última alteração em 1º dez. 2021. Disponível em: https://foodrevolution.org/blog/food-and-drinks-for-better-sleep.
13. Ocean Robbins. "5 Science-Backed Reasons to Drink Matcha Tea." Food Revolution Network, última alteração em 2 nov. 2018. Disponível em: https://foodrevolution.org/blog/matcha-tea-benefits.
14. Büşra Açıkalın e Nevin Sanlier. "Coffee and Its Effects on the Immune System." *Trends in Food Science & Technology* 114 (2021): 625-632. Disponível em: https://doi.org/10.1016/j.tifs.2021.06.023.6.
15. Benedette Cuffari. "How Does Coffee Affect the Immune System." News Medical, última alteração em 8 set. 2022. Disponível em: https://www.news-medical.net/health/How-Does-Coffee-Affect-the-Immune-System.aspx.
16. Fujiki *et al.* "Cancer Prevention with Green Tea and Its Principal Constituent, EGCG: from Early Investigations to Current Focus on Human Cancer Stem Cells." *Molecules and Cells* 41, nº 2 (2018): 73-82. Disponível em: doi:10.14348/molcells.2018.2227.
17. Lindsay Oberst. "The Surprising Inflammation and Aging Benefits of Caffeine." Food Revolution Network, última alteração em 30 jul. 2021. Disponível em: https://foodrevolution.org/blog/food-and-health/caffeine-coffee-tea-inflammation-anti-aging.
18. Elizabeth Mendes. "Coffee and Cancer: What the Research Really Shows." American Cancer Society, última alteração em 3 abr. 2018. Disponível em: https://www.cancer.org/latest-news/coffee-and-cancer-what-the-research-really-shows.html.
19. Eskelinen *et al.* "Midlife Coffee and Tea Drinking and the Risk of Late-life Dementia: a Population-based CAIDE Study." *Journal of Alzheimer's Disease* 16, nº 1 (2009): 85–91. Disponível em: doi:10.3233/JAD-2009-0920.
20. Hu *et al.* "Coffee and Tea Consumption and the Risk of Parkinson's Disease." *Movement Disorders* 22, nº 15 (2007): 2242-2248. Disponível em: doi:10.1002/mds.21706.
21. Pervin *et al.* "Beneficial Effects of Green Tea Catechins on Neurodegenerative Diseases." *Molecules* 23, nº 6 (mai. 2018): 1297. Disponível em: doi:10.3390/molecules23061297.

22. Torquati *et al.* "A Daily Cup of Tea or Coffee May Keep You Moving: Association Between Tea and Coffee Consumption and Physical Activity." *International Journal of Environmental Research and Public Health* 15, nº 9 (2018): 1812. Disponível em: https://doi.org/10.3390/ijerph15091812.

23. Ales Pospisil. "The Ultimate Guide to Homemade Cold Brew Coffee." European Coffee Trip, última alteração em 15 jul. 2020. Disponível em: https://europeancoffeetrip.com/how-to-make-cold-brew-coffee/.

24. "The Six Immutable Laws of Tea Storage." Tea Epicure, acessado em 24 jan. 2023. Disponível em: https://teaepicure.com/how-to-store-tea/.

25. "Lipton Lemon Iced Tea." Fatsecret, acessado em 24 jan. 2023. Disponível em: https://www.fatsecret.com/calories-nutrition/lipton/lemon-iced-tea.

APÊNDICE

NUTRIENTES DOS SUPERALIMENTOS Use este guia como uma referência rápida para encontrar os superalimentos e seus principais nutrientes, bem como para obter inspiração sobre como usá-los em sua próxima refeição. Como você pode ver, uma nutrição completa à base de plantas não precisa envolver alimentos exóticos!

SUPERALIMENTO	NUTRIENTES ESSENCIAIS	COMO USAR
Verduras	carotenoides • clorofila vitaminas B • vitamina A vitamina E • vitamina K cálcio • ferro • magnésio	saladas • refogadas cozidas no vapor/salteadas acompanhamentos de sopas e ensopados • caçarolas • vitaminas • molhos
Cogumelos	ergotioneína • glutationa vitaminas B • vitamina D (quando são expostos ao sol enquanto crescem) selênio • potássio • cobre • fibras alimentares: betaglucanos e quitina	caçarolas • cobertura de pizza sopas • ensopados • refogados sanduíches/*wraps* • hambúrgueres vegetarianos substitutos da carne
Leguminosas	Proteína • fibra • amido resistente fitoquímicos • flavonoides vitaminas B (em especial folato) • ferro • cálcio • zinco • magnésio	saladas • cobertura de salada frituras • sopas/cozidos caçarolas • molhos/caldos massas • tigelas de grãos sobremesas • recheio de hambúrguer vegetariano
Frutas Silvestres	antocianinas • polifenóis fibra • vitamina C manganês • vitamina K1	*in natura* • salada de frutas • compota de frutas • sobremesa cozida • picolés • cobertura de sobremesas • vitaminas • tigelas de cremes • molhos/temperos
Alho e Cebola	enxofre • fibras solúveis: frutanos e inulina • vitaminas B (especialmente ácido fólico) • vitamina C • potássio • selênio e manganês	molhos • sopas/cozidos fritos • mexidos pratos de massa • tigelas de grãos saladas • pratos principais
Batatas-Doces	fibra • amido resistente vitamina C • carotenoides betacaroteno (que dá às alaranjadas a sua cor), vitaminas B manganês • magnésio • cobre	assadas com coberturas acompanhamentos sazonais *chilis*/guisados • caçarolas tigelas de grãos • picadinhos sobremesas (*brownies* e tortas de batata-doce)
Oleaginosas e Sementes	proteína • fibra • gorduras saudáveis tocoferóis (vitamina E) fitoesteróis magnésio • ferro • fósforo cálcio • zinco	naturalmente cruas ou torradas farinha/refeição à base de oleaginosas • manteiga de oleaginosas • mistura de petiscos (lanche) • granola • coberturas para salada • coberturas refogadas • sobremesa • patês • vitaminas com leites de sementes e oleaginosas • queijos de oleaginosas
Ervas e Especiarias (nutrientes variam dependendo das ervas e das especiarias)	vitamina C • carotenoides • flavonoides • vitaminas A • vitamina K • ferro • magnésio • cálcio • manganês • ácidos graxos ômega-3 e 6	Ervas/especiarias doces: sobremesas • molhos • bebidas quentes • ervas/especiarias salgadas: sopas/ensopados • caçarolas como pratos principais • molhos/temperos de saladas • tigelas de grãos • acompanhamentos
Chá e Café	Café: ácidos hidrocinâmicos polifenóis Chá verde: catequinas/EGCG L-teanina Chá preto: polifenóis	Vitaminas sobremesas/bolos e tortas puro em uma xícara morna com uma dose de leite vegetal

O MUNDO MARAVILHOSO DOS COGUMELOS

TIPO DE COGUMELO	BENEFÍCIOS
Branco (paris, portobello e cremini)	Ajuda o sistema imunológico Rico em antioxidantes • Antienvelhecimento • Anticancerígeno Melhora a função cerebral e a cognição Coração saudável • Auxilia na digestão
Shiitake	Ajuda o sistema imunológico • Coração saudável • Diminui o colesterol • Auxilia no controle da pressão arterial • Rico em antioxidantes
Enoki	Ajuda o sistema imunológico • Anticancerígeno • Coração saudável • Melhora a função cerebral e a cognição • Rico em antioxidantes
Juba-de-Leão	Ajuda o sistema imunológico • Anticancerígeno • Coração saudável
Cauda-de-Peru	Ajuda o sistema imunológico • Melhora o foco, a clareza mental e o humor • Reduz sintomas de ansiedade • Anti-inflamatório Rico em antioxidantes
Galinha-da-Floresta (*maitake*)	Ajuda o sistema imunológico Anticancerígeno • Reduz o colesterol Auxilia no controle dos níveis de açúcar no sangue • Anti-inflamatório
Faia-Branca (*shimeji*)	Ajuda o sistema imunológico • Rico em antioxidantes Anti-inflamatório • Antimicrobiano Reduz o colesterol • Coração saudável
Cantarelo	Apoia a função imunológica saudável Rico em antioxidantes • Apoia a saúde dos ossos
Porcino	Ajuda o sistema imunológico Anti-inflamatório • Antiviral/antibacteriano Melhora a digestão • Reduz o risco de doenças cardiovasculares • Rico em antioxidantes
Morel	Ajuda o sistema imunológico Antitumoral • Anti-inflamatório Rico em antioxidantes]
Ostra	Ajuda o sistema imunológico Reduz a pressão arterial e o colesterol • Auxilia no controle dos níveis de açúcar no sangue • Coração saudável • Rico em antioxidantes
Chaga	Ajuda o sistema imunológico • Reduz o estresse oxidativo Rico em antioxidantes • Anti-inflamatório • Reduz o colesterol • Anticancerígeno • Auxilia no controle dos níveis de açúcar no sangue • Antitumoral • Coração saudável

GUIA PARA COZINHAR FEIJÕES

Feijões não são apenas uma ótima fonte de proteína e fibra, mas também concentram um grande número das vitaminas e minerais de que seu corpo precisa para se desenvolver. Divirta-se experimentando essas variedades saudáveis – o que você pode criar na cozinha é infinito!

FEIJÃO CRU (1 XÍCARA)	ÁGUA	TEMPO DE MOLHO	TEMPO PARA ASSAR	QUANTIDADE COZIDA
Feijão-azuqui	2 ½ xícaras ou até completamente coberto	Molho quente: 4 horas Molho rápido: 1-2 horas A noite inteira: 8-12 horas	Fogão: 35–45 minutos Panela de pressão: 15–20 minutos	3 a 3 ½ xícaras
Feijão-preto	2 ½ xícaras ou até completamente coberto	Molho quente: 4 horas Molho rápido: 1-2 horas A noite inteira: 8-12 horas	Fogão: 50–60 minutos Panela de pressão: 8–10 minutos	3 a 3 ½ xícaras
Ervilha-preta	2 ½ xícaras ou até completamente coberto	Molho quente: 4 horas Molho rápido: 1-2 horas A noite inteira: 8-12 horas	Fogão: 45–60 minutos Panela de pressão: 8–10 minutos	3 a 3 ½ xícaras
Feijão-manteiga	2 ½ xícaras ou até completamente coberto	Molho quente: 4 horas Molho rápido: 1-2 horas A noite inteira: 8-12 horas	Fogão: 45–60 minutos Panela de pressão: 12–15 minutos	3 a 3 ½ xícaras
Feijão *Cannellini*	2 ½ xícaras ou até completamente coberto	Molho quente: 4 horas Molho rápido: 1-2 horas A noite inteira: 8-12 horas	Fogão: 90 minutos–2 horas Panela de pressão: 20–30 minutos	3 a 3 ½ xícaras
Feijão-fava	2 ½ xícaras ou até completamente coberto	Molho quente: 4 horas Molho rápido: 1-2 horas A noite inteira: 8-12 horas	Fogão: 50–70 minutos Panela de pressão: 8–11 minutos	3 a 3 ½ xícaras
Edamame (soja fresca ou verde)	2 ½ xícaras ou até completamente coberto	Não precisa deixar de molho	Fogão: 5–10 minutos Panela de pressão: 1–2 minutos	1 xícara

Feijão Garbanzo/ Grão-de-Bico	2 ½ xícaras ou até completamente coberto	Molho quente: 4 horas Molho rápido: 1-2 horas A noite inteira: 8-12 horas	Fogão: 90 minutos–3 horas Panela de pressão: 15–20 minutos	3 a 3 ½ xícaras
Feijão *Great Northern* (tipo de feijão-branco, comum na América do Norte)	2 ½ xícaras ou até completamente coberto	Molho quente: 4 horas Molho rápido: 1-2 horas A noite inteira: 8-12 horas	Fogão: 45–60 minutos Panela de pressão: 15–20 minutos	3 a 3 ½ xícaras
Lentilhas (marrons)	2 ½ xícaras ou até completamente coberto	Não precisa deixar de molho	Fogão: 30–40 minutos Panela de pressão: 7–8 minutos	3 a 3 ½ xícaras
Lentilhas (verdes)	2 ½ xícaras ou até completamente coberto	Não precisa deixar de molho	Fogão: 30–40 minutos Panela de pressão: 7–10 minutos	3 a 3 ½ xícaras
Lentilhas (vermelhas)	2 ½ xícaras ou até completamente coberto	Não precisa deixar de molho	Fogão: 15–25 minutos Panela de pressão: 7–8 minutos	3 a 3 ½ xícaras (não esqueça que as lentilhas vermelhas cozinham até ficar com uma consistência pastosa)
Feijão-mungo	2 ½ xícaras ou até completamente coberto	Molho quente: 4 horas Molho rápido: 1-2 horas A noite inteira: 8-12 horas	Fogão: 50–70 minutos Panela de pressão: 6–8 minutos	3 a 3 ½ xícaras
Navy Beans*	2 ½ xícaras ou até completamente coberto	Molho quente: 4 horas Molho rápido: 1-2 horas A noite inteira: 8-12 horas	Fogão: 45–60 minutos Panela de pressão: 7–10 minutos	**3–3 ½ cups**

* *Navy Beans* ou "feijão da marinha" é um tipo de feijão-branco que foi muito servido na marinha norte-americana no início do século passado. O grão é menor que o grão do feijão-branco consumido no Brasil. (N. do T.)

Feijão-carioca	2 ½ xícaras ou até completamente coberto	Molho quente: 4 horas Molho rápido: 1-2 horas A noite inteira: 8-12 horas	Fogão: 60–90 minutos Panela de pressão: 8–10 minutos	3 a 3 ½ xícaras
Feijão-vermelho/ Feijão-roxo	2 ½ xícaras ou até completamente coberto	Molho quente: 4 horas Molho rápido: 1-2 horas A noite inteira: 8-12 horas	Fogão: 70–90 minutos Panela de pressão: 12-15 minutos	3 a 3 ½ xícaras
Soja	2 ½ xícaras ou até completamente coberto	Molho quente: 4 horas Molho rápido: 1-2 horas A noite inteira: 8-12 horas	Fogão: 2 ½–3 horas Panela de pressão: 15–20 minutos	3 a 3 ½ xícaras
Ervilha seca ou partida	2 ½ xícaras ou até completamente coberta	Não precisa deixar de molho	Fogão: 35–45 minutos Panela de pressão: 5–8 minutos	3 a 3 ½ xícaras
Ervilha-torta	2 ½ xícaras ou até completamente coberto	Molho quente: 4 horas Molho rápido: 1-2 horas A noite inteira: 8-12 horas	Fogão: 45–60 minutos Panela de pressão: 6–10 minutos	3 a 3 ½ xícaras

INSTRUÇÕES GERAIS

1. Cate os feijões, descartando os descoloridos ou enrugados.
2. Lave bem os feijões.
3. Deixe os feijões de molho conforme os tempos e métodos sugeridos acima.
4. Cozinhe em fogo médio; mantenha a água em ligeira fervura para evitar que as cascas se partam.
5. Como os feijões aumentam de tamanho depois que ficam de molho e são cozidos, é importante ficar de olho na proporção água-feijão. Periodicamente, durante o processo de cozimento, adicione água morna para manter os feijões cobertos.
6. Vez por outra, mexa os feijões que estão cozinhando para evitar que grudem no fundo da panela.
7. Dependendo da variedade, os feijões levam de 30 minutos a 2 horas para cozinhar no fogão. Você vai perceber que os feijões estão prontos quando estiverem macios, mas não moles.

MÉTODOS DE COZIMENTO

O tempo de cocção depende do método escolhido, mas a maioria das variedades de feijão (após a imersão) fica cozida entre 30 minutos a 2 horas. Cozinhar feijões usando uma panela de pressão ajuda a reduzir o tempo e elimina a dúvida de querer saber se os feijões já estão macios; eles sempre saem perfeitos! A pressão e o vapor também penetram no exterior duro dos feijões, tornando-os mais fáceis de digerir. Se você não tiver uma panela de pressão, uma panela ou dispositivo elétricos também podem funcionar.

Dica: adicione uma folha de louro ou uma tira de kombu seco (uma alga marinha) quando for cozinhar feijão. Além de acrescentar sabor, o kombu ajudar a amaciar os grãos e a reduzir a flatulência durante a digestão. O kombu contém alfagalactosidase, que ajuda a decompor os oligossacarídeos dos feijões, responsáveis pela irritação gastrointestinal. Você também pode adicionar temperos, como erva-doce, cominho, alcaravia, gengibre, erva-de-santa-maria (mastruz), assa-fétida (férula ou funcho-gigante) e açafrão, para ajudar a tornar os feijões mais digeríveis.

POR QUE DEIXAR SEUS FEIJÕES DE MOLHO ANTES DE COZINHAR?

Deixar os feijões de molho permite que eles absorvam água e isso começa a dissolver os antinutrientes que causam desconforto intestinal e gases. Enquanto estão de molho, os feijões também estão se expandindo em tamanho, o que resulta em tempos de cozimento mais rápidos. Para saber mais sobre os benefícios de deixar os feijões de molho para reduzir os antinutrientes, visite nossa postagem, em inglês, do *blog* em foodrevolution.org. *O que são antinutrientes? E será que você precisa evitá-los?*

MÉTODOS PARA DEIXAR DE MOLHO

Molho quente: se não puder deixar os feijões de molho durante a noite, deixá-los em molho quente é a maneira mais fácil para ajudar a amolecer os grãos e livrá-los de alguns antinutrientes antes de cozinhar. Basta adicionar 3 a 4 xícaras de água a uma panela e deixar ferver (4 a 5 minutos). Retire a água do fogo, adicione os feijões e tampe com uma tampa bem justa. Deixe os feijões de molho por 4 horas. Em seguida, escorra a água, adicione água fresca aos feijões e cozinhe usando seu método preferido.

Molho rápido: o molho rápido é o método mais rápido e ajudará a amolecer os feijões e remover alguns antinutrientes, mas não é tão eficaz quanto outros métodos de molho. Lentilhas, no entanto (elas só precisam de cerca de 20 a 30 minutos), são ideais para este método se os antinutrientes forem uma preocupação. Basta adicionar 2 a 3 xícaras de água a uma panela e deixar ferver (4 a 5 minutos). Retire a água do fogo, acrescente os feijões e tampe com uma tampa bem justa. Deixe os feijões de molho por 1 a 2 horas. Em seguida, escorra a água, adicione água fresca aos feijões e cozinhe usando seu método preferido.

A noite inteira de molho: deixar a noite inteira de molho é o método mais fácil e mais eficiente para remover antinutrientes. Você pode deixar seus feijões de molho de 8 a 24 horas. Em um recipiente grande, adicione 4 xícaras de água e tampe. Se estender o tempo de molho por mais de 12 horas, escorra o líquido do molho original, lave e deixe novamente de molho em água fresca. Troque 2 ou 3 vezes de água. Depois escorra a água, adicione água fresca aos feijões e cozinhe usando seu método preferido.

COZIMENTO EM LOTE

Cozinhe os feijões em grandes porções para que eles estejam prontos para serem servidos ou congelados durante semanas. O cozimento em lote pode economizar seu tempo na cozinha. Feijões cozidos duram 3 a 4 dias na geladeira e levam um tempo mínimo para reaquecer. Use feijões em saladas e tigelas de grãos, como base para hambúrgueres vegetais ou misture-os nas suas sopas ou ensopados preferidos. Você também pode armazenar por alguns meses os feijões cozidos no *freezer*, dividindo-os em recipientes individuais e usando-os conforme a sua necessidade. Depois de cozinhar seus feijões em lotes, espalhe-os em uma assadeira forrada com papel-manteiga para que esfriem completamente antes de serem guardados e para que não grudem. Congele os feijões resfriados, depois transfira-os para um recipiente hermético, onde ficarão adequadamente armazenados no *freezer*.

VARIEDADES DE ALHO

Em geral, o alho é mais cultivado nas variedades branca, roxa e rosa.

PESCOÇO DURO **(*Allium sativum var. ophioscorodon*)** **Na família do alho de pescoço duro, existem oito subtipos: Listra Roxa, Listra Roxa Marmorizada, Asiático, Listra Roxa Esmaltada, Crioulo, Turbante, Rocambole e Porcelana**	**PESCOÇO MOLE** **(*Allium sativum var. sativum*)** **Na família do alho de pescoço mole, existem 3 subtipos: Alcachofra, Oriente Médio e Prata**
Alemão Extra Duro: Porcelana	**Acrópoles Grega:** Alcachofra
Alho-espanhol (Spanish Roja): Rocambole	**Kettle River Giant:** Alcachofra
Bogatyr: Listra roxa marmorizada	**Nootka Rose:** Alcachofra
Morasol: Listra roxa	**Oz Italiano:** Alcachofra
Música: Porcelana	**Printanor:** Alcachofra
Porcelana Alemã: Porcelana	**Rojo del Pais Baza:** Crioulo/Prata (sujeito às condições de cultivo)
Rosa do Danúbio: Porcelana	**Roxo de Shantung:** Pescoço mole
Roxo Italiano: Rocambole	**Rose du Lautrec:** Prata
Sandpoint Rocambole: Rocambole	**Rose du Var:** Prata
Siberiano: Listra roxa marmorizada	**Tocha Vermelha (Tochiliavir):** Alcachofra
Stull: Porcelana	**Vermelho Corso:** Alcachofra
Tcheco Vekak: Listra roxa esmaltada	**Vermelho Inchelium:** Alcachofra
Tempestade Asiática (Irmã de Seul): Asiático	
Tempestade Marrom: Listra roxa esmaltada	
Vermelho Alemão: Rocambole	
Vermelho Chesnok: Listra roxa	
Vermelho Coreano: Listra roxa	
Vermelho Killarney: Rocambole	
Vostani: Porcelana	

VARIEDADES DE CEBOLA E COMO USÁ-LAS

TIPO	SABOR	USO CULINÁRIO
Alho-Poró	Terroso, intenso, doce	verdes: usados como aromatizantes em caldos de legumes caseiros brancos: assados/caçarolas • molhos massas • refogados • sopas/ensopados
Cebola-amarela (cebola-espanhola)	Não doce demais nem ácido demais	assados/caçarolas caramelizada • ao *curry* mirepoix • soffritto holy trinity • refogados molhos • sopas/ensopados • pratos à base de arroz
Cebola-branca	Fresca, levemente picante, não doce	crua como guarnição: salsa guacamole/tacos com pico de gallo
Cebola-doce (Vidalia onion, Mauí onion)	Leve, doce	caramelizada • anéis de cebola • sopas/ensopados • refogados
Cebola pérola (cebolas de coquetel)	Delicado, doce	cremosa confeitada/caramelizada • em conserva assada • cozida
Cebola-roxa	Forte, intenso, acentuado	guarnição: cozidas • em conserva • saladas • sanduíches/*wraps*
Cebolinha	Delicado	guarnição: assados/caçarolas • molhos batatas • sopas
Cebolinha (cebola-verde/ cebola-de-primavera)	Forte, fresco, apetitoso	brancas e verdes: refogados • pães rápidos cruas como uma guarnição: molhos • recheios macarrão (*noodles*)/massas • pratos à base de arroz saladas • sopas/cozidos • refogados
Chalota	Intenso, parecido com alho, moderadamente doce	cruas: marinadas • saladas • vinagretes cozidas: assados/caçarolas • sopas/ensopados molhos • refogados • tortas
Cipollini (cebola pérola italiana)	Doce, amanteigada quando cozida	grelhada • assada caramelizada/confeitada cozida • cremosa
Rampa (cebolinha nativa da América do Norte)	Com gosto de alho, picante, ligeiramente doce	brancas e verdes/roxas: pães rápidos verduras cruas como guarnição • refogados pratos de arroz • molhos • saladas e sopas macarrão/massa

ERVAS E ESPECIARIAS DO DIA A DIA Ervas e especiarias culinárias abrem as portas para um mundo de sabores frescos, vibrantes e tentadores para refeições à base de plantas. Relacionamos essas ervas e especiarias em cada categoria de cozinha para inspirar sua próxima criação culinária!

JAPONESA	MEXICANA	ITALIANA	TAILANDESA	MARROQUINHA	GREGA	INDIANA
Alho	Açafrão	Alecrim	Coentro	Açafrão	Alho	Alho
Cardamomo	Alho	Alho	Cominho	Alho	Canela	Canela
Cebolinha	Canela	Cebola	Cúrcuma	Canela	Cebola	Cardamomo
Gengibre	Cebola	Manjericão	*Curry*	Cardamomo	Coentro	Cebola
Gergelim	Coentro	Manjerona	Gergelim	Cebolinha	Endro	Cominho
Manjericão	Coriandro	Orégano	Hortelã	Coentro	Feno grego	Cravo
Missô	Cominho	Pimenta branca	Lima	Cominho	Hortelã	Cúrcuma
Pimenta	Páprica (doce e defumada)	Salsa	Manjericão doce tailandês	Coriandro	Manjerona	*Curry*
	Pimenta	Sálvia	Pimenta	Cravo	Orégano	*Garam masala*
		Tomilho	Tamarindo	Feno grego	Pimenta	Gengibre
				Gengibre	Salsa	Hortelã
				Hortelã	Sumagre	Pimenta
					Tomilho	Pimenta-do--reino
						Semente de erva-doce
						Tamarindo

VARIEDADES DE BATATA-DOCE Procure algumas dessas deliciosas variedades de batata-doce em sua próxima visita à feira ou à cooperativa de produtores!

Carolina Rubi	**Casca:** Roxo-avermelhado forte **Polpa:** Laranja-escuro
Covington	**Casca:** Rosada **Polpa:** Laranja forte
Excel	**Casca:** Bronze-alaranjado **Polpa:** Laranja cor de cobre
Joia	**Casca:** Castanho-avermelhado **Polpa:** Laranja-brilhante
Okinawa	**Casca:** Roxa **Polpa:** Roxo-claro
Granada Vermelha	**Casca:** Roxo-avermelhado **Polpa:** Laranja
Darby	**Casca:** Vermelho-escuro **Polpa:** Alaranjada-escura
Bunch Porto-Rico	**Casca:** Amarelo-alaranjado **Polpa:** Amarelo-alaranjado
Evangeline	**Casca:** Rosada **Polpa:** Alaranjado-escuro
Heartogold	**Casca:** Bronze **Polpa:** Alaranjado-escuro
Vardaman	**Casca:** Laranja-claro **Polpa:** Laranja-avermelhado
Murasaki	**Casca:** Roxo-avermelhado **Polpa:** Branca
Gloden Slipper (Heirloom)	**Casca:** Laranja-claro **Polpa:** Laranja-claro
O'Henry	**Casca:** Branco-creme **Polpa:** Branca
Bienville	**Casca:** Rosa-claro **Polpa:** Laranja-escuro

(CONTINUAÇÃO)

Envy	**Casca:** Alaranjado-claro **Polpa:** Alaranjado-claro
Sumor	**Casca:** Bronze-creme **Polpa:** De castanho a amarelo
Hayman (Heirloom)	**Casca:** Creme **Polpa:** Creme
Jubileu	**Casca:** Creme **Polpa:** Creme
Nugget	**Casca:** Rosa-claro **Polpa:** Alaranjado-claro
Carolina Bunch	**Casca:** Alaranjado-claro tom de cobre **Polpa:** Cor de cenoura
Centenária	**Casca:** Tom de cobre **Polpa:** Alaranjado-claro
Pernalonga	**Casca:** Vermelho-rosado **Polpa:** Alaranjado-claro
Ouro da Califórnia	**Casca:** Alaranjado-claro **Polpa:** Alaranjado
Jato da Geórgia	**Casca:** Roxo-avermelhado **Polpa:** Laranja-escuro

GORDURAS SAUDÁVEIS NAS OLEAGINOSAS OU SEMENTES

Gordura monoinsaturada: Do ponto de vista da saúde, esse tipo de gordura pode ajudar a reduzir o colesterol, diminuir o risco de doenças cardiovasculares, reduzir a inflamação e manter a integridade das células do seu corpo, pois são uma parte essencial das membranas celulares e são necessárias para a absorção de vitaminas lipossolúveis (vitaminas A, E, K e D).

Gordura poli-insaturada: A gordura poli-insaturada é dividida em dois tipos principais: ácidos graxos ômega-3 e ômega-6, que são essenciais na sua dieta. Essas fontes de gorduras alimentares auxiliam no funcionamento adequado dos nervos e do cérebro, ajudam a manter a integridade da pele e de outros tecidos e são necessárias para a absorção de vitaminas lipossolúveis. Manter um bom equilíbrio entre a proporção de ômega-3 e ômega-6 é importante para ter uma boa saúde.

Ácidos graxos ômega-3: Os ácidos graxos ômega-3 têm três formas principais: ALA (ácido alfa-linolênico), que é encontrado em alimentos vegetais, EPA (ácido eicosapentaenoico) e DHA (ácido docosaexaenoico), que é encontrado em algas, peixes e outros frutos do mar. Essa forma de gordura poli-insaturada é anti-inflamatória e essencial para a saúde do cérebro.

OLEAGINOSAS/ SEMENTES	TIPO DE GORDURA SAUDÁVEL E NUTRIENTES ESSENCIAIS	BENEFÍCIOS
Amêndoas	Gordura monoinsaturada Gordura poli-insaturada Vitamina E Cobre Manganês Magnésio Riboflavina (B2) Fósforo	Reduz o colesterol Baixa a pressão arterial Reduz o estresse oxidativo/ricas em antioxidantes Controle da glicose no sangue. Manutenção do peso/da perda de peso Anti-inflamatório
Amendoins	Gordura monoinsaturada Gordura poli-insaturada Niacina (B3) Ácido pantotênico (B5) Folato (B9) Cálcio Ferro Magnésio Fósforo Potássio Selênio Zinco Rico em fibras CoQ-10	Regulação hormonal Reduz o estresse oxidativo/rico em antioxidantes Ajuda a manter o sistema nervoso saudável Reduz o risco de desenvolver cálculos biliares Protege contra Alzheimer e declínio cognitivo relacionado à idade Contribui para a saúde do cérebro
Castanhas-de-Caju	Gordura monoinsaturada e gordura poli-insaturada Cobre Magnésio Ferro Manganês Zinco Selênio	Baixa os triglicerídeos Baixa a pressão arterial Reduz o risco de doença cardiovascular Controle da glicemia Manutenção do peso/perda de peso
Castanhas-do-Pará	Gordura monoinsaturada e gordura poli-insaturada Selênio Manganês Magnésio Tiamina (B1) Fósforo Zinco Vitamina E	Auxilia no funcionamento da tireoide Anti-inflamatório Reduz o risco de doenças cardiovasculares Reduz os níveis de colesterol Contribui para a saúde do cérebro

OLEAGINOSAS/ SEMENTES	TIPO DE GORDURA SAUDÁVEL E NUTRIENTES ESSENCIAIS	BENEFÍCIOS
Nozes	Gordura poli-insaturada Gordura monoinsaturada Ácidos graxos ômega-3 Cobre Manganês Magnésio	Anti-inflamatório Reduz o colesterol Reduz o estresse oxidativo Reduz o risco de doenças cardiovasculares Reduz a pressão arterial Contribui para a saúde do cérebro Contribui para uma pele saudável Ajuda no controle dos níveis de açúcar no sangue Contribui para um intestino saudável Contribui para a saúde reprodutiva masculina
Sementes de Abóbora	Riboflavina (B2) Niacina (B3) Folato (B9) Vitamina E Vitamina K Colina Cálcio Ferro Magnésio Fósforo Potássio Selênio Zinco Cobre Rico em fibras	Contribui para a saúde dos olhos Antimicrobiano/antibacteriano Reduz o estresse oxidativo/rico em antioxidantes Controle dos níveis de açúcar no sangue Contribui para um sistema imunológico saudável Reduz o colesterol Reduz a pressão arterial Reduz o risco de doença cardiovascular

OLEAGINOSAS/ SEMENTES	TIPO DE GORDURA SAUDÁVEL E NUTRIENTES ESSENCIAIS	BENEFÍCIOS
Sementes de Cânhamo	Gordura poli-insaturada Ácidos graxos ômega-3 Gordura monoinsaturada Vitamina A (betacaroteno) Tiamina (B1) Niacina (B3) Vitamina B6 Folato (B9) Vitamina C Vitamina E Cálcio	Reduz o estresse oxidativo/rico em antioxidantes Contribui para a saúde do cérebro Reduz o colesterol Reduz a pressão arterial Reduz o risco de doenças cardiovasculares Ajuda a manter a pele saudável
Sementes de Chia	Gordura poli-insaturada Gordura monoinsaturada Ácidos graxos ômega-3 Cálcio Ferro Magnésio Fósforo Potássio Zinco Cobre Folato (B9) Manganês Vitamina C	Contribui para a saúde do cérebro Contribui para a saúde dos ossos Anti-inflamatório Controle da glicemia Reduz o risco de doença cardiovascular Ajuda a manter a pele saudável
Sementes de Gergelim	Gordura poli-insaturada Gordura monoinsaturada Vitamina A (betacaroteno) Niacina (B3) Folato (B9) Vitamina E Colina Cálcio Ferro Magnésio Fósforo Potássio Selênio Zinco	Anti-inflamatório Antiartrítico Reduz o colesterol Reduz o estresse oxidativo/ rico em antioxidantes Reduz o risco de doenças cardiovasculares Contribui para a saúde do cérebro Controle dos níveis de açúcar no sangue

OLEAGINOSAS/ SEMENTES	TIPO DE GORDURA SAUDÁVEL E NUTRIENTES ESSENCIAIS	BENEFÍCIOS
Sementes de Girassol	Gordura poli-insaturada Gordura monoinsaturada Niacina (B3) Folato (B9) Vitamina E Vitamina K Colina Cálcio Ferro Magnésio Fósforo Potássio Selênio Zinco	Anti-inflamatório Reduz o colesterol Reduz o estresse oxidativo Reduz o risco de doenças cardiovasculares Reduz a pressão arterial Contribui para a saúde do cérebro Ajuda a manter a pele saudável Ajuda no controle dos níveis de açúcar no sangue Contribui para um intestino saudável Contribui para a saúde reprodutiva masculina
Sementes de Linhaça	Ácidos graxos ômega 3 Gordura poli-insaturada Gordura monoinsaturada Tiamina (B1) Piridoxina (B6) Folato (B9) Cálcio Cobre Ferro Magnésio Manganês Fósforo Selênio Zinco	Reduz o estresse oxidativo/rico em antioxidantes Reduz o colesterol Reduz a pressão arterial Reduz o risco de doenças cardiovasculares Contribui para o humor e a saúde do cérebro Anti-inflamatório Ajuda no controle da glicemia Ajuda a manter a pele saudável

TABELA DE CONVERSÃO DE MEDIDAS

Xícara Padrão	Pó Fino (ex. farinha)	Grão (ex. arroz)	Granular (ex. açúcar)	Líquidos Sólidos (ex. manteiga)	Líquidos (ex. leite)
1	140 g	150 g	190 g	200 g	240 ml
¾	105 g	113 g	143 g	150 g	180 ml
⅔	93 g	100 g	125 g	133 g	160 ml
½	70 g	75 g	95 g	100 g	120 ml
⅓	47 g	50 g	63 g	67 g	80 ml
¼	35 g	38 g	48 g	50 g	60 ml
⅛	18 g	19 g	24 g	25 g	30 ml

Equivalentes Úteis para Cozinhar/Temperaturas do Forno			
Processo	**Fahrenheit**	**Celsius**	**Escala de Temperatura**
Congelar Água	32 °F	0 °C	
Temperatura Ambiente	68 °F	20 °C	
Ferver Água	212 °F	100 °C	
Assar	325 °F	160 °C	3
	350 °F	180 °C	4
	375 °F	190 °C	5
	400 °F	200 °C	6
	425 °F	220 °C	7
	450 °F	230 °C	8
Grelhar			Grelha

Equivalentes Úteis para Ingredientes Líquidos por Volume					
¼ de colher de chá				1 ml	
½ colher de chá				2 ml	
1 colher de chá				5 ml	
3 colheres de chá	1 colher de sopa		1/2 onça líquida	15 ml	
	2 colheres de sopa	⅛ de xícara	1 onça líquida	30 ml	
	4 colheres de sopa	¼ de xícara	2 onças líquidas	60 ml	
	5 ½ colheres de sopa	⅓ de xícara	3 onças líquidas	80 ml	
	8 colheres de sopa	½ xícara	4 onças líquidas	120 ml	
	10 ⅔ colheres de sopa	⅔ de xícara	5 onças líquidas	160 ml	
	12 colheres de sopa	¾ de xícara	6 onças líquidas	180 ml	
	16 colheres de sopa	1 xícara	8 onças líquidas	240 ml	
	1 caneca	2 xícaras	16 onças líquidas	480 ml	
	1 quarto	4 xícaras	32 onças líquidas	960 ml	
			33 onças líquidas	1000 ml	1 L

Equivalentes Úteis para Ingredientes Secos por Peso		
(Para converter onças em gramas, multiplique o número de onças por 30)		
1 onça	1⁄16 libra	30 gramas
4 onças	¼ libra	120 gramas
8 onças	½ libra	240 gramas
12 onças	¾ libra	360 gramas
16 onças	1 libra	480 gramas

Equivalentes Úteis para Comprimento				
(Para converter polegadas em centímetros, multiplique o número de polegadas por 2,5)				
1 polegada			2,5 cm	
6 polegadas	½ pé		15 cm	
12 polegadas	1 pé		30 cm	
36 polegadas	3 pés	1 jarda	90 cm	
40 polegadas			100 cm	1 m

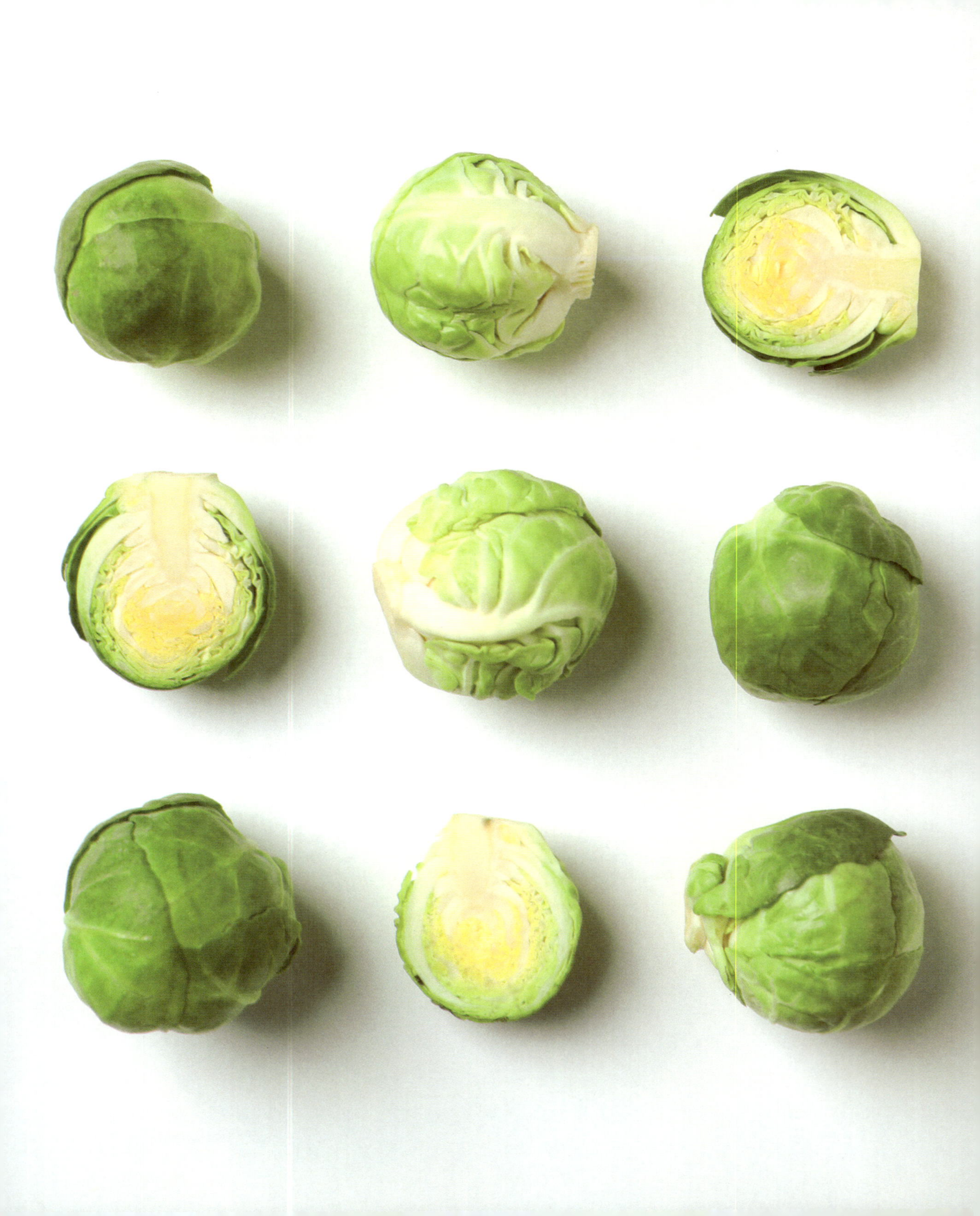

ÍNDICE REMISSIVO

M

N

P

Q

R

S

T

V

W

AGRADECIMENTOS

Nossa gratidão e agradecimento aos nossos parceiros, Phoenix Robbins e Ricky Russert, e a todos os nossos familiares e entes queridos que nos nutrem, nos apoiam, nos oferecem *feedback* honesto e nos amam, apesar da nossa obsessão por trabalhar até tarde da noite em projetos de pesquisa e por criações culinárias bizarras.

Agradecimentos especiais a Bobbie Dandrea, testadora de receitas, editora e mãe.

Somos gratos a John Robbins, que nos inspirou a ambos (de maneiras muito diferentes, mas verdadeiramente profundas) e cujo trabalho de toda a sua vida levou ao lançamento da Food Revolution Network.

Obrigado a Howard Jacobson, cuja eloquência e bom humor muito contribuíram para este livro; a AnnMarie Roth, por guiar o livro em cada passo do caminho; a Roselynne Mackay, pela criatividade e espírito colaborativo; a Angela MacNeil, por dar vida a essas receitas com seu brilhantismo fotográfico; a Liana Minassian, por criar a estrutura essencial com a qual este livro foi escrito; a Esther Ender, pelo olhar aguçado na preparação de originais; e a toda a equipe da Food Revolution Network, pelo apoio indispensável para tornar este livro possível. Trabalhar com todos vocês é uma alegria e um privilégio da mais alta magnitude.

Obrigado a Reid Tracy, Patty Gift, Lisa Cheng, Monica O'Connor e a todas as equipes editoriais e funcionais da Hay House, por inspirar este livro, acreditar em nós e trazer este projeto ao mundo. Adoramos trabalhar com todos vocês.

E obrigado a você, caro leitor, por se importar com o que você come e com o impacto que isso tem na sua saúde e no seu planeta. Juntos, com uma mordida de cada vez, estamos construindo vidas mais saudáveis e um futuro mais saudável para a vida neste planeta. Deliciosamente.

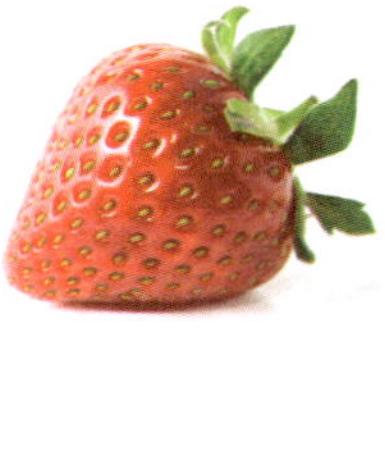

SOBRE OS AUTORES

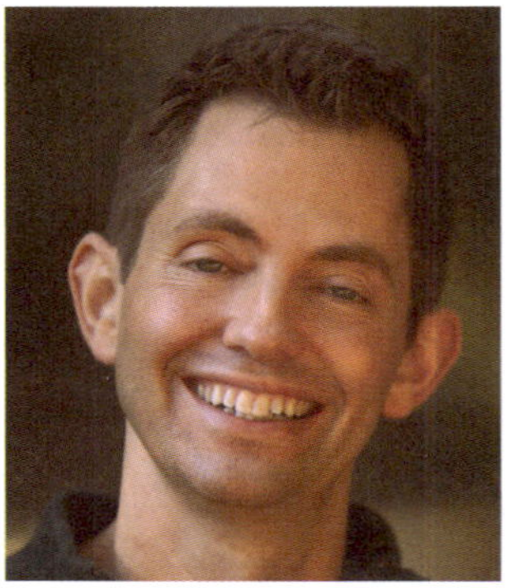

OCEAN ROBBINS é cofundador e CEO da Food Revolution Network, com mais de 750.000 membros, e autor do best-seller *31-Day Food Revolution*. Fundou, aos 16 anos de idade, a YES! (Youth for Environmental Sanity), organização sem fins lucrativos que dirigiu durante 20 anos. Organizou e falou em eventos que alcançaram mais de dois milhões de pessoas de 65 nações. Atuou como professor adjunto da Chapman University e recebeu o Prêmio Jefferson de Serviço Público de Destaque, de alcance nacional, o Prêmio Freedom's Flame, o Prêmio Harmon Wilkinson e muitas outras honrarias. Você pode visitá-lo on-line em foodrevolution.org.

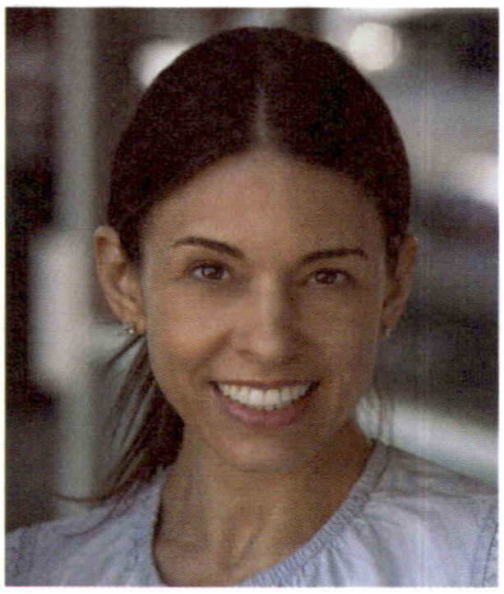

Nichole Dandrea-Russert, mestre em nutrição, é a principal nutricionista e desenvolvedora de receitas da Food Revolution Network. Seu foco é a alimentação baseada em vegetais para o corpo e a mente, e para a saúde do planeta. É especializada em saúde da mulher, doenças cardíacas e diabetes. É autora de *The Fiber Effect* e *The Vegan Athlete's Nutrition Handbook*. Mora em Atlanta com o marido e a cachorrinha resgatada, Mariposa. Você pode visitá-la on-line em www.purelyplanted.com.

FAÇA PARTE DA FOOD REVOLUTION

Se você ficou inspirado pela mensagem deste livro, junte-se a nós para defender alimentos saudáveis, éticos e sustentáveis para todos. Você terá acesso a recursos poderosos, a uma comunidade global robusta e a *insights* de ponta para ajudar e aprofundar sua jornada pela revolução alimentar. Saiba mais em foodrevolution.org/superfoods.